Werner Thiede

Unsterblichkeit der Seele?

Theologische Plädoyers

Band 13

LIT

Werner Thiede

Unsterblichkeit der Seele?

Interdisziplinäre Annäherungen an eine Menschheitsfrage

LIT

Umschlagbild: pixabay

Gedruckt auf alterungsbeständigem Werkdruckpapier entsprechend
ANSI Z3948 DIN ISO 9706

Bibliografische Information der Deutschen Nationalbibliothek
Die Deutsche Nationalbibliothek verzeichnet diese Publikation in der Deutschen Nationalbibliografie; detaillierte bibliografische Daten sind im Internet über http://dnb.dnb.de abrufbar.

2. Auflage 2022

ISBN 978-3-643-14878-0 (br.)
ISBN 978-3-643-34878-4 (PDF)

Verlagskontakt:
Fresnostr. 2 D-48159 Münster
Tel. +49 (0) 2 51-62 03 20
E-Mail: lit@lit-verlag.de https://www.lit-verlag.de

Auslieferung:
Deutschland: LIT Verlag, Fresnostr. 2, D-48159 Münster
Tel. +49 (0) 2 51-620 32 22, E-Mail: vertrieb@lit-verlag.de

„Es ist doch für das ganze Leben wichtig zu wissen,
ob die Seele sterblich ist oder unsterblich“
Blaise Pascal

„Kein Gegner kann also aus der Erfahrung ein Argument
finden, welches die Sterblichkeit der Seele dartäte.“
Immanuel Kant

„Wenn also wir Menschen ein angebornes Verlangen nach
Unsterblichkeit haben, so ist klar, daß wir … zappeln auf dem
Trocknen, und es muß irgendwo ein Ozean für uns sein.“
Matthias Claudius

„Ich möchte keineswegs das Glück entbehren,
an eine künftige Fortdauer zu glauben, ja ich möchte
mit Lorenzo von Medici sagen, daß alle diejenigen auch
für dieses Leben tot sind, die kein anderes hoffen.“
Johann Wolfgang von Goethe

„Was wir hier sind, kann dort ein Gott ergänzen /
Mit Harmonien und ewigem Lohn und Frieden.“
Friedrich Hölderlin

„Wäre der Tod jenes Absolute, das die Philosophie positiv vergebens
beschwor, so ist alles überhaupt nichts, auch jeder Gedanke ins
Leere gedacht, keiner läßt mit Wahrheit irgend sich denken.“
Theodor W. Adorno

„Hoffnung, die den Tod negiert, gehört
offenbar zum Kern unserer *Humanitas*.“
Peter L. Berger

MEINER MUTTER

GERTA EHRESMANN-THIEDE

ZUM 90. GEBURTSTAG

Inhaltsverzeichnis

Vorwort

Die Corona-Pandemie hat der Menschheitsfrage nach der Unsterblichkeit der Seele inmitten unserer säkularisierten Kulturepoche neuen Auftrieb verschafft. Bis auf Weiteres funktioniert die Verdrängung des Todes aus der Lebenswirklichkeit – ein Charakteristikum aller von Industrie und Technik beherrschten Gesellschaften – weniger als bisher. Mit Macht drängt die Wahrheit sich wieder ins Bewusstsein: Wenn mit dem Tod alles aus ist, steht der Sinn des Lebens infrage und löst sich bestenfalls in einem Abstraktum jenseits der Individualität auf. So sicher aber der Tod ist, so unsicher bleibt es, ob sich nicht doch jenseits dieser Grenzlinie Neues auftut. Und davon hängt am Ende unendlich viel ab.

Sollte der Tod tatsächlich das absolute Ende sein, so werden wir das nie verifizieren können, weil es dann keine Subjekte mehr gibt, die irgendeine Erfahrung machen oder mitteilen könnten. Umgekehrt aber gilt: Wenn die Grenze des irdischen Lebens nur eine relative sein und sich auf oder nach ihr eine andere Wirklichkeitsdimension eröffnen sollte, dann wäre es durchaus denkbar, ja sogar wahrscheinlich, dass – obwohl es für uns keine unmittelbare Wahrnehmung des Jenseitigen gibt – Indizien in dieser Richtung in unsere begrenzten Erfahrungsräume hineinragen, sie auf die eine oder andere Weise berühren, also gewisse bewusste, halbbewusste oder unbewusste Erfahrungen davon doch möglich wären. Auf wissenschaftlichem Sektor könnten dann interdisziplinär zumindest Annäherungen an die verborgene Seite des Todes erhofft und gewagt werden – wobei eine „Unschärferelation" kein Wissenschaftsversagen, sondern geradezu Ausweis echter Wissenschaftlichkeit angesichts der meta-physischen Natur der Fragerichtung darstellt.

Skepsis ist selbstverständlich erlaubt, ja gerade in solch einer zentralen Frage regelrecht geboten; aber sie sollte eine Haltung der Offenheit bleiben. Die für unser modernes Zeitalter so charakteristische Religions- und Unsterblichkeitskritik eines Ludwig Feuerbach (1804-1872) ist durchaus ihrerseits intellektuell angreifbar. Philosophische Zweifel betreffen die *Idee* der Unsterblichkeit, stellen ihre Theorie infrage, indem sie diese pauschalisierend als Wunschgebilde, als reine Projektion deuten. „Wie der Glaube an Gott nur der Glaube an das *abstrakte* Wesen des Menschen ist, so der Glaube an das Jenseits nur der Glaube an das *abstrakte* Diesseits": Dieser Satz Feuerbachs aus seiner Schrift „Das Wesen des Christentums" (1841) offenbart die argumentative Schwäche einer Kritik an der Unsterblichkeit der Seele gerade dadurch, dass eine doch nicht ganz auszuschließende Empirie des möglichen Jenseitigen gar nicht ernsthaft in Betracht kommt. Diesem Aspekt aber widmet sich das vorliegende Buch in besonderer Weise.

Ohne Zweifel gibt es zumindest mancherlei Indizien für ein Leben über den Tod hinaus. Sie sind freilich nicht in Gestalt „objektiver" Beweise greifbar: Die kann es definitiv nicht geben, weil es da ja *per definitionem* um eine anders geartete Wirklichkeitsdimension geht. Aber diese Andersartigkeit ist keine absolute: Wenn sie existiert, dann als irgendwie „benachbarte", mit der uns Diesseitige doch wohl eine Grenzlinie oder „Grenzsphäre" verbindet. Berührungen sind insofern keineswegs nur abstrakt denkbar, nämlich hinsichtlich der Sinn- und Zielfrage des (Da-) Seins, sondern mitunter auch bis ins Sinnlich-Konkrete hinein. Namentlich Annäherungen an die Innenseite des Todes, wie sie in der Nahtodforschung thematisiert werden, zeugen hiervon. Und so, wie schon bei Feuerbach Gott und Unsterblichkeit in einem geleugnet werden, sind die Theologie und die Thanatologie, jene interdisziplinäre Wissenschaft vom Tod und seinem empirischen Umfeld, als Forschungsdisziplinen durchaus aneinander gewiesen. Beiden geht es implizit oder explizit um die Frage: Sollte es nicht gemäß dem in der Menschheit seit jeher verbreiteten Glauben wirklich ein viel Größeres geben, auf das hin alles, was wir kennen, entworfen ist? Deuten nicht mancherlei Indizien aller positivistischen bzw. materialistischen Skepsis zum Trotz darauf hin, dass die Seele tatsächlich unsterblich ist?

Das ist bekanntlich ein Thema der Religionen, aber auch der Esoterik. Hier tun sich freilich schier endlose Spekulationsmöglichkeiten auf, deren Vielzahl und Widersprüchlichkeit untereinander allein schon ihre Unverbindlichkeit, ja Fragwürdigkeit nahezulegen scheint. Gleichwohl ist diese Grundfrage zu ernst und vielgestaltig, als dass man sich die bequeme Flucht in den Agnostizismus oder blanken Atheismus so einfach gestatten könnte, wie es verbreitet üblich geworden ist. Werden wir vom durchaus denkbaren Sinngeber aller Dinge am Ende unseres irdischen Lebens zur Rechenschaft gezogen werden? Und zwar auch, weil wir doch mehr wussten und wissen oder ahnen konnten, als wir uns oft eingestehen? Wie verantwortlich gehen wir mit der Wahrheitsfrage um? Die vorgeschobenen Beliebigkeiten der Postmoderne überzeugen in dieser Hinsicht nicht, wenn Unsterblichkeit durchaus als konkret auf uns zukommende Wirklichkeit intellektuell redlich erhofft werden darf oder –

wie es für manche aussehen mag – drohen könnte. Der nicht bis ins Tiefste erforschbare Tod birgt die reale Möglichkeit, dass sich Leugner einer Seelenunsterblichkeit gewaltig verschätzen und einer letzten Verantwortung nicht entfliehen können.

Insofern beinhaltet auch gerade die Pandemie seit 2020 die Chance, innezuhalten und sich neu zu orientieren. Sie erinnert drastisch an unsere doch allzu gern tabuisierte Sterblichkeit – und damit zugleich an die im Bereich des Denkbaren erkennbar aufscheinende Möglichkeit einer Kontinuität inmitten der Diskontinuität des Todes. Dieses Buch plädiert unter ausdrücklicher Wahrung der hier besonders gebotenen gedanklichen und wissenschaftlichen Sorgfalt für die Annahme einer Unsterblichkeit der Seele. Mit dem Begriff „Seele" ist dabei nicht etwa ein energetisches Destillat, ein leibfernes Abstraktum oder dergleichen gemeint, sondern das auf seine Weise „ganzheitliche" personale Kontinuum, von dem der Apostel Paulus sagt: „Wir wissen: Wenn unser irdisches Haus, diese Hütte, abgebrochen wird, so haben wir einen Bau, von Gott erbaut, ein Haus, nicht mit Händen gemacht, das ewig ist im Himmel" (2. Kor 5,1).

Die vier Teile dieses Buches wollen gründlicher und interdisziplinärer Orientierung in dieser existenziellen Zentralfrage dienen – freilich ohne Anspruch auf Vollständigkeit sämtlicher Aspekte und Facetten der weitreichenden Thematik. So bekommen die Philosophie und speziell die Geist-Hirn-Debatte keine eigenen Kapitel, vielmehr wird auf sie nur sporadisch Bezug genommen; hier näher Interessierte seien namentlich auf die Bücher von Hartmut Sommer „Unsterbliche Seele? Antworten der Philosophie" (2016) und Godehard Brüntrup „Philosophie des Geistes. Eine Einführung in das Leib-Seele-Problem" (2018) verwiesen. Aber jedenfalls beleuchten soziologische, parapsychologische, thanatologische und theologische Zugänge das Thema neben „geheimwissenschaftlich"-esoterischen von mehreren Seiten. Weil ich dabei angesichts dieser „Menschheitsfrage" doch auch einen größeren Leserkreis anzusprechen suche, habe ich mich in der Diktion einigermaßen um Allgemeinverständlichkeit für Gebildete bemüht. Der reichhaltige Anmerkungsapparat kommt Wünschen nach Überprüfung, weiterer Sondierung und wissenschaftlicher Vertiefung entgegen.

Ich wünsche Mut zu neuer Nachdenklichkeit über die so spannende Grundfrage der Seelenunsterblichkeit. Am Ende dürfte der Mathematiker und christliche Philosoph Blaise Pascal recht gehabt haben, als er notierte: „Man muss den Verstand verloren haben, wenn man sagen will, es sei vollkommen klar, dass die Seele sterblich ist."

Herzlichen Dank habe ich auszusprechen: dem LIT-Verlag, namentlich Herrn Dr. Michael J. Rainer für die Aufnahme meines Werkes in die Reihe „Theologische Plädoyers", sodann der Evangelisch-Lutherischen Landeskirche in Bayern für einen Druckkostenzuschuss, außerdem meinem Sohn Johannes für versierte Hilfen bei der Erstellung des Layouts – und nicht zuletzt meiner Frau für ihre Geduld mit dem auch im Ruhestand immer noch weiter Bücher schreibenden Ehemann.

Epiphanias 2021 *Werner Thiede*

Vorwort zur 2. Auflage

Dass die 1. Auflage dieses Buches bereits nach weniger als einem Jahr ausverkauft war, verdankt sich unter anderem etlichen schönen Besprechungen (vgl. https://www.werner-thiede.de/buecher/unsterblichkeit-der-seele/) sowie einigen Zeitungs- und Rundfunk-Interviews, um die ich gebeten wurde. Die Thematik ist ja, wie der Untertitel unterstreicht, in der Tat eine „Menschheitsfrage". Und ich freue mich, wenn mein Versuch, darauf möglichst eingehend zu antworten, weiterhin Zuspruch und Interesse findet – was in unseren düsteren Zeiten von Pandemie und gestiegener Weltkriegsgefahr durchaus nicht unwahrscheinlich ist…

Zu Änderungen bestand kaum Anlass. Neben ein paar kleinen Ergänzungen und Korrekturen (aus denen auch eine teils veränderte Reihung der Anmerkungsziffern resultiert) habe ich theologisch im vierten Hauptteil dort ein wenig nachgeschärft, wo es um die Frage von ewiger Hölle oder Allversöhnung geht. Hierzu plane ich im Übrigen eine eigenständige Schrift auszuarbeiten, um noch deutlicher zu werden.

Dankbar kann ich mit vielen Glaubensgeschwistern in die Worte des Liederdichters Paul Gerhardt einstimmen: „Ich wandre meine Straßen, / Die zu der Heimat führt, / Da mich ohn alle Maßen / Mein Vater trösten wird. / Mein Heimat ist dort droben, / Da aller Engel Schar / Den großen Herrscher loben…"

Aschermittwoch 2022 *W. T.*

Prolog

Unsterblichkeit – ein existenzielles Thema

„Wenn Gott keine individuelle Unsterblichkeit schenkt, ist es gleichgültig, ob es ihn gibt oder nicht, es ist sogar besser, dass er dann nicht existiert."

Gottfried Bachl

Unsterblichkeit der Seele? Danach fragt irgendwann jeder denkende Mensch. Sie ist eine Urfrage für uns Sterbliche[1]. Im Zuge meiner Doktorarbeit über „Auferstehung der Toten – Hoffnung ohne Attraktivität?" widmete ich ein ganzes Kapitel einer von mir durchgeführten Fragebogen-Aktion unter rund 900 Schülern verschiedener Altersstufen und Schularten zur Perspektive über den Tod hinaus. Ein interessantes Ergebnis dieser Untersuchung vor drei Jahrzehnten war, dass auf meine offenen Grundfragen die Vorstellung einer unsterblichen Seele weitaus am klarsten vertreten war, prozentual gefolgt von Gedanken an den Himmel und an Gott, ans Paradies, an Auferstehung und so fort. Sie konnte als Spitzenreiterin selbst bei den im Hoffnungsbereich eher Unsicheren noch merklich zu Buche schlagen. Dabei wurden hier als „Quelle" keineswegs vorwiegend Kirche oder etwa die Eltern angegeben, sondern besonders „eigene Überlegungen". In der Regel wurde in diesem Zusammenhang der Seelenbegriff völlig unproblematisch und selbstverständlich in Anwendung gebracht. Deutlich zeichnete sich zudem ab, dass die Unsterblichkeit der Seele umso stärker als leitende Vorstellung anzutreffen war, je jünger die Betreffenden waren[2].

Beispielsweise formulierte da eine 9-jährige Grundschülerin: „Gott nimmt mich auf, wenn ich es mir auch nicht so recht vorstellen kann. Meine Seele kommt zu Gott." Eine 8-Jährige, die das Sterben ihrer Großmutter miterlebt hatte, betonte: „Das Leben geht weiter, aber nur die Seele ist im Himmel bei Gott." Eine 12-Jährige wusste zu berichten: „Wie meine Uroma gestorben ist, hat meine Oma die Fenster aufgemacht, dass die Seele rausgeht in den Himmel." Eine unklare Vermischung von Auferstehungshoffnung und Seelenunsterblichkeit klang an in den folgenden Sätzen einer 9-Jährigen an: „Am jüngsten Tag werden die Toten von Jesus auferweckt. Gott nimmt unsere Seelen zu sich. Im Himmel sterben wir nie wieder. Dort sind die Seelen unsterblich." Ein Hauptschüler argumentierte von spiritistischer Praxis her: „Ich glaube nicht an Gott. Aber doch kann ich mir ein Leben nach dem Tod vorstellen... Ich glaube, die Seelen leben weiter. Unsere Bekannten haben so ein Tischchen. Das nennt man Tischrücken. Ich hab es ausprobiert, und es ging gut." Esoterische Vorstellungen äußerte auch ein 12-Jähriger: „Ich glaube, dass es so weitergeht wie bisher, bloß hat man keinen Körper und somit keine Beschwerden. Es ist wahrscheinlich so, als wenn man ein ‚Astraler' wäre und auch nur einen Astralkörper hat, und dass man sich an jeden Ort wünschen kann." Mit steigendem Alter trat der Gedanke an eine unsterbliche Seele, aber auch an ein Weiterleben nach dem Tod insgesamt immer mehr zurück.

Mit dieser Umfrage bestätigte sich eindrucksvoll die Überzeugung Sigmund Freuds, des Begründers der Psychoanalyse, dass die Annahme der Seelenunsterblichkeit weit mehr ist als ein katholisches Dogma. Sie stellt vielmehr eine universale Grundvorstellung dar, die in der menschlichen Psyche urtümlich angelegt ist: „Unser Unbewußtes glaubt nicht an den eigenen Tod… So konnte in der psychoanalytischen Schule der Ausspruch gewagt werden: Im Grunde glaube niemand an seinen eigenen Tod oder, was dasselbe ist: im Unbewußten sei jeder von uns von seiner Unsterblichkeit überzeugt."[3]

Wenn nun im Folgenden von (der) Unsterblichkeit die Rede ist, geht es selbstverständlich immer um die „Unsterblichkeit der Seele". Denn eine Unsterblichkeit des Leibes kommt ja nicht ernsthaft in Betracht. Freilich muss dann der Begriff der „Seele"[4] näher in den Blick genommen werden. Bei ihm schwingt ein Mehrwert mit gegenüber dem aus dem Griechischen stammenden Fachbegriff „Psyche". Bekanntlich ist die Psychologie die moderne Wissenschaft der Seelenärzte – deutlich unterschieden von der religiös praktizierten „Seelsorge". Unterschiedliche Wege hatte die Begrifflichkeit etwa seit der Mitte des 19. Jahrhunderts eingeschlagen: Das Reden von „Seele" sollte von da an Theologen und Philosophen[5] überlassen bleiben, während der Begriff „Psyche" den naturwissenschaftlich-empirischen Zugriff signalisierte. Man begann programmatisch von einer „Psychologie ohne Seele" zu sprechen.

Zu jener Zeit, nämlich im Jahre 1852 starb mit dem Tübinger Professor Carl August Eschenmayer einer der letzten Vertreter einer philosophisch begründeten Psychologie. Er hatte noch ausdrücklich argumentiert, dass die Seele unsterblich sei und wesenhaft über die Endlichkeit hinausrage. Sie sei das Organ für eine allerhöchste Dimension. Wahrscheinlich ist es kein Zufall, dass ebenfalls 1852, im Todesjahr Eschenmayers, ein merkwürdiges Teilfach der Psychologie seine Geburtsstunde hatte: die sogenannte Parapsychologie[6]. Gleichzeitig mit der rein naturwissenschaftlich orientierten Psychologie erblühte also jener ihrer Zweige, der sich sozusagen dem Bereich des Übersinnlichen, Mysteriösen nähern sollte. Insbesondere der Frage des nachtodlichen Schicksals der Seele suchte man nun methodisch näherzutreten – vor allem durch die Erforschung spiritistischer Durchgaben aus dem Jenseits. Doch immer mehr verlegte sich dann auch die Parapsychologie selbst auf ein Deutungsmodell, das okkulte Phänomene als Produkte rein diesseitiger psychischer Aktivitäten zu erklären versuchte. Nach dem lateinischen Begriff für Seele *anima* nannte man es das „animistische" Modell und stellte es dem „spiritistischen" gegenüber.

Der traditionelle Begriff der „Seele" verlor im Lauf der Zeit weiter an Attraktivität. Dennoch ist er aus dem deutschen Sprachschatz bis heute keineswegs verschwunden. Beim Ausruhen kann man die *Seele baumeln* lassen. Oder jemand spricht mir *aus der Seele*. Man schreit sich sozusagen die *Seele aus dem Leib*. Wellness-Angebote versprechen Wohltaten *für Leib und Seele*. Und gute Worte sind *Balsam für die Seele*. Es ist, als möchte der Volksmund nach wie vor nicht auf die Kennzeichnung dessen verzichten, was eben mehr bedeutet als etwa die Ersatzbegriffe „Person", „Psyche" oder „Selbst". Mit dem anscheinend so unscharfen Wort „Seele" bleibt eine Größe angesprochen, die meist durchaus irgendwie leib- und personbezogen, aber doch als erhaben über die Hinfälligkeit des Leibes vorgestellt wird. Dass mit ihr das Wort „Seligkeit" verwandt ist, sollten sich all die Glückssucher unserer Tage neu in Erinnerung rufen.

Auch im Horizont der Wissenschaft hat sich der Seelenbegriff nicht völlig verdrängen lassen[7]. So hat der Tiefenpsychologe Carl Gustav Jung 1940 prophezeit, die moderne Geisteshaltung werde „sich an die Seele wenden… als an eine letzte Hoffnung."[8] Jung konnte das Wort „Seele" immer wieder in seine Arbeiten einbringen und betonen: Es ist verfehlt, wenn der Mensch meint, er habe seine Seele „erfasst", ja wenn er daraus eine Wissenschaft macht „in der absurden Annahme, dass der Intellekt, der ja nur Teil und Funktion der Psyche ist, genüge, das viel größere Ganze der Seele zu erfassen." Bei der Frage, was denn die Seele überhaupt sei, ist freilich laut Jung „die ganze Wissenschaft am Ende."[9] Die

Unschärfe und Offenheit im Begriff *Seele* mag ihn für die Wissenschaft wenig empfehlen – gleichwohl bezeichnet er eine tiefe Wirklichkeit, auf die das naturwissenschaftliche Methodenarsenal nur nicht mehr eingestellt ist.

Ähnlich hat das der Wiener Tiefenpsychologe Viktor E. Frankl gesehen. In seinem Buch „Der unbewusste Gott" nennt er die Seele *anima naturaliter religiosa* – von Natur aus religiös[10]. Das bedeutet laut Frankl, „daß wir eine, wenn auch unbewußte, so doch intentionale Beziehung zu Gott immer schon haben." Gerade das mache den Adel der Seele aus, dass wir zuinnerst auf Gott, den Schöpfer und Vollender aller Dinge, bezogen blieben. Frankl warnt vor der verbreiteten esoterischen Annahme, dieser seelische Kern besage schon eine substanzielle Göttlichkeit unserer Seele. Nicht um eine „Vergöttlichung des Unbewussten" oder dergleichen geht es ihm, sondern um die wissenschaftlich geforderte Aufmerksamkeit für die seelische Bezogenheit auf Gott.

Das erinnert ein Stück weit an die These des Aufklärungsphilosophen Immanuel Kant, wonach der Vernunft zwar nicht die Kenntnis von Antworten über Gott innewohne, wohl aber die Frage nach Gott[11]. Gerade insofern erweist sich die Vernunft als ein Teil der „Seele" – deren Unsterblichkeit Kant durchaus postuliert hat. Insgesamt hatte die Aufklärung die Idee der Unsterblichkeit keineswegs abgeschafft, sondern als eine ihrer Leitideen gewürdigt und damit auch die Theologie ermutigt, an ihr das ganze 19. Jahrhundert hindurch festzuhalten[12]. Kant selbst hat übrigens im Alter noch über den Begriff der *Weltseele* nachgedacht[13]. Auf diese Frage stoßen noch heute – oder besser gesagt: heute wieder – manche Naturwissenschaftler, wenn sie in den Blick zu nehmen versuchen, was die Welt im Innersten zusammenhält. Der Begriff *Weltseele* kommt beispielsweise bei so großen zeitgenössischen Physikern wie Carl Friedrich von Weizsäcker und Hans-Peter Dürr zum Tragen[14].

Auf den Begriff der Seele lässt sich auch der emeritierte Mathematik-Professor Günter Ewald ein. Sein Buch „Gehirn, Seele und Computer" mündet in die so spannende Frage nach der Unsterblichkeit: „Die Seele steigt nicht in den Körper wie ein Fahrgast in ein Taxi, um nach einem Zweckaufenthalt wieder auszusteigen. Wir vermögen die materiell-geistige Identität des Menschen zwar nicht zu entwirren. Aber in einem erweiterten Kosmosverständnis und angesichts des weiten Möglichkeitsraums, den quantenphysikalische, archetypische und paranormale Vorstellungen öffnen, ist das Fortbestehen des Ich in einen neuen ‚Tonträger' kein allzu ferner Gedanke."[15] Ewald denkt hier an ein „'Überspielen' der Seele in die transzendente Wirklichkeit"[16] im Todesprozess. Zur Veranschaulichung verweist er auf sogenannte Nahtod-Erfahrungen, wie sie mittlerweile tausendfach dokumentiert und unten eigens zu behandeln sind. Dabei zeigt sich die Macht dieses Tabus gerade in dem längst verbreiteten Heruntermachen authentischer Berichte von Nahtod-Erlebnissen und interessierter Befassung mit ihnen, so dass sich ihre ernsthafte Erforschung und Diskussion oft vorschnell mit einem Naserümpfen verbinden[17] – und das, obwohl „eine umfassende theoretische Erklärung der Todesnäheerfahrungen bislang nicht vorliegt"[18]. Der Mythos einer rein diesseitig zu begreifenden Wirklichkeit hält selbst den Angriffen durch spontane Erlebnisse einer Transparenz des Todes weithin stand.

Oft haben gerade Christenmenschen mit dem Gedanken an eine unsterbliche Seele Probleme – insbesondere, wenn sie evangelisch sind. Das liegt vor allem daran, dass sich die protestantische Theologie seit dem 20. Jahrhundert in dieser Frage weithin dem säkularen Zeitgeist angepasst und eine sogenannte „Ganztod-Theologie"[19] entwickelt hat. Demnach ist die Seele so sterblich wie der Leib. Der Mensch sei eine leibseelische Ganzheit, von der nichts den Tod überlebe. Erst am Jüngsten Tag werde er von Gott aus dessen Erinnerung heraus wieder ganzheitlich auferweckt.

Auf diese Ganztod-Theologie wird im vorletzten Kapitel näher einzugehen sein. Einstweilen mag der Hinweis genügen, dass ihre gern vorgetragene Berufung auf das alttestamentlich grundgelegte Menschenbild nur teilweise berechtigt ist. Und namentlich im Neuen Testament kann von einer Art „Ganztod" kaum mehr die Rede sein. Beispielsweise sagt Jesus eindeutig: „Fürchtet euch nicht vor denen, die den Leib töten, doch die Seele nicht töten können" (Mat 10,28; vgl. Luk 16,19-31). Paulus zeigt sich gewiss, dass der Tod einen Abbruch lediglich für den vergänglichen Leib bedeutet (1. Kor 15,44-49; 2. Kor 5,1-10; Phil 1,23). Auch die Aussage des Hebräerbriefs, es sei den Menschen bestimmt, „einmal zu sterben, danach aber das Gericht" (9,27), impliziert wie viele weitere Bibelstellen den Gedanken an eine Kontinuität über den Tod hinaus.

Insofern hat es schon seine Richtigkeit, dass die römisch-katholische Kirche die Unsterblichkeit der Seele 1513 ausdrücklich zum Glaubensdogma erhoben hat. Und das im Horizont der biblischen Auferstehungshoffnung mit durchaus „ganzheitlicher" Intention. Damit bestätigt sich die Zusammengehörigkeit von Leib und Seele in der verheißenen Vollendungswelt des Gottesreiches. Und ganz grundsätzlich wird so die verborgene, aber reale Bezogenheit der Seele auf den Schöpfer aller Dinge unterstrichen. Wer weiß, dass Gott das eigentliche Du der Seele ist, kann mit dem christlichen Liederdichter Paul Gerhardt auch einmal die eigene Seele duzen und zum tiefen Durchatmen ermuntern: „Du meine Seele singe, wohlauf, und singe schön!“ Ist doch der Gott der Liebe das tiefste Geheimnis jeder Seele: „Wer dem sich anvertrauet, / der hat das beste Teil, / das höchste Gut erlesen, / den schönsten Schatz geliebt, / sein Herz und ganzes Wesen / bleibt ewig unbetrübt.“[20] Liefe die Unsterblichkeit der Seele nicht aufs Ziel vollendeter Seligkeit hinaus, würde sie nichts Erstrebenswertes, sondern womöglich eine Art Hölle bedeuten. Indizien für eine Unsterblichkeit der Seele sind daher etwas Hochspannendes. Wenn der Tod nicht das Ende ist, was hebt dann mit ihm an?

Erster Hauptteil

Soziologische Beobachtungen: Tabuisierung der Unsterblichkeitsfrage

„Was nicht nütz ist, das bleibt in der Kreatur nicht:
Denn allein von wegen des Ewigen sind sie da.“
Paracelsus

Auf den ersten Blick könnte man meinen, der moderne Mensch komme weithin ohne den Gedanken an eine Unsterblichkeit der Seele aus. Ganz ans Diesseits gewiesen, hat er sich von jedweden Jenseitsvorstellungen emanzipiert. Doch der Schein trügt. Das zeigt sich zum einen an den ungeachtet aller atheistischen und agnostischen Denkweisen sich durchhaltenden Religionen dieser Welt mit ihrem Hoffnungspotenzial über den Tod hinaus. Dieses spiegelt sich aber auch massiv in den sich mehr oder weniger durchhaltenden esoterischen Strömungen, wie noch deutlich werden wird. Nicht zuletzt die seit einem halben Jahrhundert andauernde, von immer neuen Bucherscheinungen und Berichten getragene „thanatologische Welle“[21] auf der Basis spontaner Nahtod- und Sterbeberichte beweist, dass der Gedanke an eine unsterbliche Seele inmitten der Moderne seinen Ort finden, ja regelrecht neu aufblühen kann. Darauf wird zurückzukommen sein. Jedenfalls gehört die Idee der Unsterblichkeit in gewisser Weise so sehr zum Menschsein, dass selbst das säkulare Zeitalter sie nicht einfach auszumerzen vermocht hat. Und selbst die erkennbaren Anzeichen ihrer Verdrängung zeugen indirekt von ihrer verborgenen Mächtigkeit.

I. Todestabuisierung: Flucht vor der Unsterblichkeit

Die beiden Weltkriege mit ihren nach Millionen zählenden Todesopfern haben die Menschen eine Zeit lang wieder frömmer werden lassen. Die

Kirchen wurden vorübergehend voller, und auch spiritistische Bewegungen lebten verstärkt auf. Aktuell ist es die Corona-Pandemie, die wie seit hundert Jahren nicht mehr die Welt in Atem hält. Wird sie rund um den Globus Millionen Tote fordern? Kann es bei der Angst vor dem Katastrophenszenario bleiben[22]? Oder werden die wirtschaftlichen Folgen der Pandemie ihrerseits dafür sorgen, dass „Schnitter Tod“ reiche Ernte halten wird? Wie auch immer – der Tod ist mit neuer Wucht ins allgemeine Bewusstsein getreten. Wieder einmal bäumt er sich als Realmacht gegen die kulturellen und psychologischen Versuche auf, ihn einfach zu verdrängen. Schon der Mathematiker und christliche Philosoph Blaise Pascal (1623-1662) wusste am Beginn der Neuzeit: „Da die Menschen kein Heilmittel gegen den Tod, das Elend, die Unwissenheit finden konnten, sind sie, um sich glücklich zu machen, darauf verfallen, nicht daran zu denken.“[23] Doch wie zerbrechlich solches auf Verdrängung gebaute Glück ist, beweist die Gegenwart auf unserem Planeten hinreichend. Die Tabuisierung des Todes hat kurze Beine.

Todestabuisierung als soziokulturelles Phänomen

Das Wort „Tabu“ ist ein alter polynesischer Begriff und bezeichnet all das, was in einer Gesellschaft als obsolet oder verboten gilt. Oft wird solch ein Tabu als Schutz gegen die Macht des betreffenden Gegenstandes aufgerichtet. In unserer spät- und postmodernen Lebenswelt ist eines der mächtigsten Tabus eben der Tod. Verboten ist natürlich nicht der Tod als solcher, sondern gesellschaftlich die nähere, womöglich wie früher ganz selbstverständliche Befassung mit ihm. Die Bedrohung durch den Tod, durch die Vergänglichkeit stellt sich für den technisch emporgekommenen Menschen als eine schier unerträgliche Zumutung dar. Seine Seele will kraft der errungenen Autonomie nicht unnötig an die Endlichkeit[24] und die damit zusammenhängenden Fragen erinnert werden. Bezeichnend für die Tabuisierung des Todes ist bei vielen Menschen, dass sie sich allenfalls um ein gutes, autonomes Sterben sorgen, nicht aber um das Geheimnis des Todes selbst. Ebenso charakteristisch ist der Umstand, dass man heutzutage viel seltener als noch vor einem halben Jahrhundert erkennbaren Leichenwagen begegnen kann.

Warum ist es zu dieser Tabuisierung unserer Sterblichkeit gerade in modernen Gesellschaften gekommen? Das liegt im Wesentlichen genau daran, dass der Tod dort, wo modernes, scheinbar „aufgeklärtes“ Denken vorherrscht, alle Transparenz eingebüßt hat[25]. Er gilt in der Perspektive der stetig zunehmenden Säkularisierung weithin als absolut endgültiges Datum. Sogar manche Theologen sehen das so. Als radikales Ende aber stellt er jeden tiefen, übergreifenden Lebens- und Weltsinn in Frage. Mehr noch: Er legt es nahe, ein Fragen nach dem Sinn von allem und der eigenen Existenz gar nicht mehr aufkommen zu lassen. Das betrifft nicht zuletzt die Perspektive auf Unsterblichkeit und ewiges Leben. Wie es eine „Flucht vor Gott" (Max Picard) gibt, so auch eine vor der denkbaren Unsterblichkeit der eigenen Seele.

Dabei gilt bei solchem Verdrängungsvorgang auch umgekehrt: Weil die Sinnfrage nicht mehr beantwortbar erscheint, stellt sich der Tod als absolut endgültiges Datum dar. Die Möglichkeit eines Lebens nach dem Tod wird pauschal und eigentlich unbewiesenermaßen in Abrede gestellt. Das alles führt zu einer doch eher trübsinnigen Gesamtperspektive, so dass die Last ihres nihilistischen Charakters entweder in heroischer Haltung getragen[26] oder aber, weil die Mehrheit nun einmal kaum heroisch veranlagt ist, zusammen mit dem Tod umso nachhaltiger verdrängt wird[27]. Mediale Dauerberieselung, insbesondere durch zahllose Comedy-Shows[28], zeugen just von diesem angestrengten Bemühen.

Die These von der Todestabuisierung in der industriell voranschreitenden Gesellschaft ist längst von Philosophen, Soziologen und Theologen vorgetragen und begründet worden[29]. „Wir führen heute, überwiegend als Städter, ein Leben der maximalen Diesseitigkeit", bestätigt Richard David Precht[30]. Freilich darf man das nicht ganz platt und undifferenziert sehen. Es gab in den letzten Jahrzehnten manch leise Anzeichen für besinnliche Aufbrüche und zum Teil anstößig wirkende Durchbrüche – etwa die gewachsene Bereitschaft, Sterbende zu begleiten, statt das Sterben zusammen mit dem es abschließenden Tod zu verdrängen[31]. Sogenannte Sterbe-Hospize sind fast wie Pilze aus dem Boden geschossen[32]. Und sogar das Recht auf Hilfe zur Selbsttötung wird neuerdings gewährt.[33] Aber handelt es sich bei alledem um Widerlegungen der Tabu-These? Zurecht gibt Herbert Maisch zu bedenken: „Eine Gesellschaft, die dem Anblick des Sterbens entfremdet ist, überläßt jenen den Spagat zwischen Anforderungen und Realität im Umgang mit Todkranken, die man irrtümlich für zuständig und kompetent hält. Hilflosigkeit, Ohnmacht, Angst und Distanzierung der Gesellschaft finden … in den Sterbe-Institutionen von heute ihre Fortsetzung. Die Einsamkeit der Sterbenden wird dort komplettiert."[34]

Ein eigenartiger Versuch, das Todestabu ganz diesseitig aufzubrechen, ist seit Ende des 20. Jahrhunderts die umstrittene Ausstellung „*Körperwelten*“[35]. Sie hat derart von sich reden gemacht, dass die letzten Zweifel an der Nichtexistenz einer gesellschaftlichen Tabuisierung des Todes eigentlich verfliegen müssten. Nach großen Erfolgen in mehreren europäischen Städten und in der Bundeshauptstadt Berlin war sie mit über 860.000 Besuchern in München die erfolgreichste Ausstellung aller Zeiten. Insgesamt haben sie über sechs Millionen Menschen in Deutschland und mehr als doppelt so viele weltweit gesehen. Wenn aber Massen sich auf den Weg machen und Eintrittsgeld bezahlen, um präparierte *Leichen* anzuschauen, ist dann nicht wirklich das Ende der gesamtgesellschaftlichen Verdrängung des Todes eingeläutet[36]? Oder wäre das ein Trugschluss? Lässt doch jene Ausstellung „Körperwelten“ einen letztlich unernsthaften, geradezu frivolen Umgang mit dem Tod erkennen! Tote wurden hier in einer Weise zum Objekt von Manipulation und Voyeurismus gemacht, dass der Tod seinen Ort als existenzieller Faktor im subjektiven Bewusstsein erst recht zu verlieren drohte. Die natürliche Angst vor ihm kam durch diese Ausstellung jenseits aller Schamlosigkeit kaum zur Überwindung, sondern vielmehr zur Maskierung ihrer selbst.

Man konnte das an einer Vielzahl von Kommentaren prominenter und weniger prominenter Besucher merken, die immer wieder von dem Staunen zeugten, wie wunderbar doch der menschliche Körper aufgebaut sei. Als hätte einen entsprechenden Aufklärungseffekt nicht auch eine Ausstellung mit Plastiknachbildungen oder Fotografien erzielen können! Das eigentliche Fascinosum und damit der Grund für den überwältigenden Erfolg der reisenden Ausstellung bestand und besteht ja just darin, dass es sich um echte Leichen oder Leichenteile handelte, denen man hier in wohlpräparierter Form begegnen konnte. Hieran wird deutlich, dass der Tod selbst nach wie vor ein den Menschen zwar zutiefst betreffendes Thema darstellt, dass dies aber eben nur in Gestalt seiner Präparierung, seiner künstlichen bzw. künstlerischen Zubereitung erträglich wird. Bezeichnenderweise lief die Ausstellung zeitweise im Hamburger *Erotic Art Museum* auf der Reeperbahn…

Infolge solch „leckerer“ Zubereitung aber bleibt der wirkliche Tod mit seiner hässlichen Fratze, bleibt die Vergänglichkeit des Leibes, die Realität eines verwesenden Leichnams nach wie vor verdrängt. Im Zuge von Rechtsstreitigkeiten um die Ausstellung betonte der Heidelberger Anatomieprofessor Gunther von Hagens ausdrücklich, bei den plastinierten Körpern handle es sich keineswegs um „Leichen“; durch die Plastination seien „neue wissenschaftliche Exponate“ entstanden, die Körper würden nicht nur konserviert, sondern transformiert. Die Tabuisierung des *Todes* ist also durch diese Ausstellung bei näherem Betracht keineswegs durchbrochen, sondern im Gegenteil bestätigt worden. Denn wo ein Tabu herrscht, liegt ein Angst machendes Fascinosum vor. Dieses angerührt, aber das Angstmoment dabei geschickt umgangen zu haben, darin besteht der frappierende Erfolg der Ausstellung „Körperwelten“.

Insgesamt ist unsere Gesellschaft, wie man weiß, pluralistischer denn je geworden – und in mancher Hinsicht auch kränker[37]. Insofern gibt es tatsächlich kleine Indizien dafür, dass das soziokulturell manifeste Tabu des Todes hier und da ein Stück weit aufgebrochen worden ist. Das ist aber doch nur in jenen überschaubaren Bereichen der Fall, wo der Schrecken des Todes durch neue oder alte Unsterblichkeitshoffnungen[38] eingedämmt werden konnte – also etwa im Kontext der erwähnten Nahtodforschung und der mit ihr einhergehenden Aufgeschlossenheit für die Begleitung Sterbender.

Ganz überwiegend besteht indessen die gesellschaftliche Todestabuisierung auch im 21. Jahrhundert fort[39]. Zu den neueren Anzeichen dafür zählt die Modewelle des Anti-Aging: Ans Älterwerden soll man möglichst gar nicht mehr recht erinnert werden, den Tod will man deutlich entschlossener noch als in früheren Zeiten weit hinausschieben. Selbst die Ausstellung „Körperwelten“ gab Impulse in dieser Richtung: Über 50 Prozent der Besucher erklärten, sie wollten künftig besser auf ihre Gesundheit achten. Der Kölner Psychiater Manfred Lütz vertritt dagegen mit Recht die Ansicht, die verbreitete Auffassung von der Gesundheit als unserem *höchsten* Gut sei ein Wahnwitz, der dem Verlust der Hoffnung auf ewiges Leben geschuldet sei. Desgleichen bemerkt der Psychoanalytiker Wolfgang Tress mit Blick auf die stets steigenden Kosten im Gesundheitswesen: „Weil aber der Himmel seine Glaubwürdigkeit verloren hat, gilt es auf Teufel komm raus, das irdische Leben um jeden Tag zu verlängern.“[40]

Die Todesangst-Bewältigungstheorie

Die anhaltende Säkularisierung unserer Gesellschaft trägt zur Verdrängung des Todes und damit auch seiner verborgenen Seite, also der Frage nach der Möglichkeit und Wirklichkeit individueller Unsterblichkeit bei[41]. So erwarteten 2015 in Deutschland nur noch etwa ein Drittel der Befragten ein ewiges Leben[42]. 2019 rechneten lediglich 29 Prozent aller befragten Senioren über 65 mit einem Leben nach dem Tod[43]. Bereits 1993 rangierten einer Umfrage zufolge unter den als zukunftsrelevant erachteten Hauptthemen „Glaube und Kirche“ fast an letzter Stelle, während die vordersten Plätze Anliegen wie Alters- und Gesundheitsversorgung[44] oder „persönliche Sicherheit“ einnahmen – rein diesseitige Themen! Für das Fortschreiten der Säkularisierung spricht sogar ein mittlerweile beobachtbarer Rückgang der Esoterik-Welle. Die betonte „Weltlichkeit“ in der zeitgenössischen Grundorientierung aber geht anhaltend mit einer Tabuisierung des Todes einher – ähnlich wie das Aldous Huxley bereits 1932 in seiner „Schönen neuen Welt“ hellsichtig skizziert und karikiert hatte.

Offenkundig muss der Tod[45] in modernen und nachmodernen Gesellschaften verdrängt werden, weil er in seiner verbreiteten Deutung als absolutes Ende zu unserem unter- oder tiefenbewussten Bild von Tod und Leben nicht recht passt[46]. Von daher erklärt sich psychologisch, warum der Mensch sich mit der Tatsache seiner Sterblichkeit schwertut. Die Wege zur Tabuisierung des Todes beschreitet er aus innerstem Antrieb: Er muss entweder über den Tod hinaus hoffen können – oder aber ihn verdrängen! Demgemäß zeigt sich der Psychoanalytiker Ernest Becker überzeugt, dass „die Furcht vor dem Tode ein universelles Phänomen“ ist, das den Menschen „wie nichts sonst“ prägt, ja als maßgeblicher Faktor in seiner Kulturbildung wirksam wird[47]. Eine amerikanische Forschergruppe hat die hieraus resultierende *Todesangst-Bewältigungstheorie* experimentell überprüft und bestätigt[48]. Das Bewusstsein der Endlichkeit wirft die Frage nach dem Unendlichen und nach der Unsterblichkeit notgedrungen auf – und neigt, wo hilfreiche, überzeugende Antworten ausbleiben, konsequent zum frustrierten Abblenden dieser Fragen einerseits, zur sogar politisch forcierten Illusion eines angeblich „unendlichen Fortschritts“ andererseits.

Die Verdrängung des Todes, der zur Zeitlichkeit unseres Daseins gehört, ist keineswegs nur ein Charakteristikum unserer hochtechnisierten Kultur, sondern bereits in sehr alten Kulturen wie der ägyptischen zu finden. Dort herrschte zwar meist ein ausgeprägter Jenseitsglaube. Doch während der sogenannten ersten Zwischenzeit obsiegte vorübergehend ein gewisser Skeptizismus: Demnach galt das Transzendente in seiner völligen Verschiedenheit von der diesseitigen Wirklichkeit für den Menschen als nicht begreifbar galt. Die Konsequenz hieraus war die Haltung einer erstaunlich materialistisch anmutenden Diesseitsorientierung bei gleichzeitigem Zweifel am Jenseits. So ließ sich ein König aus der 11. Dynastie folgende Grabinschrift anfertigen: „Folge deinem Wunsch und deinem Vergnügen, und schaffe dir dein Schicksal auf Erden nach den Wünschen deines Herzens – bis jener Tag der Trauer zu dir kommt. Denn ... keinen Menschen ruft die Totenklage aus dem Grab zurück... Niemand nimmt seine Güter mit sich, und keiner kehrt zurück, der dorthin gegangen ist.“[49] Der Tod als der unvermeidlich kommende „Tag der Trauer“ wird hier in Ermangelung einer ihn transzendierenden Hoffnung zum Anlass, ihn möglichst vergessen zu machen durch Flucht ins Vergnügen.

Vorläufer der Todesverdrängung in der Bibel

Wie ähnlich klingt doch rund zwei Jahrtausende später im Alten Testament die weisheitliche Perspektive des „Predigers“ (Kohelet): „Ein lebender Hund ist besser als ein toter Löwe. Denn die Lebenden wissen, dass sie sterben werden, die Toten aber wissen nichts; sie haben auch keinen Lohn mehr, denn ihr Andenken ist vergessen... So geh hin und iss dein Brot mit Freuden, trink deinen Wein mit gutem Mut... Genieße das Leben mit deinem Weibe... Denn bei den Toten, zu denen du fährst, gibt es weder Tun noch Denken, weder Erkenntnis noch Weisheit“ (9,4-10).

Noch später entwickelte dann philosophische Reflexion im antiken Griechenland materialistische Theorien. Durch den Idealismus vor allem eines Plato beiseite gedrängt, lebten sie namentlich in Person und Werk Epikurs[50] im 3. Jahrhundert v. Chr. wieder auf. Bei ihm stand eine atomistisch-materialistische Geist-Interpretation im Hintergrund seiner bewussten Verdrängung des Todes: „Der Tod geht uns nichts an, denn solange wir sind, ist der Tod nicht da; und wenn der Tod da ist, sind wir nicht mehr. Er geht also weder die Lebenden an noch die Toten.“ Der zu erstrebende Lebenszweck besteht hier in einem Höchstmaß von Lust – im Rahmen und als Frucht von Tugenden. Dreihundert Jahre später bekundete eine Grabinschrift im römischen Pompeji: „Nach dem Tod gibt es nichts mehr, nur was du siehst, ist der Mensch.“

Auch das Neue Testament weiß von einer entsprechenden Einstellung zu berichten. Da sind etwa die reichen Männer in den Gleichnissen Jesu: „Iß, trink und habe guten Mut“, lautet ihre Devise – auf der Basis einer vermeintlich „gesicherten“, den Tod tabuisierenden Existenz. Da sind die Sadduzäer als Vertreter einer betont diesseitsorientierten Gruppe im damaligen Judentum: Sie, die oftmals Vermögenden, pflegten sowohl den Unsterblichkeits- als auch den Auferstehungsglauben abzulehnen. Und da sind ferner Heiden, die im Unterschied zu den Christen angesichts des Todes ohnehin so gut wie keine Hoffnung hatten. „Wenn die Toten nicht auferstehen, dann lasst uns essen und trinken, denn morgen sind wir tot“, zitiert der Apostel Paulus entsprechende Stimmen. Freilich will er damit auf die von ihm herausgestellte Alternative hindeuten – auf die Auferstehungshoffnung als Befreiung von der materialistischen Auffassung des Todes und der mit ihr einhergehenden Verdrängungstendenz. Der Hebräerbrief schließlich spricht von den Nichtglaubenden als Menschen, „die durch Furcht vor dem Tod im ganzen Leben Knechte sein mussten“ (2,15).

Dabei gilt es zu bedenken: Die biblische Hoffnung auf die Auferstehung der Toten geht allemal über bloße Unsterblichkeitshoffnung hinaus[51]. Sie stellt keine dualistische Jenseitshoffnung dar, sondern war unter Einflussnahme persischer Apokalyptik aus der alttestamentlichen Prophetie erwachsen. Frühere Heilstaten Gottes für sein Volk sollten in der Zukunft in wunderbarer Weise übertroffen werden, in der sich seine Treue endgültig offenbaren würde. So stieg in den jüngsten alttestamentlichen Schriften eine universal ausgreifende Hoffnung empor, eben die auf die Totenauferstehung. Nicht eine himmlische Dimension für die Toten, sondern deren Neuberufung ins Leben der vollendeten Schöpfungswirklichkeit Gottes, ins vervollkommnete Dasein im Rahmen eines neuen Himmels und einer neuen Erde wurden Gegenstand prophetisch-apokalyptischer Hoffnung. Weniger um menschliche Glückshoffnung, sondern um die Erwartung der universal aufgerichteten Gottesherrschaft ging es da[52], um den Gott, „der da lebendig macht die Toten und ruft dem, was nicht ist, dass es sei“ (Röm 4,17) – und damit um sein Ziel mit seiner gesamten Schöpfung, das nur unangemessen durch die mythologisch anmutende Vorstellung einer Wiederbelebung von Leichen aus ihren Gräbern heraus bildlich gefasst würde.

Die bereits im vorchristlichen Judentum verbreitete Auferstehungshoffnung hat durch die Botschaft von der leiblichen Auferweckung Jesu[53] eine wenn auch modifizierte Bestätigung gefunden. Damit setzte jene Dynamik ein, die nicht weniger bedeutete als die geistige Vorwegnahme der künftigen Totenauferstehung in der gegenwärtigen Verbindung mit dem bereits leiblich Auferweckten. Christen verstehen sich deshalb als „wiedergeboren zu einer lebendigen Hoffnung durch die Auferstehung Jesu Christi von den Toten" (1. Petr 1,3). Ihr österliches Gegenwartsbewusstsein ist geprägt durch die Erkenntnis, dass alle irdische Existenz, vergangene wie zukünftige, „wahre Vergangenheit" bedeutet für den, der Gottes universales Kommen erhofft und in der Verbindung mit dem auferstandenen Christus bereits glaubend ein Stück weit vorwegnimmt. Solcher Glaube verleitet keineswegs zur Weltflucht; nur eine missverstandene „christliche" Hoffnung könnte ohne Früchte bleiben. Mit Recht hat Dietrich Bonhoeffer betont: „Die christliche Auferstehungshoffnung unterscheidet sich von der mythologischen darin, daß sie den Menschen in ganz neuer und gegenüber dem Alten Testament noch verschärfter Weise an sein Leben auf der Erde verweist."[54]

Totentanz statt Todestabu im Mittelalter

Christen geht es mit ihrer Hoffnung ums Ganze – und das ist viel mehr als alles, was im Bereich des Menschenmöglichen liegt. Nicht dass sie den Tod kaum mehr ernst nähmen: Er bleibt für sie – statt spielerisch zum „Freund" verniedlicht zu werden – der letzte Feind, den Gott vernichten wird. Aber im Blick auf den seit dem Ostergeschehen realisierten Sieg ist der Tod seiner bedrückenden Machtstellung beraubt. Das bedeutet: Christen müssen sozusagen die „Verdrängung" des Todes nicht mehr selber leisten, sondern können sie getrost Gott überlassen. Und im Vertrauen auf die Vollendung der Schöpfung haben sie die Kraft und die Freiheit, den Tod anzuschauen, wie er ist.

Genau deshalb besaß die junge Christenheit mit ihrer ganzheitlichen Hoffnung in der Spätantike größere Attraktivität gegenüber damals bereits anzutreffender Diesseitsbetonung einerseits und spiritualistischem Jenseitsglauben im Mysterienwesen und Gnostizismus[55] andererseits. Dies umso mehr, als sie Teilwahrheiten beider Sichtweisen, der materialistischen wie der spiritualistischen, integrieren konnte. Denn christliche Auferstehungshoffnung ermöglichte Diesseitsbejahung und einen den Tod ernst nehmenden Realismus ebenso wie die Bejahung einer künftigen, aber noch transzendenten Heilswelt. Mit dieser universalen Hoffnung im Gepäck vermochte das frühe Christentum trotz schwerer Verfolgungen enorme missionarische Erfolge zu erzielen. So groß und so positiv wie die christliche Auferstehungs- und Reich-Gottes-Hoffnung hatte sich der Menschheit noch keine Hoffnung dargeboten. Und das gilt auch heute noch.

Das erste Jahrtausend der Christenheit bewahrte den damit kurz umrissenen, höchst positiven Gesamtsinn der Unsterblichkeits- und Auferstehungshoffnung noch weitgehend. Doch im 12. Jahrhundert kam es zu einem spürbaren Rückfall in vorchristliche Intentionen: Der Auferstehungsgedanke wurde dem Gerichtsgedanken untergeordnet. Nicht der die Welt erlösende, sondern der sie richtende Christus schmückte nun die Kathedralen. Der alttestamentliche Rachegott wurde neu aktuell[56]. Weniger der Tag der nahenden Befreiung zum Leben in der Fülle der Gottesgemeinschaft wurde erhofft; vielmehr wurde der Tag des göttlichen Zorns gefürchtet[57]. Dennoch schimmerte mit dem unauslöschlichen Licht von Ostern der positive Grundgehalt der Auferstehungshoffnung auch für den hoch- und spätmittelalterlichen Menschen immer noch durch. So konnte der todkranke Franz von Assisi Gott preisen mit den Worten seines Sonnengesangs: „Gelobt seist du, Herr, für unseren Bruder, den leiblichen Tod, dem kein lebender Mensch entrinnen kann.“ Das genaue Gegenteil von Todesverdrängung!

Als dann Mitte des 14. Jahrhunderts eine Pestwelle ganz Europa durchzog, begann man den Tod als Knochengerippe abzubilden. Bald darauf entstanden die ersten Motive des sogenannten „Totentanzes“ – zuerst in Frankreich, *danse macabre* genannt. Rasch bildeten sie eine eigene Kunst- und Literaturgattung[58]. Dargestellt wurden Leute jeden Standes und Alters, indem sie einen Reigen mit dem Tod bzw. mit einem Toten tanzten. Ein mahnendes *memento mori* war im Mittelalter überflüssig[59]; die Bilder hatten zudem eine sozialkritische Funktion. Während des Bauernkriegs konnte beispielsweise ein Flugblatt mit dem „Totentanz der ungerechten Herren“ kursieren, auf dessen erstem Bild das schön gezeichnete Leben dem Herrn an festlicher Tafel die volle Schüssel reicht – und auf dessen letztem Bild derselbe am Galgen hängt, während der Tod ihm das kalte Lied geigt[60]. Dass der Tod bei alledem als handelnde Person auftrat, ließ ihn letztendlich als gehorsamen Diener Gottes erscheinen, vor dessen Richterstuhl er den Sterbenden beförderte. Man wusste: Jedermann – ungeachtet seines gesellschaftlichen Standes – muss „nach seiner Pfeife tanzen“. Doch er selber hat seinerseits einen Herrn über sich, und das ist der entscheidende Anlass zur Hoffnung! So heißt es in einem „Schnitterlied, gesungen zu Regensburg, da eine hochadelige Blume unversehens abgebrochen wurde im Jenner 1637“: „Es ist ein Schnitter, heißt der Tod, hat Gwalt vom großen Gott.“[61]

Dieser Tod, nicht als radikales Ende, sondern als radikaler Einschnitt verstanden, musste noch nicht verdrängt werden[62]. Mit ihm konnte man vielmehr leben, wenn auch nicht ohne Schmerz[63]. Bei aller Grausamkeit hatte der so visualisierte Tod etwas Spielerisches an sich, das sich im Motiv des Tanzes ausdrückte. Nicht nur als Schnitter, sondern auch als Spielmann mit Laute, Dudelsack oder Bassgeige stellte man ihn dar. Konnten die Menschen doch über sein Walten hinaus auf das Walten dessen blicken, der Auferstehung vom Tode und ewiges Leben verheißen, ja in Jesus Christus schon anheben hatte lassen! Darum bildeten der Ernst des Todes und das Element des Humors am Ende keinen krassen Widerspruch. Die mahnenden Totentanz-Bilder wurden in der Regel durch Verse erläutert, die mitunter schmunzeln ließen. So hieß es beispielsweise bei einer Tänzerin: „Nun haben wir so lang getanzt, Bis mich der Tod hat eingeschanzt.“ Oder bei einem Soldaten: „Bis hierher und nicht weiter, Du guter alter Streiter!“

In den Totentanz-Motiven des späten Mittelalters ging es bis hinein in die Anfänge der Neuzeit weniger um eine „Kunst des Sterbens“[64], die womöglich erst auf dem Sterbebett zum Zuge kommen würde, als vielmehr um eine mitten im Leben greifende Vergegenwärtigung der Sterblichkeit. Insofern plädierten sie für eine *Lebens*kunst, wie sie nur ohne Tabuisierung des Todes denkbar ist. Unübersehbar stellten sie die Hinfälligkeit und Vergänglichkeit des eitlen Strebens nach menschlicher Pracht, Bedeutung und Sicherung heraus. Dies war sozialpsychologisch eigentlich nur möglich dank der christlichen Hoffnung auf das ohne Ansehen der Person verheißene Geschenk künftiger Reich-Gottes-Herrlichkeit. Das spätmittelalterliche Totentanz-Motiv hatte durchaus indirekt mit jener Perspektive zu tun, derzufolge es einst einen Tanz der Auferstandenen geben wird[65]. Gerade diesem Gehalt eignete sozialkritische Kraft.

Mit dem Fortgang der Neuzeit begann allerdings die christliche Hoffnung gesamtgesellschaftlich abzunehmen. Bekanntlich wurde sie mitunter transformiert in Entwürfe innerweltlicher Hoffnungen. Aus dem neuen Äon des verheißenen Gottesreiches wurde die *Neu-Zeit* des mündig gewordenen, aufgeklärt seine Zukunft selber gestaltenden Menschen. Der christliche Glaube an eine Heilsgeschichte wurde säkularisiert zum immanenten Fortschrittsglauben[66] – ob in den Varianten von Kant,

Hegel, Marx oder auch noch neueren Philosophen und Ideologen. Faktisch konnten sich menschliches Glücks- und Fortschrittsstreben freilich dem Bann radikaler Vergänglichkeit nicht entziehen. Vielmehr machten sie ihn auf die Dauer nur noch schmerzlicher bewusst. Man musste den Tod deshalb aus dem Wirklichkeitskonzept der Moderne herausdrängen – ihr sollte er möglichst nicht mehr dazwischen tanzen[67]!

Unsterblichkeitsleugnung und Gottestod

Deutlich begegnete die abendländische Tabuisierung des Todes erstmals in der zweiten Hälfte des 19. Jahrhunderts. Bereits Karl Marx dachte über sie nach: Er schrieb sie der Entzweiung der Gesellschaft zu – und machte sie selber mit, indem er den Tod in seinem umfangreichen Opus nur ganz ausnahmsweise erwähnte. Deutlich trat solch gesellschaftliche Verschweigenstendenz hervor in der damals neuartigen Neigung, dem Sterbenden die Schwere seines Schicksals nach Möglichkeit zu verbergen. Der Todesforscher Philippe Ariés kommentiert: „Kurzum, die Wahrheit beginnt fragwürdig zu werden."[68] Die Wahrheit des Sterbenmüssens wurde unerträglich – weil der technisch aufstrebende, immer autonomer werdende Mensch stolzer und zugleich der Unsterblichkeitsgedanke fraglicher geworden war. Dies wiederum hatte seine Ursache im Aufschwung der Naturwissenschaft mit ihrer materialistisch-positivistischen Arbeitshypothese: Die nährte den Zweifel an Gott, dem Garanten jeglicher Heilshoffnung angesichts des Todes. Wo ist noch Wahrheit, wenn Gott tot ist?

Tatsächlich ist das gesellschaftliche Phänomen der Todestabuisierung annähernd ebenso alt wie die Rede vom „*Tod Gottes*". Dieses Bildwort ist ähnlich wie der Begriff der Todestabuisierung im übertragenen Sinne gemeint und drückt metaphorisch das Resultat soziokultureller Analysen aus. Zwar hat Heinz Zahrnt in einem Buchtitel von 1970 theologisch unterstrichen: „Gott kann nicht sterben". Doch die Rede von Gottes Tod meint zumeist das Sterben der gesellschaftlich verbreiteten Anerkennung jenes Gottes, der heilsgeschichtlich gehandelt und dem Kosmos heilende Vollendung verheißen hat. Genau diesen Prozess religiös-weltanschaulicher und in der Konsequenz auch moralischer Veränderung hatte als einen „kulturhistorischen Befund"[69] der Philosoph Friedrich Nietzsche im Blick, als er seinen „tollen Menschen" auftreten ließ. Mit einer Laterne in der Hand rief der bei seiner vergeblichen Gottessuche aus: „Irren wir nicht wie durch ein unendliches Nichts? Haucht uns nicht der leere Raum an? Ist es nicht kälter geworden? ... Gott ist tot! Gott bleibt tot! Und wir haben ihn getötet... Ist nicht die Größe dieser Tat zu groß für uns? Müssen wir nicht selber zu Göttern werden, um nur ihrer würdig zu erscheinen?“[70] Anschließend sinnierte Nietzsches ‚toller Mensch‘: „Ich bin noch nicht an der Zeit. Dies ungeheure Ereignis ist noch unterwegs und wandert...“

In der Tat ist dieser Paradigmenwechsel noch immer im Begriff, sich in unser 21. Jahrhundert hinein zu erstrecken. Immerhin hat der Mensch mittlerweile, wie Nietzsche es ahnte, zunehmend selber „göttliche“ Eigenschaften gewonnen: Der technische Fortschritt hat ihm zu gesteigertem Narzissmus verholfen. Er ist, um es mit Sigmund Freud zu formulieren, „beinahe selbst ein Gott geworden. Freilich nur ... eine Art Prothesengott..., recht großartig, wenn er alle seine Hilfsorgane anlegt, aber sie sind nicht mit ihm verwachsen und machen ihm gelegentlich noch viel zu schaffen.“[71] Der omnipräsente Mobilfunk mit seinen faszinierenden Möglichkeiten, aber den Menschen mit seiner Strahlung und den ihn regelrecht umgarnenden Netzen zugleich gefährdenden Aspekten gehört in diese Zusammenhänge[72]. Dabei ist es interessant zu beobachten, wie gerade die Gefahrenmomente des Mobilfunks, namentlich seine biologischen Effekte in unserer Gesellschaft regelrecht tabuisiert werden – so dass industriefreundliche Entwarnungen mit Erleichterung aufgenommen und allzu unkritisch akzeptiert werden[73].

Je göttlicher sich offenbar der Mensch fühlt, desto mehr muss er seine Sterblichkeit, seine Hinfälligkeit – und seine Entfremdung von Gott, sprich: seine Sündhaftigkeit[74] verdrängen. Ist nicht die weltweite Massenbewegung hinein in die virtuelle Cyberwelt der Computer und des mobil zugänglichen Internets im Grunde eine Fluchtbewegung in eine nicht mehr vom Tod, vom Vergänglichkeitsmakel menschlicher Leiblichkeit gezeichnete Wirklichkeitsvariante[75]?

Gerade als säkularisiertes Wesen kommt der Mensch psychologisch kaum umhin, den Tod zu tabuisieren. Nietzsches hellsichtiger Analyse zufolge sind es die „aufgeklärten“ Leute gewesen, die Gott getötet haben. Begonnen haben dürfte dieser Akt bereits zu Beginn der Neuzeit, als der Philosoph René Descartes (1596-1650) meinte, die Existenz Gottes nurmehr auf dem Umweg des sich seiner selbst versichernden Ego belegen zu können. Gottes Funktion hatte er in der Vermittlung zwischen der materiellen und der geistigen Realität gesehen. Zur Lösung des Todesproblems schien ihm Gott bereits nicht mehr direkt notwendig, insofern die Seele des Menschen für ihn „eine vom Körper ganz unabhängige Natur hat und demnach nicht mit ihm dem Untergange unterworfen ist“[76]. Sein ontologischer Dualismus hat nicht nur den Gedanken leiblicher Auferstehung als Thema moderner Philosophie weitgehend diskreditiert, sondern ungewollt den Materialismus gefördert[77].

Nachdem in Jean Pauls Roman „Der Siebenkäs“ (1797) der tote Christus vom Weltgebäude herab verkündet hatte, dass kein Gott sei, dauerte es immer noch über 80 Jahre bis zu Nietzsches Diagnose des eingetretenen „Todes“ Gottes[78]. Der Materialismus war inzwischen gesellschaftlich etabliert, das von Kant propagierte Autonomie-Verständnis entgegen seinem ursprünglichen Hintergrund[79] weithin säkularisiert. So war die Zeit reif geworden für Nietzsches Philosophie vom „Übermenschen“, der keinen Gott mehr über sich, sondern nur noch Gottes Tod hinter sich weiß. Konnte der Mensch sich bei Descartes noch sozusagen zum Garanten der Existenz Gottes aufwerfen, wie sollte er, zum autonomen Materialisten geworden, nicht genauso die Nicht-Existenz Gottes proklamieren können?

Trotz schleichender Säkularisierung ist die Rede vom „Tod“ Gottes erst wieder rund hundert Jahre nach Nietzsches „tollem Menschen“ in markanter Weise hervorgetreten – nämlich in Gestalt einer regelrechten „Gott-ist-tot-Bewegung“ und den Varianten einer expliziten „Gott-ist-tot-Theologie“[80]! Das vorübergehend modische Programm eines atheistischen Gottesglaubens, eines säkularisierten Christentums gegen Ende der 60er Jahre hat der Annahme gefrönt, der Gedanke eines Weiterlebens nach dem Tode besitze keine Macht mehr über den modernen Zeitgenossen. Dennoch hat es kein religionsloses Zeitalter eingeleitet, wie damalige Beobachter wähnen konnten. Theologen sind heute in der Versuchung, mit Hans Küng zu triumphieren: „Religion erweist sich offenbar als resistenter, als Kulturdiagnostiker aller religionskritischen Schattierungen wahrhaben wollen.“[81] Doch zeigt sich im Abendland weniger eine Renaissance „der“ Religion als vielmehr das Aufkommen einer – wie Küng gleichzeitig bemerkt hat – „post-materialistischen Weltsicht“[82]. Namentlich eine verbreitete Öffnung für asiatische Religiosität im Westen bildete laut Harvey Cox „das logische Ergebnis des Todes Gottes.“[83] Nur ein apersonal gedachter Gott hat neben dem selbstverliebten Menschen unserer Zeit offenbar noch Platz – ein Göttliches also, das man keineswegs zu fliehen braucht, ja im Gegenteil dem eigenen Narzissmus dienlich machen kann.

Die jeden theistischen Gottesglauben negierende Rede vom „Tod Gottes“ hat allerdings einen gewissen Anhaltspunkt im christlichen Glauben selbst. Sie steht sogar in seinem Zentrum, wenn dieses mit Paulus als das „Wort vom Kreuz“ bezeichnet werden darf: Auf Golgatha hat Gott in seinem Sohn am menschlichen Todesgeschick heilvoll partizipiert. Gerhard Ebeling erläutert: „Der Tod Gottes will nicht so verstanden sein, daß der Tod über Gott Herr und sozusagen Gottes Gott wird, vielmehr so, daß sich Gott als Herr über den Tod erweist und des Todes Tod wird.“[84] Demnach bildet die christliche Rede vom Tod Gottes, genauer: von Gott im Tod, geradezu das Fundament für eine radikale Hoffnung auf Gott als Helfer aus dem Tod heraus. Die landläufige Rede vom „Tod Gottes“ drückt freilich genau das Gegenteil aus: Sie will das Ende jener größten Hoffnung signalisieren, die jemals gedacht worden ist: dass Gott den Tod und die Vergänglichkeit besiegt hat und universal besiegen wird. Just diese Verabschiedung des christlichen Glaubens in seinem Zentrum bedeutete kulturgeschichtlich den Anfang der Tabuisierung des Menschentodes.

Der weggefürchtete Tod

Wissenschaftlich ist das Phänomen der Todestabuisierung in der modernen Gesellschaft erstmals von Max Scheler beschrieben worden – noch vor Beginn des Ersten Weltkriegs. Dieser Philosoph hat zwei Arten der Verdrängung des Todesgedankens unterschieden: Die eine besteht in einer noch normal zu nennenden Erscheinung der menschlichen Natur, die andere ist erst durch den modernen Menschen üblich geworden und als anormal einzustufen[85]: „Dieser neue Menschentyp fürchtet nicht mehr den Tod, wie der antike Mensch; sondern so, wie sein grenzenloser Arbeits- und Erwerbstrieb ihn hinausdrängt über alle Kontemplation und allen Genuß Gottes und der Welt, so narkotisiert er ihn auch gegen den Todesgedanken in einer ganz besonderen Weise.“ Das Narkotikum heißt nach Scheler Geschäftigkeit um ihrer selbst willen, Fortschritt ohne Sinn und Ziel[86]. Sind nicht modernste Technologien bei näherer Betrachtung oft exakter Ausdruck dieses Narkotikums?

Einige Soziologen wie Alois Hahn und Werner Fuchs haben derartigen kulturphilosophischen Überlegungen widersprochen: Sie meinten, die aus Urbanisierung und Industrialisierung sich ergebende Gesellschaftsstruktur erzeuge einfach ein naives Nichtwissen um den Tod; von einer Verdrängung des Todes könne daher keine Rede sein[87]. Doch diese Argumentation verfängt nicht wirklich. Was bereits Scheler deutlich gemacht hatte, dass nämlich der Tod eigentlich „weggefürchtet" werde, das hat die neuere Thanato-Psychologie nur unterstreichen können: Demnach steht fest, dass „auf sehr unterschiedlichem methodischen Niveau durchgeführte Untersuchungen ausnahmslos eine Verdrängungshypothese bestätigen."[88]

Fuchs hatte die These von der Todesverdrängung nicht zuletzt deshalb zurückgewiesen, weil sie durchsetzt sei „mit ideologischen Momenten und Handlungsanweisungen", etwa indem sie „die verblassende Macht der Transzendenz" beklage[89]. Er stellte den auf ein Leben nach dem Tod ausgerichteten Todesbildern, die er allesamt als „archaisch" und „magisch" einstufte, programmatisch den Begriff des *natürlichen Todes* gegenüber: „Natürlich" sei der Tod, weil und sofern er aus „natürlichen Ursachen" herrühre und schlicht das „Aufhören der biologischen Lebensprozesse" bedeute. Mit dieser eingängigen Definition fällt der Ideologieverdacht allerdings auf Fuchs selbst zurück – mahnt doch medizinische Auskunft zur Nüchternheit: „Nach allem, was wir wissen, gibt es einen reinen Alterstod nicht, wohl aber im Alter eine Summation von Krankheiten..."[90] Die Rede vom „natürlichen" Tod im Alter klingt romantisierend und steht in gewisser Entsprechung zu dem althergebrachten Bild vom Totentanz, demzufolge der Tod, wenn auch als Gerippe, so doch in „natürlicher" Gestalt und in „natürlichem", mitunter sogar freundlichem Gebaren daherkommt. Doch im Unterschied zum mittelalterlichen Motiv des Totentanzes lässt die These vom „natürlichen Tod" das Destruktive, Schreckliche am Sterben wie überhaupt das Ambivalente des „Natürlichen" unbeleuchtet. Der Tanz des Todes hat etwas grausam Rigoroses; sein „Rhythmus" ist der unerbittliche, leidvolle einer nicht beschönigten Natur. Demgegenüber verbindet sich mit der Autonomie des modernen Menschen ein verstärktes Streben nach kosmetischer Beschönigung des Todes[91].

Dass man heute weniger denn je mit der brutalen Gesetzlichkeit der Natur zu tun haben will, bestätigt die Beobachtung eines namhaften Mediziners, dem zufolge das öffentliche Bewusstsein „mit den Alten am liebsten nichts zu tun haben"[92] möchte. Der Begriff des „natürlichen Todes" suggeriert mit seiner ideologischen Intention eine banale Natürlichkeit des Sterbens in dem Sinne, dass die vorfindliche materialistische Weltnatur mit Sicherheit die einzige Realität und daher jede Hoffnung über den Tod hinaus unangemessen sei. Indes – so gewiss der Tod unter biologischem Aspekt ein Naturereignis darstellt, so klar ist das eben nur eine seiner Betrachtungsmöglichkeiten, auf die er sich nicht unbedingt reduzieren lässt. Weltanschaulich ist es allemal Glaubenssache, ob dem Tod nicht vielleicht ein verborgener Aspekt, eine geheimnisvolle Seite innewohnt. Was immer man von dieser anderen Seite des Todes hält, ob man sie also materialistisch-nihilistisch deutet oder philosophisch bzw. religiös – das bleibt am Ende ein Wagnis[93]. Zur *Natur* des Todes gehört, dass er nach seiner Natur fragen macht. Und es gehört zur Natur des Menschen, sich dieser Frage stellen zu müssen.

Philosophische Antizipation des Todes

Die Tabuisierung des Todes ist ein breit angelegter Versuch der Flucht vor dieser Herausforderung – nichts anderes! Martin Heidegger hat das im Zuge seiner existenzanalytischen Philosophie untermauert. Das menschliche „Sein zum Ende"[94] sei als solches stets mit umdeutendem und verhüllendem Ausweichen vor ihm verbunden: Angst mache der Tod gerade in seiner Deutung als radikales Ende, als Tor ins Nichts. Nach Heidegger treibt also zum Tabuisieren des Todes in individueller wie gesellschaftlicher Hinsicht tatsächlich dessen materialistisches Verständnis. Solange aber – das hat Heidegger unterstrichen – das Sein zum Tode dieser Endlichkeit ausweicht, findet der Mensch unmöglich zu seiner Eigentlichkeit: „Das alltägliche Sein zum Tode ist als verfallendes eine ständige Flucht vor ihm."[95] Der Mensch ist laut Heidegger aufgefordert, sich mutig der Angst vor dem Tod zu stellen, damit sich im Antizipieren des Todes die Ganzheit der Existenz konstituieren kann.

Was aber soll das denn für eine Ganzheit sein? Steht nicht gerade das Bild des den Menschen rücksichtslos dazwischen tanzenden Todes für dessen sarkastisches Nein zu erstrebten Ganzheitsformen menschlicher Existenz? Heidegger zufolge heißt Enden nicht notwendig schon „Sichvollenden." Radikaler zu Ende gedacht hat diese Perspektive der französische Existenzialist Jean-Paul Sartre, der in seinem Werk „Das Sein und das Nichts"[96] den Tod radikal nihilistisch deutet. Er bestreitet vehement die Möglichkeit, das Dasein durch den Tod beziehungsweise das vorlaufende Wissen von ihm in irgendeine „Ganzheit" zu bringen. Der Tod mache das Leben nicht ganz, sondern im Gegenteil absurd, lautet seine Antithese zu Heidegger[97]. Alternativ dazu bezieht Sartre den Begriff der Ganzheit auf das Bewusstsein des „Mangels“, das freilich sehnsuchtsvoll an Ganzheit denken lasse. Der im Werden befindliche Mensch sehe sich dadurch veranlasst, die mangelhafte Wirklichkeit des Gegebenen je auf den Entwurf von Ganzheit hin selbsttätig zu überschreiten. Doch Sartre weiß: Der in seiner Vorfindlichkeit unvollkommene Mensch kann nie einen bleibend realisierbaren Entwurf von Ganzheit für seine Existenz hervorbringen. Insofern versieht dieser atheistische Philosoph jedes Ganzheitsstreben mit einem dicken Fragezeichen. Sein Existentialismus hat dabei etwas Heroisches: Absurdität wird realistisch akzeptiert – nicht verdrängt, aber auch nicht einfach tatenlos hingenommen. Die metaphysische Leere wird zum Freiheitsraum menschlicher Selbstkonzeption. Damit versucht Sartre „keineswegs, den Menschen in Verzweiflung zu stürzen. Aber wenn man, wie die Christen, jede Haltung des Unglaubens Verzweiflung nennt, so geht der Existentialismus von der Urverzweiflung aus.“[98] Tatsächlich wird man materialistisches Todesverständnis dort, wo es philosophisch in seinen Konsequenzen überdacht wird, oft kaum vom Begriff der Verzweiflung abtrennen können. Das Wissen um diesen *horror vacui* erweist sich, wie Heidegger klar gesehen hat, als der innerste Grund für die verbreitete Todestabuisierung.

Es war ein geschickter Schachzug des Marxismus, die existenzielle Verzweiflung angesichts des propagierten Materialismus dadurch zu bagatellisieren, dass er das Individuum bagatellisierte, nämlich reduzierte auf „das gesellschaftliche Wesen“, auf ein „individuelles Gemeinwesen“. O-Ton Karl Marx: „Der Tod erscheint als harter Sieg der Gattung über das Individuum und ihrer Einheit zu widersprechen; aber das bestimmte Individuum ist nur ein bestimmtes Gattungswesen, als solches sterblich.“[99] Der einzige Trost wurde von daher im zukünftig-utopischen „Reich der Freiheit“ erblickt, in einem „kommunistischen Paradies“[100], an das freilich nur glauben kann, wer auf die Unsterblichkeitshoffnung und den hinter dieser Hoffnung stehenden göttlichen Horizont verzichten will. Was für ein Ersatz-Paradies kommt da in den Blick? Ein Himmel Sterblicher! Das bedeutet eine Verheißung, der die materialistische Reduzierung des Hoffens, die nihilistische Sinn-Auskunft inhärent ist. Der neomarxistische Philosoph Ludwig Marcuse hat demgegenüber konsequent eine „Entmythologisierung des Atheismus“ propagiert und betont: „Der atheistische Mythos, dessen Gott die dialektische Zeit ist, die sich häutende, immer reinere Kultur, ist die jüngste Illusion.“[101] Was da bliebe, wäre bei Marcuse „Pessimismus – ein Stadium der Reife“, wie sein diesbezügliches Werk in der 1. Auflage (1953) betitelt war. Am Ende der Einleitung liest man: „Pessimismus wird eine Selbstverständlichkeit werden... und nie verhindern, daß es Freuden gibt und die himmlische Vielfalt der Lust. Wir Armen sind am wenigsten erzogen, unter einem schwarzen Himmel die Stunden einer kurzen Aufheiterung zu genießen. Aber nur der kann heiter sein, der weiß, was auf ihn wartet.“

Wer freilich weiß, dass der radikale Tod auf ihn wartet, dem kann der Himmel in der Tat nur schwarz[102] erscheinen, und „himmlisch“ darf dann nur noch die Vielfalt irdisch gebotener, doch allzu vergänglicher Lust heißen, von der nur in „Stunden einer kurzen Aufheiterung“ zu naschen ist. Hat die mögliche Heiterkeit des Materialisten nicht etwas vom Wesen des Galgenhumors? Der Pessimist, der alle Indizien für die Unsterblichkeitshoffnung ignoriert und an nichts Jenseitiges mehr glaubt, darf nach Marcuse „im Heute Paradiesisches sehen“. Doch tut sich in solchen Worten nicht die Tür zur Mythifizierung der Realität auf? Sollte solch drohendes Abgleiten ins Mythische sich ernsthaft noch als ein „Stadium der Reife“ anpreisen können? Lässt sich solch erklärter Pessimismus als neues Evangelium verkaufen? Der Todestabuisierung glaubt man dann zwar tapfer standgehalten zu haben – doch um welchen Preis? Negiert und tabuisiert wird hierfür die verborgene Seite des Todes, ohne dass ein klarer, objektiver Beweis für die Richtigkeit dieser Annahme damit verbunden wäre. Marcuses Pessimismus ist nicht weniger ein „Glaube“ wie der vertrauensvolle Gottes- und Unsterblichkeitsglaube.

Ob die metaphysische Sinnlosigkeitsthese mehr für sich hat als ihr Gegenteil? Darüber lässt sich trefflich streiten – und über diese abgrundtiefe Frage sollte sich jeder denkende Mensch Rechenschaft abzulegen versuchen. Denn es geht da um die Frage, ob er genau hinsichtlich seiner Haltung in dieser Frage einst jenseits des Todes Rechenschaft abzulegen haben wird. Und es geht akut darum, ob bereits hier und heute frohe Hoffnung intellektuell redlich tristen Pessimismus und eindimensionalen Atheismus oder Agnostizismus verdrängen, nämlich siegreich beiseite drängen darf. Gerade solche Hoffnung ist imstande, das Negative in der Welt, das Schmerzliche im Leben zu realisieren und ernst zu nehmen. Unsere „Multi-Optionsgesellschaft“ hat viele Optionen, nur eine nicht: dem Tod zu entrinnen. Die hochtechnisierte Industriegesellschaft kann nicht verhindern, dass der Tod schneller tanzt als aller machbare Geschwindigkeitsrausch[103]. Der Gau von Fukushima 2011,die Pandemie seit 2020 und der Krieg in der Ukraine haben das der Welt brutal in Erinnerung gerufen. Aber die Ewigkeit ist und bleibt aller irdischen Geschwindigkeit voraus.

II. Digitalisierung: Heil und Unsterblichkeit durch Technik?

Was hat das Menschheitsprojekt der Digitalisierung mit der Unsterblichkeitsfrage zu tun? Erstaunlich viel, denn da geht es keineswegs bloß um die nützliche Verbesserung maschineller Dienste, sondern um weitaus mehr – nämlich um Ersatzlösungen für einst biblisch Verheißenes. Das soll im Folgenden anhand von drei thematisch naheliegenden Beispielen dargelegt werden. Digitalisierung will erstens den Himmel digitalisieren, also den göttlich beherrschten *heaven* des Glaubens zum menschlich beherrschten *sky* umfunktionieren, von dem aus technisch Faszinierendes ermöglicht wird. Zweitens soll die digitale Revolution bereits in einem Vierteljahrhundert Unsterblichkeit von Menschenhand real werden lassen. Und drittens will sie zwar nicht im biblischen Sinne einen neuen Himmel und eine neue Erde (Jes 65,17; Offb 21,1) schaffen, aber doch die Welt in einer Weise fortschrittlich so voranbringen, dass sie vom Paradies nicht mehr weit entfernt ist…

Das neuzeitliche Axiom des unendlichen Fortschritts

Der Entfaltung der genannten drei Punkte muss aber zunächst eine Besinnung auf die ideologische Basis des titanischen Gesamtprojekts der digitalen Revolution vorangehen. Gemeint ist die weltweite Neubelebung des Fortschrittsglaubens – wohlgemerkt: auch eines *Glaubens*! Der hatte im letzten halben Jahrhundert deutlich an Überzeugungskraft eingebüßt: Zu unübersehbar waren die Ambivalenzen des Fortschritts geworden! Darauf hatte bereits 1961 Bodo Mannstein mit dem dicken Wälzer „Im Würgegriff des Fortschritts“ hingewiesen – und zwei Jahrzehnte später Eugen Drewermann mit dem Bestseller „Der tödliche Fortschritt“. Sogar schon im 19. Jahrhundert waren die Ambivalenzen des Fortschritts in den Blick gekommen – und zwar just, als 1886 der berühmte Erfinder und Industrielle Werner von Siemens sich in einer Festrede überzeugt gezeigt hatte, dass „unsere Forschungs- und Erfindungsthätigkeit die Menschheit höheren Kulturstufen zuführt, sie veredelt und idealen Bestrebungen zugänglicher macht, … ihren Lebensgenuß erhöhen, sie besser, glücklicher und mit ihrem Geschick zufriedener machen wird.“[104] Diese schönen Worte könnten sich genauso gut zur Formulierung digitaler Fortschrittseuphorie heute eignen[105]. Doch Siemens hatte sich damals bereits im Anschluss an seine Rede mit kritischen Fragen und Einwänden auseinanderzusetzen. Es wurden die „Fragen aufgeworfen und diskutirt, ob die Menschheit durch alle diese Errungenschaften der Naturwissenschaft und Technik auch wirklich besser, ob sie auch glücklicher werde, ob dieselben nicht vielmehr zur Zerstörung aller idealen Güter und zu roher Genusssucht führen; ob nicht die ungleiche Vertheilung der Güter und Freuden des Lebens durch sie vergrößert würde, ob nicht durch die Entwickelung der Maschinenindustrie und die durch sie bedingte Theilung der Arbeit die Arbeitsgelegenheit für den Einzelnen vermindert und die Arbeiter selbst nicht in eine unfreiere, abhängigere Stellung gebracht würden wie bisher…“[106]

Solche Fragen stellen sich heutzutage noch dringlicher als damals. Die drohende Arbeitslosigkeit im Zuge der digitalisierten Industrie 4.0 etwa macht immer mehr Menschen zu schaffen[107]. Und das ist doch nur ein Beispiel für viele, die zeigen, dass sich der Fortschritt damals wie heute als ambivalent erweist. Diese Ambivalenz hat sich durch den neueren Gang der Menschheitsgeschichte mit zwei technisch aufgerüsteten Weltkriegen und ersten Atombombenabwürfen sowie durch die ökologischen Verschlechterungen unseres Planeten immer wieder bestätigt. Aber inzwischen geht es um mehr als um die längst bekannte Ambivalenz des Fortschritts. Festzustellen ist nämlich, dass die negativen Aspekte des Fortschritts mittlerweile eben durch den Fortschritt als solchen eine Dynamik entwickeln, dass damit der Fortschritt im Ganzen immer prekärer erscheinen muss. Also stellt sich der Fortschritt nicht mehr nur als ambivalent dar, sondern als zunehmend gefährlich – für unsere Erde insgesamt, aber auch für die Menschheit und das einzelne Individuum. Eine regelrechte *Fortschrittsfalle* baut sich auf[108].

In der Debatte um die exponentiell voranschreitende Digitalisierung ist oft abschätzig von „Fortschrittsfeinden“ und Kulturpessimisten die Rede: Sie würden die wirtschaftliche Entwicklung auf Grund einer bornierten Haltung bremsen, die in ihrer Irrationalität eigentlich verboten gehört und hoffentlich bald ausstirbt[109]. Die Grundlage für solche Verdikte bildet ein Kulturoptimismus, der für sich Selbstevidenz beansprucht. Tatsächlich ist ja eine ständige Aufwärtsbewegung beim technologischen Fortschreiten unbestreitbar – gerade auch innerhalb der digitalen Revolution selbst. Ist das aber nicht ein „digitaler Turmbau zu Barthbel“[110]? Unbestreitbar ist nämlich zugleich eine insgesamt beobachtbare Abwärtsbewegung hinsichtlich des ökologischen Zustands unseres Planeten seit Beginn der industriellen Revolution[111]. Die immer mehr um sich greifende Plastikvermüllung, der globale Rückgang der Waldflächen, der Vögel sowie der Insekten und die nicht mehr ernsthaft zu leugnende, menschengemachte Klimaveränderung gehören zu den evidenten Hauptpunkten dieser kritischen Perspektive. Hinzu kommt eine fast stetig ansteigende Strahlenbelastung auf dem Mobilfunksektor; exemplarisch sei aus dem 8. Mobilfunkbericht der deutschen Regierung vom vergangenen November zitiert: „Die Digitalisierung der Gesellschaft schreitet rasant fort. Dies wird zu einer starken Zunahme der drahtlosen Kommunikation insgesamt, mit vermehrtem Einsatz elektromagnetischer Felder und damit auch zu einer insgesamt höheren Belastung der Bevölkerung führen.“[112]

All das wirft die Frage auf: Sind die unbestreitbaren Vorteile des technischen Fortschritts eigentlich mit den damit einhergehenden Nachteilen zu verrechnen? Dass dies so sei, suggeriert die geschickte rhetorische Fangfrage, ob die Chancen der Digitalisierung nicht größer seien als die Risiken. Doch solch ein Kalkül ist aus ethischen Gründen abzulehnen. Denn es geht bei den negativen Aspekten um die Nichteinhaltung und den Schwund von Grundrechten, die nicht zur Disposition stehen dürfen. Das immer bereitwilligere Eingehen von Risiken in unserer Zeit begründet sich mit angeblich umso größeren Chancen, doch das sind nur fromme Postulate einer technokratischen Ersatzreligion, einer durch und durch säkularen Ideologie, deren Wahrheitserweis nicht erbracht ist und nicht zu erbringen sein wird.

Der neuzeitliche Fortschrittsglaube wuchs empor seit dem Zeitalter der Aufklärung, als man die christliche Religion immer entschiedener wie Eierschalen der Unmündigkeit abzustreifen begann. Seit damals wurzelte sich ein regelrechter Kulturoptimismus gesellschaftlich fest ein. Im Zuge der neuzeitlichen Aufklärungsphilosophie vertraten viele rationalistische Theoretiker das Konzept eines *progressus in infinitum*, also eines unendlichen Fortschritts. So setzten etwa Thomas Hobbes, Christian Wolff und Gottfried Wilhelm Leibniz das allerhöchste Gut gleich mit menschlichem Fortschreiten zu immer weiteren Zielen, ja Vollkommenheiten[113]. Namentlich Theoretiker der Romantik und des deutschen Idealismus wie Friedrich Schlegel und Friedrich Wilhelm Joseph Schelling sprachen später oft von einem „unendlichen" oder „unabschließbaren Progressus". Doch mit dem Philosophen und Physiker Carl Friedrich von Weizsäcker bleibt auf einen entscheidenden Problempunkt des Gedankens an unendlichen Fortschritt hinzuweisen: Neuzeitliche Naturwissenschaft und Technik überträgt damit „ein Prädikat Gottes auf die Welt..."[114] Die offenkundige Ambivalenz des Fortschritts mit all seinen dämonischen Aspekten gebiert für von Weizsäcker die Frage: „Führt die Technik zu der Sicherung des Lebens, die sie anstrebt – oder zu seiner Vernichtung?" 2019 sah der Medizinprofessor Karl Hecht von der Berliner Charité genau dies konkreter werden: „Die technogene Digitalisierung ist das Faktum, welches das Fass der Unvernunft zum Überlaufen bringt und Gesundheit und Leben der Menschheit gefährdet."[115] Ob nicht scheinbar fortschrittliche Technik auf ihre Weise – etwa in Gestalt der fast omnipräsent gewordenen Mobilfunk-Strahlung – global dazu beiträgt, das menschliche Immunsystem zu schwächen, so dass hier zumindest ein indirekter Zusammenhang mit der Corona-Pandemie bestehen könnte[116]?

Der digitalisierte Himmel

Zwischen Belustigung, Neugier und Besorgnis um nun massiv drohende Umweltverschmutzung im Orbit schwankten die Irritationen, die im Dezember 2019 durch Lichtphänomene am nächtlichen Himmel in Deutschland und andernorts hervorgerufen wurden. Etliche Sichtungsberichte sollen bei der Meldestelle für UFOs eingegangen sein, natürlich auch bei der Polizei. Aber recht schnell war Aufklärung möglich: Es handelte sich „nur" um neue Satelliten der von *Tesla*-Chef Elon Musk gegründeten Raumfahrtfirma *SpaceX.* Sie gehören zum sogenannten *Starlink*-Programm, mit dem SpaceX neben anderen Firmen ein weltumspannendes Netzwerk zur Internetversorgung aufbauen möchte – zur Freude vieler Digitalisierungseuphoriker. Wenn der Mensch schon den *heaven* nicht erobern kann, will er wenigstens den *sky* besetzen.

Was die Polizei als „wohl harmlos" einstufte, betrachteten andere Informierte allerdings mit eher unguten Gefühlen – aus drei unterschiedlichen Gründen. Zum ersten zeigen sich zahlreiche Astronomen unglücklich, denn Internet-Satelliten vermüllen den Nachthimmel. Noch ganz abgesehen von wachsenden Kollisionsgefahren verleiden die sich stark mehrenden Satelliten nicht nur dem laienhaften Himmelsbeobachter den

Blick hinauf zu den Sternen, sondern sie beeinträchtigen nachgerade die professionelle Astronomie. Der Ärger darüber ist groß – zumal ohnehin längst das Licht und die Radiofrequenzen von Satelliten die Arbeit vieler Teleskope erschweren. Die *Internationale Astronomische Union* (IAU) hatte bereits nach dem Start der ersten 60 SpaceX-Prototypen im Mai 2019 das „Prinzip eines dunklen und funkstillen Himmels" angemahnt. Im November wurden es dann schon 120 Satelliten, die seither die Erde umkreisen. Dabei waren es vor allem die neueren 60 Exemplare, die mitunter nachts und am frühen Morgen am Himmel sichtbar wurden. Insgesamt möchte allein SpaceX, um lückenloses Internet auf jedem Quadratmeter der Erde zu ermöglichen, auf bis zu 40.000 Internet-Satelliten kommen[117]. Etwa ein Dutzend weiterer Konzerne – wie *WorldVu*, *Boeing*, *Amazon*, *Oneweb* oder *Iridium* – wollen ebenfalls zahlreiche Satelliten in den Orbit schicken, um künftig Mobilfunk von oben senden zu können[118].

Besorgniserregend ist solche digitale Besetzung des Himmels zweitens aus Gründen des Naturschutzes: Ist doch der stille, natürliche Nachthimmel eine Ressource nicht nur für Menschen, sondern vor allem auch für nachtaktive Tiere. Insgesamt waren seit dem Start des ersten Satelliten *Sputnik 1* im Jahr 1957 bislang kaum 9000 Satelliten ins All geschossen worden; davon sind etwa Dreiviertel heute inaktiver Schrott. Diese Situation am Himmel verändert sich nun dramatisch, wenn künftig mitunter mehr Satelliten als Sterne am Nachthimmel zu sehen sein könnten. Um die Auswirkungen der neuen Satellitenprogramme auf die Lebewesen unseres Planeten kümmert sich aber bislang kaum jemand. Dabei befinden sich die Satelliten im Erdmagnetfeld und nehmen so auch Einfluss auf die natürliche Elektrizität der Atmosphäre. Zumal die biologischen Rhythmen von Menschen, Tieren und Pflanzen unter anderem vom natürlichen elektromagnetischen Umfeld gesteuert oder zumindest potenziell beeinflusst werden, dürfte ihr Wohlergehen mit der Stabilität dieses Umfelds zusammenhängen.

Drittens sorgen sich in zunehmendem Maße Mobilfunk-Kritiker. Mehrten sich doch vor allem im Jahr 2018 Indizien, dass die Strahlung nicht nur physikalische Wärmewirkung, sondern auch biologische Effekte zeitigen und insofern gesundheitsgefährdend wirken könnte! So wurden in den USA Ergebnisse der bisher umfassendsten Tierstudie zu nicht-ionisierender Strahlung und Krebs weltweit bekannt: Laut dem *National Toxicology Program* (NTP) kann Mobilfunkstrahlung durchaus auf erklärbare Weise zu Tumoren führen[119]. In Italien bestätigte dies im selben Jahr das Ramazzini-Institut in Bologna mit einer Studie an Mäusen und Ratten[120]. Der *Arbeitskreis Elektrobiologie e.V.* mahnte damals bereits in einem Offenen Brief an Elon Musk: „Es dürfte nur eine Frage der Zeit sein, bis sich die Tatsache des gesundheitlichen Schädigungspotentials von Mobilfunk und gerade auch von 5G-Mobilfunk nicht mehr übergehen lassen wird. Wir empfehlen umso mehr, von dem Satelliten-Projekt abzulassen. Und wir in Europa bitten Sie sehr, auch andere Firmen, die entsprechende Pläne verfolgen, in diesem Sinne zu informieren."[121] Zwar liegt die Strahlung der Internet-Satelliten beim Ankommen auf der Erde wohl noch unterhalb der von Baubiologen empfohlenen Grenzwerte[122], doch insgesamt könnte mit der Strahlungsmenge zugleich deren Wirkungsfeld auf eine bislang nicht absehbare, womöglich riskante Weise verändert werden. Über 300.000 Unterzeichner fand mittlerweile der internationale Appell *Stop 5G on Earth and in Space*, in dem es heißt: „Jeder Satellit wird extrem kurzwellige Wellen (Millimeterwellen) mit einer effektiven Strahlungsleistung von bis zu 5 Millionen Watt mit Hilfe tausender als phasengesteuerte Gruppenantenne (*phased array*) angeordneter Antennen senden." Wie die Auswirkung speziell auf elektrosensible Menschen[123] sein wird, bleibt abzuwarten.

Unter ökologischem Aspekt warnte Medizinprofessor Karl Hecht 2019 mit Blick auf die neuartige 5G-Strahlung: Allein schon die „thermischen Wirkungen dieses Systems bewirken ein sanftes Vergrillen des Lebens auf der Erde. Mensch, Tiere, Pflanzen. Es ist eine Erwärmung der Hülle der mit 5G-Funknetzen bestückten Erde zu erwarten."[124] In der Schweiz äußerte aufgrund der Studienlage die *SWISS RE*, einer der weltweit größten Rückversicherer, mit Blick auf den neuen 5G-Mobilfunk begründete „Bedenken hinsichtlich gesundheitlicher, Datenschutz- und Sicherheitsrisiken"[125]. Insgesamt mehren sich die Indizien, dass Menschen, Tiere und Pflanzen – gerade auch Bäume[126] – durch Mobilfunkstrahlung unter Zellstress geraten. Doch während das SpaceX-Programm, das für zahllose gebündelte, steuerbare Strahlen vom Himmel herab sorgen soll, Gestalt annimmt, bemühen sich auf der Erde viele Länder, gerade auch Deutschland, im Verein mit der Industrie horizontal um totale, nämlich flächendeckende (!) 4G- und 5G-Funkversorgung. Alles im Interesse der immer rasanter fortschreitenden Digitalisierung – als sei da einem Heilsbringer vom Himmel der Weg zu bereiten!

Bislang gibt es kaum Gesetze, die den Einsatz von Satelliten beschränken würden. Im Grunde kann jeder, der über das erforderliche Kapital verfügt, solche Trabanten in die Umlaufbahn schicken. Doch seit 1967 existiert der „Vertrag über die Grundsätze zur Regelung der Tätigkeiten von Staaten bei der Erforschung und Nutzung des Weltraums einschließlich des Mondes und anderer Himmelskörper“: Dessen 9. Artikel zufolge muss die Nutzung des Weltraums so beschaffen sein, dass dessen „Kontamination vermieden und in der irdischen Umwelt jede ungünstige Veränderung infolge des Einbringens außerirdischer Stoffe verhindert wird.“[127] Und seit 2018 mahnen die *United Nations Guidelines for the Long-Term Sustainability of Outer Space Activities* in ihrer Leitlinie 2.2c an: Staaten und internationale zwischenstaatliche Organisationen sollten sich mit „Risiken für Menschen, Eigentum, die öffentliche Gesundheit und die Umwelt befassen, die mit dem Start, dem Betrieb in der Erdumlaufbahn und dem Wiedereintritt von Weltraumobjekten einhergehen.“[128] Zudem zeigte sich laut einem Bericht in *Spektrum der Wissenschaft*, dass die für die Freisetzungserlaubnis der neuen Satelliten zuständige US-Behörde *Federal Communications Commission* (FCC) womöglich gegen geltendes Umweltrecht verstoßen haben könnte[129]. Wird die Digitalisierung des Himmels rückgebaut werden müssen? Vielleicht schaffen ja Umweltrecht und ethisches Umweltbewusstsein doch noch die Wende in und über unseren Köpfen. Die Aufforderung des Schöpfergottes „Macht euch die Erde untertan“ (Gen 1,28) meinte schließlich nicht auch die Besetzung des Himmels...

Unsterblichkeit durch Computermacht?

Digitaler Übermut begründet sich selbst mit einer Art autonom zu erwirkenden Selbstvergöttlichung – für die Welt und fürs Individuum. Insofern nimmt die Digitalisierung zwangsläufig ersatzreligiöse Züge an[130]. Dazu zählt das wahnwitzige Ansinnen, technisch individuelle Unsterblichkeit, ja am Ende Auferstehung herstellen zu können[131].

Dem Aufklärungsphilosophen Immanuel Kant galt aufgrund des Postulats, dass das höchste Gut nur in unendlichem Progress erreichbar sei, Unsterblichkeit als ein Postulat der praktischen Vernunft. In der Folge gehört als Implikat des Glaubens an den unendlichen Fortschritt logischerweise auch zur Digitalisierung das Postulat, High-Tech werde bald imstande sein, den Tod zu besiegen. Der Internet-Experte Jaron Lanier berichtet diesbezüglich: „Der normale Irrsinn der Welt ist dem Silicon Valley entschieden zu normal. Wenn ich meinem Tagwerk nachgehe, ist es überhaupt nicht ungewöhnlich, dass ich im Café einem Freund begegne, der als nüchterner, seriöser Wissenschaftler daran arbeitet, die Menschen unsterblich zu machen.“[132] Wie gern wird mittlerweile sozusagen die „Zeitlosigkeit der Elektronik“[133] an die Stelle des religiösen Ewigkeitsgedankens gesetzt – und ersatzreligiöse Ewigkeitshoffnung gesponnen! Der Trend sei eindeutig auf die digitale Ewigkeit zugelaufen, erinnert sich in Miriam Meckels Zukunftsroman der „letzte Mensch“ in vergeblicher Reue[134]. „Aber wir haben vergessen, dass wir nicht alle Konstanten der Gleichung kennen.“ Solche Vergesslichkeit führt in Meckels digitalisierungskritisch rückblickendem Roman zur menschheitlichen Katastrophe.

Der Gedanke des unendlichen Fortschritts erlaubt ja als solcher ganz hochgesteckte Visionen: „Das Ziel ist die Befreiung von den Schranken der Natur und von allen ‚fremden‘, unserem Zugriff entzogenen historischen Wirkmächten.“[135] Baut man damit aber nicht eher an der „Hölle“ statt am „Himmelreich“ auf Erden? Man vergisst hier völlig, dass alle Technik, ja auch alles Leben definitiv an die „Kohlenstoffwelt“ gebunden bleibt und die natürlichen Grundkonstanten nicht wirklich hinter sich lassen kann[136]. Dass man auf diesem Trip einfache Grundsachverhalte aus dem Blick verliert, beruht tiefenpsychologisch gesehen auf Verführung durch verlockende Hirngespinste einerseits und auf der Verdrängung des Todes andererseits. Gerade der Mensch als „Macher“, als der technisch immer mehr Beherrschende kann es nicht aushalten, nach wie vor dem Tod ausgeliefert zu sein. Und das gilt erst recht für die moderne High-Tech-Kultur, die auf dem Grunde fortgeschrittener Säkularität den Stachel des Todes in besonderer Weise als Herausforderung begreifen muss. Prometheisch versucht man von daher das naturwissenschaftlich eigentlich Unmögliche: den digitalen Endsieg über den Tod. Im Stil einer Ersatzreligion pflegen Propheten aus dem Silicon Valley das Ansinnen, für die Menschen – jedenfalls für solche, die es sich finanziell leisten können – digitale Unsterblichkeit, hier besser gesagt: Nichtsterblichkeit her- oder zumindest in Aussicht zu stellen[137]. Und zwar für bald: In rund einem Vierteljahrhundert soll es soweit sein[138]!

Nicht wenige Zeitgenossen sind geneigt, den dreisten Behauptungen Glauben zu schenken, die menschliche Seele[139] digital erfassen und auf Festplatten auch über den leiblichen Tod hinaus am Leben erhalten, ja sie als digitale Avatare auferstehen lassen zu können. Gleichwohl wird bei dieser Zuspitzung des Fortschrittsglaubens zweierlei übersehen. Zum einen ist mit dem Neurologen Todd E. Feinberg als sicher anzunehmen, die Menschheit werde „auch dem fortgeschrittensten Computer niemals Bewusstsein zusprechen“[140]. Auch der Zukunftsforscher Andreas Eschbach unterstreicht: „Dass unser Geist, das Bewusstsein letztlich eine Art Software sei, die zufällig auf der Hardware Gehirn abläuft, aber genauso gut auf jede andere Hardware übertragbar sein soll, ist ein moderner Mythos, aber keinesfalls gesicherte Tatsache. Gesicherte Tatsache ist, dass es darüber, wie Geist, Intelligenz, überhaupt Bewusstsein zustande kommen – wie es also kommen kann, dass wir ich sagen können; wie es zugeht, dass wir sind und, schlicht gesagt, aus unseren Augen hinaus in die Welt gucken können –, noch keinerlei gesicherte Tatsachen gibt.“[141] Desgleichen bestreitet Reinhold Popp, Leiter des Zentrums für Zukunftsstudien der Fachhochschule Salzburg, dass die Komplexität des menschlichen Bewusstseins auf Maschinen übertragen werden könnte[142].

Umberto Eco bemerkt schnippisch: „Durch das Spiel der Imitationen und Kopien gelingt es der Industrie des Absolut Falschen, dem Mythos von der Unsterblichkeit einen Anschein von Wahrheit zu geben.“[143] Bliebe als schwacher Trost die digitale Vergegenwärtigung Toter in Gestalt von Gedenk-Sites. Aber da hat doch Ulrich H. J. Körtner recht mit der Beobachtung: „Die postmortale Präsenz des Individuums geht unter im massenmedialen Rauschen.“[144] Mit Unsterblichkeit hat das nichts, aber auch gar nichts zu tun, auch wenn einige bereit sein mögen, so etwas zu glauben.

Der Wahnwitz technikbegeisterter Zukunftshoffnung erstreckt sich indessen noch weiter – bis hin zur biblisch verheißenen Auferstehung der Toten. Dafür steht das Buch des Astrophysikers Frank J. Tipler „Die Physik der Unsterblichkeit. Moderne Kosmologie, Gott und die Auferstehung der Toten“. Es transformiert Theologie in Physik und behauptet, dass „ein allgegenwärtiger, allwissender, allmächtiger Gott eines Tages in der fernen Zukunft jeden einzelnen von uns zu einem ewigen Leben an einem Ort auferwecken wird, der in allen wesentlichen Grundzügen dem jüdisch-christlichen Himmel entspricht“[145]. Was da nach physikalischer Untermauerung religiöser Zukunftshoffnung klingt, erweist sich bei näherer Beleuchtung als technizistischer Versuch, traditionelle Auferstehungshoffnung ins Korsett einer Cyber-Kosmologie zu zwingen. Die „Seele“ des Menschen erscheint hier als ein „hochkomplexes Computerprogramm“. Unsterblichkeit oder Auferstehung komme in dereinst zustande durch eine von Computern erzeugte exakte Simulation bzw. „Emulation“ der Originale. Am göttlichen Zielpunkt werde sich wahrscheinlich die universelle Geschichte gleichzeitig erleben lassen – freilich nur „simultan“. Das könne dann „Ewigkeit“ heißen, wenn die gesamte Information aus der Vergangenheit im physikalischen Universum zur Analyse zur Verfügung stehe. In diesem Sinne sei „die universelle Wiederauferstehung physikalisch möglich, auch wenn aus dem Vergangenheitskegel keinerlei Information über ein Individuum gewonnen werden kann. Denn nachdem die gesamte Computerkapazität grenzenlos zunimmt, je näher der Omegapunkt rückt, folgt daraus, daß irgendwann unvermeidlich eine Zeit kommt, in der genügend Computerkapazität vorhanden sein wird, um unsere heutige Welt, solange nur eine rudimentäre Beschreibung von ihr permanent gespeichert ist, einfach durch schiere Kraft zu simulieren, nämlich durch eine exakte Simulation – eine Emulation – aller logisch möglichen Varianten unserer Welt.“[146] Die Toten würden auferstehen, sobald die Leistungsfähigkeit aller Computer im Universum so groß sein werde, dass die zur Speicherung aller möglichen menschlichen Simulationen erforderlichen Kapazität nur noch einen unbedeutenden Bruchteil der Gesamtkapazität darstellt. Doch selbst dann werde es noch einige tausend Jahre bis zu „Auferstehung der Toten“ dauern. Diese bedeute „nichts anderes als die Simulierung einer exakten Replik unser selbst im Geist der Computer der fernen Zukunft.“

Derlei Spekulationen sind intellektuell leicht zu widerlegen. Erstens: Selbst wenn Computer-Maschinen einst riesige Macht haben sollten, wäre mitnichten eine religiös verstandene Unsterblichkeit oder Auferstehung erreicht. Denn schließlich wäre die womöglich erzeugte Pseudo-Seele oder der konstruierte Auferstehungsavatar ja doch nichts anderes als eben eine *Simulation*, eine „Replik“ des jeweiligen Individuums. Das hat Stanislaw Lem schon vor über 60 Jahren in seinem Text „Die Auferstehungsmaschine“ gezeigt[147]. Wer wollte allen Ernstes erwarten, dank der Digitalisierung seine Seligkeit und wahre Zukunft zu finden? Solch rauschhaften Gedanken ist das Wort Jesu gegenüberzustellen: „Was hülfe es dem Menschen, wenn er die ganze Welt gewönne und nähme doch Schaden an seiner Seele?“ (Mat 16,26).

Und zweitens steht naturwissenschaftlich fest: Unser Planet Erde wird vergehen – auch unsere gesamte Galaxie, ja ganz am Ende wohl auch unser Universum[148]. Gerade aus naturwissenschaftlicher Perspektive ist absolut sicher, dass Computer und alle digitale Hochtechnologie allenfalls befristete Zukunft haben. Mit dem Philosophen Wilhelm Schmid lässt sich resümieren: „Das Diesseits weigert sich hartnäckig, zum Paradies zu werden. Das Ausmaß der Hoffnungen, die Menschen in ihr Glück setzen, definiert die Fallhöhe, die erfahrbar wird, wenn alle Anstrengungen vergeblich sind, individuell und gesellschaftlich.“[149]

So lässt sich schon heute klar erkennen: Der moderne Fortschrittsgedanke trägt in sich einen logischen Rechenfehler. Der basiert auf dem Axiom einer *unendlich* ansteigenden technischen Entwicklungslinie – ohne hinreichend das simple Faktum einzukalkulieren, dass alles in der Welt, ja die Welt als ganze *endlich* ist. Deshalb müssen sich die gigantischen, ja titanischen Heilsversprechen der digitalen Revolution bei näherer Betrachtung als hohl und nicht vertrauenswürdig entlarvt und abgewiesen werden.

Neue Erde dank Digitalisierung?

Bleibt als dritter Aspekt zu bedenken: Zur immanenten Logik des Gedankens an unendlichen Fortschritt gehört ein Optimismus aus Prinzip. Der impliziert, dass Kulturpessimisten zwangsläufig als Häretiker oder Apostaten zu betrachten seien und jegliches Rechnen mit einem apokalyptischen Ausgang der Weltgeschichte abzuweisen sei. Die optimistische Perspektive ist insbesondere im liberaltheologischen Kulturprotestantismus beheimatet, der heute in neuer Form wieder weitgehend die theologischen Fakultäten hierzulande beherrscht[150]. Damit geht eine merkwürdige Blindheit gegenüber tatsächlichen apokalyptischen Zuspitzungen unserer Zeit einher [151]. Der Naturwissenschaft und Technik wird die künftige Lösung sämtlicher Probleme zugetraut; das tiefenpsychologisch bekannte Urvertrauen im Menschen[152], das sich traditionell im Gottesglauben der Religionen umzusetzen und auszudrücken pflegt, erscheint jetzt transformiert zu einem Grundvertrauen in die Technisierung, namentlich die Digitalisierung – theologisch formuliert: als Vertrauen auf Gottes Begleitung „auch in der digitalen Gesellschaft“[153]. Wächst damit nicht eine digitale Zivilreligion herauf, die man wegen ihrer säkularen Fundierung tatsächlich als „Ersatzreligion“ charakterisieren muss?

Im Kontext expliziten oder impliziten Glaubens an den unendlichen Fortschritt gibt es freilich kein Wahrnehmungspotenzial hinsichtlich apokalyptisch anmutender Bedrohlichkeiten. Temporäre Fehlentwicklungen werden nicht als katastrophal empfunden, sondern als Kolateralschäden cyberhafter Umgestaltung der Wirklichkeit akzeptiert. Warnungen vor sich zuspitzenden Gefahren infolge fortschreitender Digitalisierung werden über nicht mehr verstanden – und folglich als obsolet betrachtet. Die Maßstäbe des Denkens sind bereits *ver-rückt*. Wenn aber die technischen Sensoren des Internets einmal den bevorstehenden Gau vermelden werden, wird es kein Zurück mehr geben. Das System wird ja diesen *point of no return* selbst angesteuert haben – im Gehorsam[154] gegenüber der Logik künstlicher Intelligenz im digitalen Paradigma. Man glaubt da an eine selbstkonstruierte Illusion und erhebt sie zur umzusetzenden Ideologie – koste es, was es wolle! Bestechend sind dabei die optimistischen Optimierungsvisionen einer technokratischen Utopie. Sie führen die Optionsgesellschaft in die Versuchung, beim digitalen Voranpreschen die Befolgung des Vorsorgegebots hintanzustellen. *Smart City* und *Smart Country* bilden die Leitkultur der neuen Erde – ohne Rücksicht auf Verluste[155]!

Tatsächlich gelingt ja mit der neuesten Technik durchaus viel Gutes, zum Beispiel auf dem Sektor der Medizin[156]. Die Faszinationskraft eines *smart home* etwa trägt mit dazu bei, dass man fast schon meinen könnte, etwas vom wieder hergestellten Paradies erleben zu können[157]. Besteht doch die Grundidee des in sich und nach außen vernetzten familiären Heims darin, allerlei Geräte mittels Sensoren, Funk und passender Hardware aufeinander abzustimmen, um so immer noch mehr Komfort, Sicherheit, Freiheit und Energieeffizienz zu ermöglichen. Die Bequemlichkeit nimmt überhand – es geht fast zu wie im Schlaraffenland!

Indessen warnt Peter Leppelt: „Wir stehen kurz vor der Vernetzung aller, auch der unverdächtigsten Alltagsgegenstände, und niemand macht sich klar, was das für Konsequenzen haben kann.“[158] Der Journalist Götz Hamann stellt fest: „Nähmaschinen fordern heute Software-Updates, Bügeleisen haben einen Prozessor, Waschmaschinen ihre eigene App.“[159] Sarkastisch überlegt er, am besten selber zum *Hacker* zu werden, um sich im smarten Heim wenigstens für den Hausgebrauch noch einen Freiraum schaffen zu können: „Wer sich vor der digitalen Maschine retten will und nicht bloß Regeln folgen, die andere durch ihre Algorithmen setzen, der muss sich die digitale Technik in einem Akt der Selbstermächtigung aneignen.“ Alles daheim smart? Hamanns Journalisten-Kollege Marcus Rohwetter spricht Klartext: „Ich will das gar nicht. Vor allem aber will ich nicht ständig von vernetzten Küchenmöbeln oder dem intelligent gewordenen Zeug in meiner Putzkammer angemailt und zugetextet werden. … Hausgerätetechnisch bevorzuge ich es ruhig und dumm.“[160]

Zwar meint eine Studie der internationalen Unternehmens- und Strategieberatung *McKinsey & Company*: „Digitale Technologien bieten Familien die große Chance, mehr Qualitätszeit zu gewinnen und diese besser zu nutzen.“[161] Aber gab es nicht vielleicht das beste Familienleben gerade in jenen versunkenen Zeiten, als noch keine Fernsehprogramme, wie sie heute sogar in individualisierter Perfektion abrufbar sind, die häusliche Kommunikation gegen Null laufen ließen? Gerald Lembke, Professor für Digitale Medien, warnt in seinem Buch „Im digitalen Hamsterrad“ (2016), der Kollaps drohe, wenn das *Internet of Things* tatsächlich umgesetzt werde: Abschalten werde dann kau mehr möglich sein, weil viele digitale Transaktionen ja ständig überwacht werden müssten.

Insgesamt versteht es sich also keineswegs von selbst, dass die digital errungenen neuen Bequemlichkeiten zu mehr Zeitinvestitionen in familiäres Miteinander führen. Vielmehr besteht die Gefahr, dass dieses Miteinander in ungezählte Fragmente von lauter virtuellen Einzelwelten zerbricht. Familienmitglieder drohen infolge der Digitalisierung der Dinge[162] zu immer noch größeren Narzissten zu werden. Flüchten nicht viele längst voreinander in sekundäre Cyber-Räume und virtuelle Identitäten – und damit auch in immer neue Abhängigkeiten, die Menschen voneinander entfremden? Zeugen nicht schon Millionen von Internet-Süchtigen weltweit von den Gefahren einer radikalen Digitalisierung für Familien?

Gewiss sollen smarte Produkte das Leben erleichtern. Wenn aber wachsende Bequemlichkeit zum Wellness-Terror, wenn die digitale Idylle zum Ersatz persönlicher Fürsorge durch Maschinen, ja zur Ersatzreligion wird, kippt der Fortschrittsgedanke. So sieht Manfred Spitzer auf dem Hintergrund zahlreicher Studien Gefahren für die digitalisierte Familie: „Es wird Zeit, dass wir digitalen Hype durch belastbare Fakten ersetzen, auch und gerade wenn es um nichts weiter geht als die Gesundheit und die Bildung der nächsten Generation. Wir dürfen nicht wegschauen und diese Entwicklung nicht einfach so weiterlaufen lassen. Denn damit liefern wir unsere nächste Generation den Profitinteressen von Firmen wie Apple, Google, Microsoft, Facebook und Amazon aus.“[163] Nicht von ungefähr hat Marlene Mortler als Drogenbeauftragte der deutschen Bundesregierung davor gewarnt, Kinder im „digitalen

Kosmos" allein zu lassen, und betont: „Wir müssen die gesundheitlichen Risiken der Digitalisierung ernstnehmen."[164] Von daher sind auch die Konzepte digitaler Bildung kritisch zu sehen[165].

Die bekannten Heilsversprechen der digitalisierungswütigen Konzerne und Politiker suchen auszublenden, dass sie dabei sind, den Daten- und Strahlenschutz immer mehr auszuhöhlen. Wen wundert's dann aber, wenn Kopfweh und Schlafstörungen in der digitalisierten Gesellschaft erschreckend zunehmen? Und wenn die Privatsphäre erodiert, die – laut Altbundespräsident Joachim Gauck – „unsere Vorfahren sich einst gegen den Staat erkämpften und die wir in totalitären Systemen gegen Gleichschaltung und Gesinnungsschnüffelei zu verteidigen suchten"[166]? Ein *Smart-home*-Pionier hat gewarnt: „Ich kann die Leute im Haushalt komplett überwachen."[167] Das Hacker-Problem wird nach wie vor unterschätzt – selbst weltweite Cyberattacken ändern daran bis heute kaum etwas. Wenn es einmal erfolgreiche Angriffe auf die zwangsdigitalisierte Infrastruktur der Strom- und Wasserversorgung[168] geben wird, wie sie niemand wirklich ausschließen kann, was dann?

Kirchen als Komplizen der Digitalisierung?

Die katholische IT-Expertin Yvonne Hofstetter dürfte recht haben, wenn sie erklärt: Die „nie da gewesenen technischen Möglichkeiten der digitalen Transformation entfalten eine explosive, ordnungszersetzende Kraft."[169] Umso klarer sollte die neue Welt des Digitalen mit ihren vermeintlichen Heilsprogrammen von den Kirchen kritisch betrachtet werden. Doch mit Recht beklagt Manfred Spitzer, die Kirchen hätten sich zu Komplizen der digitalen Medien gewandelt: „Eigentlich hatte sich ja das Bild verfestigt, die Kirchen seien die letzten und zugleich ältesten Bastionen von Werten wie Frieden, Familie, Kinderfreundlichkeit und Gesundheit. Leider gilt dies nicht mehr! Die evangelische Kirche veranstaltet Symposien, zu denen nur Medienvertreter von Lobbyisten eingeladen werden. Kein Wort der Kritik..."[170] Tatsächlich hatte schon 2014 die Herbst-Synode der Evangelischen Kirche in Deutschland (EKD) verlauten lassen: „Als evangelische Kirche gestalten wir den digitalen Wandel mit und vertrauen auch in der digitalen Gesellschaft auf Gottes Begleitung." Ein halbes Jahrzehnt später beschloss die EKD explizit eine Digitalisierungsinitiative[171]. Von ihrem technologisch-geistlichen Impetus kann man sich beispielsweise auf *digitale-kirche.evangelisch.de* überzeugen. Immer mehr WLAN-Hotspots werden an Kirchengebäuden installiert[172]. Der EKD-Ratsvorsitzende Heinrich Bedford-Strohm forderte vermehrt digitale Technik im Kirchenalltag. Er warnte allerdings auch vor „falschen Internetgöttern“ und quasi-religiösen Erwartungen im Zuge der Digitalisierung – und nicht zuletzt vor mangelnder Empathie: „Fortschrittseuphorie nennt in aller Regel nicht den Preis, den andere zu zahlen haben, und sie spricht auch nicht davon, wie klein die Zahl derjenigen oft ist, die davon profitieren.“[173] Es ist höchste Zeit, dass Kirchen konsequenter die Problematik der Digitalisierung in den Blick nehmen und sich ihrem Auftrag gemäß als kritische Kraft inmitten einer Kultur erweisen, die programmatisch digitale Götzenanbetung betreibt. Das kirchlich zu verkündigende Reich Gottes ist nicht zu verwechseln oder zu vermengen mit einer digitalen Utopie. Das Evangelium hat nicht innerweltlichen Heilsvorstellungen zu dienen, sondern weist ins Transzendente – in Gottes Zukunft mit der Schöpfung, die gewiss durch seinen Geist bereits belebend in unsere Welt hinein wirkt, aber über die Vergänglichkeit des Daseins hinausweist ins Ewige. Aus diesem Geist heraus erwachsen wie von selbst Gegenmächte gegen Unmenschlichkeit und Empathieverluste in gesellschaftlichen Strukturen und bei einzelnen Menschen. Aber die Differenz zur himmlischen Zukunft wird dabei nicht vernebelt.

Wenn es einen neuen Himmel und eine neue Erde, wenn es Unsterblichkeit für den Menschen und einen effektiven Sieg über den Tod geben sollte, dann doch allein von Gott her[174]! Anders ist der Sieg über die Vergänglichkeit und all ihren Schmerz nicht ernsthaft ins Auge zu fassen. „Tod, wo ist dein Sieg? Tod, wo ist dein Stachel?“ (1. Kor 15,55). Solch einen triumphierenden Ausruf gibt es nur dort, wo Auferstehung vom Tod als Gottesgeschenk geglaubt und erhofft wird. Dort aber sollte man gefeit sein gegenüber den innerweltlichen Heilsversprechen der Digitalisierung, mit denen sie durchaus das Eingehen unbestreitbarer technologischer Risiken zu legitimieren sucht.

Zu diesen Risiken gehört auch die Gefahr des kulturellen Kippens in totalitäre Verhältnisse. Davon handeln Bücher und Schriften wie „Digitale Diktatur“ (Stefan Aust/Thomas Ammann 2014), „Schattenzeitalter: Wie Geheimdienste, Suchmaschinen und Datensammler an der Diktatur der Zukunft arbeiten“ (Joel Luc Cachelin 2014), „Die smarte Diktatur“ (Harald Welzer 2016), „Das Ende der Demokratie“ (Yvonne Hofstetter 2016), „Die Diktatur der Konzerne“ (Thilo Bode 2018) oder „Digitalisierung als Weltanschauung“ (Werner Thiede 2019). Dass da nicht einfach bloß hysterische Schwarzmalerei im Spiel ist, illustriert ein Artikel vom 31. Januar 2019 im *Handelsblatt* mit der Überschrift „Pentagon warnt vor digitalen Diktaturen". Er berichtet von einer neuen Studie des Generalstabs der US-Streitkräfte, die bemerkt, Künstliche Intelligenz (KI) und Big Data versprächen, die Weltordnung neu zu gestalten", und dabei mache KI mache den Totalitarismus im Wettstreit der Systeme neu konkurrenzfähig[175]. In China ist das aktuell zu beobachten[176].

Über all dem digitalen Turmbau zu Babel in apokalyptisch anmutendem Kontext schwebt das kirchlich zu verkündende, heutzutage meist aber verschwiegene Kommen von Gottes Gericht[177]. Auch das gehört letztlich zu der Zukunft, von der die christliche Perspektive auf Unsterblichkeit und Auferstehung handelt. Darauf sich einzustellen, ist freilich kein Teil digitaler Logik. Sollte sich moderner Fortschrittsglaube nicht gerade auch darin verrechnet haben, dass er mit Gottes Gericht nicht rechnet und darum meint, ethische Grundprinzipien wie Menschenwürde, Vorsorge und Rücksichtnahme seinem eigenen Prinzip uneingeschränkter Umsetzung des Machbaren ungestraft unter- und nachordnen zu können? Dass von kirchlicher Seite neu der Ruf zur Umkehr angesagt ist, klingt in einer deutlichen Mahnung von Papst Franziskus in der Enzyklika *Laudato si'* an: „Es müsste einen anderen Blick geben, ein Denken, eine Politik, ein Erziehungsprogramm, einen Lebensstil und eine Spiritualität, die einen Widerstand gegen den Vormarsch des technokratischen Paradigmas bilden."[178]

ZWEITER HAUPTTEIL

Grenzwissenschaftliche Annäherungen

„Ohne Glaube an die Seele und ihre Unsterblichkeit ist das Sein des Menschen unnatürlich, undenkbar und unerträglich."
Fjodor M. Dostojewski

Dass es über unsere sinnlich wahrnehmbare Welt hinaus auch eine jenseitige Wirklichkeit gibt, gehört zu den Grundannahmen fast aller Religionen und aller Formen von Esoterik. Gedacht wird dabei an transzendente Räume nicht nur für göttliche Wesenheiten, sondern auch für die Seelen verstorbener Menschen und vielleicht auch Tiere. Die Annahme derartiger Jenseits-Dimensionen hat es zu allen Zeiten und an allen Orten der Menschheitsgeschichte gegeben. Auch die Bibel kennt sie (z.B. 1. Sam 28; Luk 16,19-31). Ihre Selbstverständlichkeit hat sie menschheitsgeschichtlich betrachtet erst „kürzlich", nämlich im Gefolge des Aufklärungszeitalters im Abendland eingebüßt. Heutzutage glaubt in Deutschland kaum noch die Hälfte der Bevölkerung an so etwas wie eine unsterbliche Seele – das lässt sich sagen mit Blick auf seit Jahrzehnten leicht schwankende Umfrageergebnisse.

Doch unabhängig davon lassen sich viele Menschen beeindrucken von Geschichten Ereignissen und Experimenten, die dazu geeignet sind, jenen uralten Menschheitsglauben neu zu beleben und zu illustrieren, dass mit dem Tod keineswegs alles aus ist. Das gilt zum einen für die ungesuchten, aber keineswegs seltenen Nah-Tod-Visionen, die seit vielen Jahrzehnten international dokumentiert und wissenschaftlich verglichen werden. Und es gilt zum andern von gesuchten oder zugelassenen Kontakten zu vermeintlichen Geistern Verstorbener oder jenseitiger Engels bzw. Dämonen. Sollte die Jenseitswelt – so es sie denn gibt – tatsächlich für die Kommunikation mit uns Diesseitigen offenstehen? Oder ist sie zwar existent, aber aus guten überirdischen Gründen heraus definitiv verschlossen für uns? Kann vielleicht die grenzwissenschaftliche Parapsychologie hier mit seriösen Forschungsresultaten weiterhelfen?

III. Parapsychologie: Beweise für die Unsterblichkeit der Seele?

Wenn Indizien für eine Seelenunsterblichkeit überhaupt in den Blick säkularer Wissenschaft kommen sollten, dann jedenfalls auf dem Gebiet der sogenannten Parapsychologie[179]. Deren Geschichte begann im Jahre 1852 nicht zufällig in einem Zusammenhang mit der Wissenschaft von Gott, der Theologie, die sich traditionell mit der Unsterblichkeit der Seele zu befassen hatte. Denn ein Theologe war es, auf den damals die erste Initiative zur wissenschaftlich organisierten Befassung mit dem Okkulten, dem moderner Naturwissenschaft eigentlich Verborgenen zurückging.

Diese Feststellung mag doppelt überraschen: Zum einen hatte man im Jahre 1982 doch erst einmal das *hundert*-jährige Jubiläum parapsychologischer Forschung feiern zu dürfen gemeint[180]! Und zum andern ist die Theologie noch selten in eine engere Verbindung mit der Geschichte der Parapsychologie[181] gebracht worden. Beide Wahrnehmungen hängen freilich zusammen: Wer die Wissenschaftsgeschichte der Parapsychologie erst 1882, nämlich mit der Gründung der berühmten *Society for Psychical Research* in London beginnen lässt, siedelt ihre Entstehung automatisch jenseits allen theologischen Interesses an. Zwar hat sich die Orientierung an jenem Datum von 1882 weitgehend durchgesetzt, doch könnte und sollte sie sowohl aus historischen Gründen als auch wegen des Gesamtverständnisses der parapsychologischen Wissenschaft überdacht werden[182].

Ein Theologiestudent gründet die Geister-Gesellschaft

Der Begriff „Parapsychologie“ wurde 1889 von dem Psychologie-Studenten Max Dessoir (1867-1947) eingeführt, und zwar in einer theosophischen Zeitschrift als Kunstwort für akademisch-wissenschaftlichen Okkultismus. Den Beginn der parapsychologischen Wissenschaft im modernen Sinn muss man aber tatsächlich früher veranschlagen. Manche lassen sie schon mit dem Mesmerismus gegen Ende des 18. Jahrhunderts anheben[183]. Dafür spricht, dass diese auf den Mediziner Franz Anton Mesmer (1734-1815) zurückgehende Bewegung die kosmologisch ausgreifende Theorie des sogenannten „animalischen Magnetismus" mit einem stark experimentellen Charakter der betreffenden Heilungsversuche verbunden hatte. Doch das im Mesmerismus postulierte kosmisch-omnipräsente, feinstoffliche Fluidum ließ sich weder damals noch später verifizieren. Deshalb ist er bestenfalls als Vorläufer, nicht aber als Beginn der parapsychologischen Wissenschaft anzuerkennen.

Deren Start wie meist üblich mit der Konstituierung der britischen *Society for Psychical Research* (S.P.R.) im Jahre 1882 gegeben zu sehen, leuchtet eher ein, weil hier der Begriff der Parapsychologie unverkennbar mit einem seriösen Wissenschaftsbegriff in Verbindung gebracht werden kann. Der erste Präsident der S.P.R. (1882-84 und 1888-92) sowie ihr Mitbegründer war der Philosoph Henry Sidgwick. Und er war bereits früher Mitglied der drei Jahrzehnte zuvor gegründeten *Ghost Society* gewesen. Mit der aber hatte die parapsychologische Forschung eigentlich begonnen!

Der Gründer jener *Ghost Society* war freilich nicht Sidgwick selbst gewesen, sondern wie gesagt ein Theologe. Und zwar handelte es sich um den Cambridger Theologie-Studenten *Edward White Benson* (1829-1896)[184], der später Erzbischof von Canterbury wurde, also oberster Repräsentant der Anglikanischen Weltkirche. Eine unbedeutendere Vorform dieser Society war übrigens der 1850 ebenfalls in Cambridge gegründete *Ghost Club* gewesen. In der *Ghost Society* von 1852 indes wurde erstmals das wagemutige Ziel formuliert, die übernatürlich anmutenden „okkulten" Phänomene auf der Basis rein wissenschaftlicher Methoden, also fernab religiöser bzw. spiritualistischer Voraussetzungen oder Postulate zu untersuchen[185]. Von Anfang an war im Verhältnis zwischen parapsychologischer Forschung und christlicher Theologie also klar, dass sie einander keine *unmittelbaren* Dienste zu leisten hätten[186], doch ihre mittelbare Relation war nicht zu leugnen.

Formell auch *Cambridge Association for Spiritual Inquire* genannt, entwickelte sich nun diese *Ghost Society* weiter zur Londoner *Dialectical Society*, von der 1871 ein Forschungsbericht[187] publiziert wurde, und schließlich 1882 zur britischen S.P.R. Die eigentlich drängende Frage bei all der naturwissenschaftlichen Befassung mit dem als „paranormal" Erscheinenden war in der zweiten Hälfte des 19. Jahrhunderts ganz offenkundig die eines Fortlebens nach dem Tode, theologisch-philosophisch gesprochen: ob und in welcher Form eine Unsterblichkeit der Seele all dem um sich greifenden Skeptizismus zum Trotz weiterhin mit intellektueller Redlichkeit, also mit kritischem Verstand angenommen werden könnte. Hatten doch die Jahrzehnte vor der Jahrhundertmitte dem materialistischen Welt- und Menschenbild verstärk Auftrieb verschafft! 1848 aber hatten die amerikanischen Teenager Margaret und Kate Fox in den Wänden des im Jahr zuvor von ihrem Vater erworbenen, bereits okkult beleumdeten Hauses in dem Dorf Hydesville im Staat New York jene merkwürdigen Klopflaute vernommen, die – worauf im V. Kapitel zurückzukommen sein wird – die internationale Massenbewegung des Spiritismus auslösten. Mit der Geschwindigkeit einer Epidemie verbreitete sich die neue Praxis des Spiritismus über ganz Amerika, und am 6. Juli 1852 vereinigten sich die US-Spiritisten auf ihrem ersten Kongress in Cleveland. Im selben Jahr traf ihre Speerspitze in Europa ein. In England war es damals bereits zur Etablierung diverser spiritistischer Gesellschaften gekommen. Das war der Kontext, in dem der Wunsch des jungen Edward White Benson nach nüchternem Eruieren der Geister-Phänomene in einer *wissenschaftlichen* Gesellschaft geboren wurde.

Insofern ist denen zuzustimmen, die den Beginn der Parapsychologie als Wissenschaft mit dem Anheben der Spiritismus-Welle um die Mitte des 19. Jahrhunderts in Verbindung gebracht haben[188]. Während die damalige *Church of England* offiziell allen Arten von Spiritismus abwehrend gegenüber stand, lernte Benson durch seine Arbeit in der *Ghost Society* die unerklärlichen okkulten Phänomene nicht allein aus der Perspektive kirchlicher Dogmatik heraus zu konfrontieren, sondern auf der Basis ihrer empirisch-kritischen Durchleuchtung. So konnte er später als Erzbischof von Canterbury seine Einwände gegen den Spiritismus auf Grund sachgemäßer Beobachtung, also jenseits von Faszination und Verteufelung dahingehend formulieren, dass es sich hier um eine Klasse von Erscheinungen handele, die überwiegend in unzivilisierten Kontexten und bei Personen mit niedrigerem Intellekt anzutreffen seien. Es gebe daher selbst für Menschen, die mit der Existenz von Geistern Verstorbener rechneten, keinen Grund, deren Nähe zu suchen: Um wirklich höheren spirituellen Erfahrungen zu begegnen, habe man den Weg des Gottesglaubens zu beschreiten.

Animistische versus spiritistische Deutungshypothese

Als es 30 Jahre nach Gründung der *Ghost Society* zur Eröffnung der britischen S.P.R. kam, formulierte Präsident Sidgwick als nüchternes Programm, was sinngemäß bereits für jene gegolten hatte: Unsichere Fakten sollten ohne Prämissen über ihre Natur untersucht werden[189]. Während der ersten beiden Jahrzehnte entfaltete die S.P.R. eine später nie mehr eingeholte Produktivität; sie gewann in jenem Zeitraum rund 1000 Mitglieder. In den USA wurde 1885 ihr Pendant gegründet, die *American Society for Psychical Research.* Zunehmend kam es in den Jahrzehnten um den Jahrhundertwechsel dazu, dass Professoren an verschiedenen Universitäten Europas und Amerikas Vorlesungen und Seminare über Parapsychologie hielten – in Deutschland zum Beispiel der Tübinger Philosoph und Psychologe Traugott Konstantin Oesterreich und der Leipziger Philosoph und Biologe Hans Driesch, der zunehmend die akademische Eingliederung dieses Forschungsgebiets forderte.

Auf theologischem Gebiet aber ist die Parapsychologie zunächst international nur wenig wahrgenommen worden[190]. Das lag primär daran, dass die von ihr geleistete Auseinandersetzung mit dem materialistisch-atheistischen Welt- und Menschenbild in der Theologie weithin entweder bloß im Gespräch mit dem philosophischen Idealismus gesucht wurde[191] – oder aber eher kantianisch in radikaler Absetzung von allem, was auch nur von ferne nach Metaphysik roch[192]. Die Abneigung der Kirche gegen die okkulten Phänomene verband sich mit der Aufklärung zu gleichem Skeptizismus. Eher selten versuchte man, in der kritischen Begegnung mit dem Materialismus argumentativ die Rätselhaftigkeit paranormaler Phänomene zu instrumentalisieren. Wo das aber geschah, dort war es eine erste konstruktive Art theologischer Bezugnahme auf den „Wissenschaftlichen Okkultismus". So stellte der Pommersche Pastor Franz Splittgerber in seiner umfangreichen Studie „Schlaf und Tod" von 1865 heraus, es sei „eine vielfach beobachtete Thatsache, daß, wo ein besonders starker Rapport zwischen Seele und Seele vorhanden ist, die räumlichen Entfernungen so gut wie aufgehoben sind. Schwieriger zu fassen ist es dagegen, wie ein örtliches Fernschauen zu Stande kommen kann, wo ein psychischer Zusammenhang zwischen der schauenden Person und dem geschauten Ereignis durchaus nicht vorhanden ist. Und doch gibt es selbst einzelne Fälle von dieser Art!"[193] Auf katholischer Seite konnte beispielsweise der Jesuit Alois Gatterer 1927 die Welt des Paranormalen mit antimaterialistischem Impetus „ungezwungen in das christliche Weltbild einreihen“[194]. Gab es aber diese Wirklichkeit jenseits des Sichtbaren, dann war ja die Dimension der Unsterblichkeit wieder ernster zu nehmen.

Eine zweite mögliche Leistung der Parapsychologie, die theologisch relevant werden konnte, war die Kritik des Spiritismus einschließlich der mit ihm einhergehenden religiösen Offenbarungsansprüche. Von daher erklärte beispielsweise der Erlanger Theologieprofessor Philipp Bachmann 1922, alles okkulte Geschehen vollziehe sich in „ungeistigen, naturhaften Regionen“[195]. Gegen jedwede religiöse Überhöhung paranormaler Phänomene wandte sich im selben Jahr auch sein Kollege Paul Althaus in Rostock: In der 1. Auflage seiner „Letzten Dinge“ betonte er, die „in Deutschland noch ganz junge Parapsychologie“ zeige, dass außersinnliche Wahrnehmung überhaupt „keiner religiösen Deutung“ bedürfe[196]. Carl Schweitzer, der den Okkultismus während der 20er Jahre als Leiter der *Apologetischen Centrale* in Berlin kritisch beobachtete, plädierte 1928 dafür, „etwaige falsche Folgerungen für die christliche Weltanschauung abzuwehren und die wissenschaftlich gesicherten neuen Resultate sich einzuverleiben und christlich zu durchdringen.“[197]

Dieser Umgang mit der Erforschung des Paranormalen basierte auf der in der Parapsychologie nachhaltig vorgenommenen Trennung der spiritistischen und animistisch-naturalistischen Interpretation der Phänomene. Dieser Deutungsstreit aber entzweite die Parapsychologie selbst. Das Erstarken des animistischen Deutungsmodells, das die okkulten bzw. spiritistischen Erscheinungen allesamt auf Wirkkräfte des Unter- oder Unbewussten lebender Menschen zurückzuführen und damit strikt im Immanenten zu belassen suchte, rief umso eifrigere Bemühungen der Anhänger des spiritistischen Modells hervor, die Dimension eines Jenseits des Todes zu belegen.

Nicht zuletzt wegen dieser unübersichtlichen Forschungslage meinten die meisten Theologen gut daran zu tun, sich vom Streit auf dem Gebiet der empirisch-wissenschaftlichen Befassung mit dem Okkulten überhaupt fernzuhalten. Primär aber trugen innertheologische Gründe das Ihre zur Aufrechterhaltung dieser Distanz bei. So unterstrich der junge Karl Heim 1904, es sei grundsätzlich aussichtslos, „dem spezifischen religiösen Innewerden der Wahrheit, von dem die Theologen sprechen, durch profane Erkenntnismethoden aufzuhelfen.“[198] Für Ernst Troeltsch war 1911 klar, dass der religiöse „Seelenbegriff mit naturwissenschaftlicher Anthropologie und mit der wissenschaftlichen Experimentalpsychologie gar nichts zu tun hat, sondern ein Gegenstand des Glaubens ist."[199] Den praktischen Abwehrkampf auf apologetischem und seelsorgerlichem Gebiet suchte die Theologie also möglichst aus eigenen Mitteln zu bestreiten. Verstärkt war das dann seit der nach dem Ersten Weltkrieg beginnenden Vorherrschaft der *Dialektischen Theologie* der Fall, die auch nicht von ferne den Eindruck erwecken wollte, als könne oder müsse man sich für die christliche Glaubenslehre Abstützung durch andere, womöglich obskure Wissenschaften holen.

Der junge, später berühmt gewordene Theologe Paul Tillich sprach 1925 in seiner Marburger Dogmatik-Vorlesung ebenfalls dem Okkultismus jeden religiösen Anspruch ab mit der Begründung: „Das Unbedingte kann nicht erzwungen werden."[200] Doch achtete er den Okkultismus und seine Erforschung keineswegs einfach gering, so sehr er die christlich geglaubte Transzendenz von der okkult angepeilten zu unterscheiden wusste. Vielmehr reflektierte er vermittelnd darauf, dass okkulte Erfahrungen durchaus in der Lage seien, das „gesamte Welt-Bewußtsein" stark zu erschüttern und so die Bereitschaft für die Aufnahme des wahrhaft Transzendenten zu fördern. Hiermit zeichnete sich eine gewisse Alternative im Verhältnis zwischen Theologie und Parapsychologie ab.

Damit aber waren nach einem Dreivierteljahrhundert empirischer Parapsychologiegeschichte drei Grundvarianten eines möglichen Verhältnisses der christlichen Theologie zur Parapsychologie keimhaft entwickelt. Zum ersten konnten die Forschungsgänge der Parapsychologie der Theologie im Kulturkampf gegen den ausufernden Materialismus und eine säkularistische Aufklärungsideologie willkommen sein[201]. Zum zweiten lag es theologisch nahe, die Parapsychologie für die nötige fundamentale Kritik am (Offenbarungs-)Spiritismus zu funktionalisieren. Bereits Benson, der einstige Gründer der Ghost Society, hatte sich als Erzbischof von Canterbury in der Richtung des später „animistisch" genannten Modells geäußert. Zum dritten konnte sie spiritualistische Ansätze, die sich aus einem parapsychologisch gestützten Weltbild ergaben, zumindest tastend als Anknüpfungspunkt für die Vermittlung der christlichen Botschaft zu nutzen versuchen.

„Psi" als Grundausstattung des Menschen

Während Hans Driesch Präsident der S.P.R. war, wurde im Jahre 1927 – genau zur Halbzeit der bisherigen Parapsychologie-Geschichte und im Geburtsjahr der Quantentheorie – ein neues Kapitel parapsychologischer Forschung aufgeschlagen: Es begannen experimentelle Forschungen an Universitätsinstituten, und zwar in Holland an der Universität Groningen sowie in den USA an der Duke-Universität von North Carolina. Für letztere zeichnete der amerikanische Biologe und Parapsychologe Joseph Banks Rhine (1895-1980)[202] verantwortlich. Er initiierte im Anschluss an Driesch, den er seit 1926 kannte und dessen Buch „Parapsychologie" von 1932 als erste Methodenlehre dieser Wissenschaft ihn stark prägte, eine deutliche Methodenverfeinerung. Er deutete seine Versuchsergebnisse im Labor als empirischen Beweis für die nichtphysikalische, nämlich über-raumzeitliche Natur von Psi[203]. Dabei ging es ihm um den Nachweis, dass parapsychische Fähigkeiten weit verbreitet sind und womöglich zur Grundausstattung des Menschen gehören[204]. Offenkundig liebäugelte er mit dem Konzept eines dualistischen Leib-Seele-Zusammenhangs, das er – der zunächst hatte Geistlicher werden wollen – auf dem Feld der Religion von jeher tradiert sah.

Allerdings räumte er ein, dass die Parapsychologie in der Frage der Unsterblichkeit oder jedenfalls des Überlebens des körperlichen Todes noch zu keinem klaren Urteil verhelfen hatte können. Gleichwohl war er bei aller Anpassung an die Methoden empirisch-säkularer Wissenschaftlichkeit ein erklärter Gegner des Materialismus. Er hoffte inständig, die Parapsychologie könne durch Untermauerung des nichtphysikalischen Faktors *Psi* jene hinter der physikalischen Natur liegende Wirklichkeit wissenschaftlich angehen, um die es den Religionen in nichtwissenschaftlicher oder vorwissenschaftlicher Weise immer schon gegangen war. Seine Spekulation auf die „hinter" der Physik liegende, spirituelle Realität zielte allerdings faktisch mehr auf „Meta-Physik" denn auf Religion, auch wenn er durch die Parapsychologie einen neuen Zugang zu religiösen Problemen eröffnet sah[205]. Die Relevanz seiner Thesen für die Theologie lag damit jedenfalls am Tage – und dies umso mehr, als er versucht war, die Parapsychologie im dargelegten Sinn beinahe als modernen Religionsersatz zu verstehen.

Allerdings hatte die Theologie in den 40er und 50er Jahren Anderes zu tun, als sich um die Parapsychologie zu kümmern. Sie stand im

Kampf mit moralischen Fragen und namentlich auf protestantischer Seite in der Auseinandersetzung mit dem 1941 von Rudolf Bultmann[206] vorgelegten Entmythologisierungsprogramm. Mit Letzterem suchte sie sich verstärkt dem säkularen Denken anzupassen – nachgerade in weltanschaulicher Hinsicht, wobei hier der Einfluss neukantianischer Philosophie spürbar war. Besonders Bultmanns Diktum hatte die Runde gemacht, man könne „nicht elektrisches Licht und Radioapparat benutzen, in Krankheitsfällen moderne medizinische und klinische Mittel in Anspruch nehmen und gleichzeitig an die Geister- und Wunderwelt des Neuen Testaments glauben.“[207] Solche „Entmythologisierung“ ging manchen Theologen denn doch zu weit. Der verbreitetste und sicherlich bedeutendste Vorwurf gegenüber Bultmann und seiner Schule war und blieb, dass die existentiale Engführung die Weite des Kosmischen aus dem Blick zu verlieren drohte. Insofern wurde dann nicht selten ein Verständnis der Welt reklamiert, das diese keinesfalls auf materialistisch-positivistische Grundlinien reduziert wissen wollte.

Von daher konnte die Parapsychologie bei einigen Theologen als eine Wissenschaft ins Bewusstsein rücken, deren Ergebnisse sich gegen die Berufung auf ein verengtes säkularistisches Weltbild ins Feld führen ließen. Namentlich Karl Heim und später auch sein Schüler Adolf Köberle (1898-1992) versuchten, in diesem Sinn die Parapsychologie zu Gunsten einer größeren Akzeptanz der Bibel, die ja an Geschichten mit paranormalen Vorkommnissen nicht arm ist, in Anspruch zu nehmen. Heim sprach in seinen Memoiren die Erwartung aus, der Materialismus werde soziokulturell nicht durch die vielfach unverstandene Quantenphysik den Todesstoß erhalten, sondern durch die unleugbaren Tatsachen paranormaler Phänomene[208]. In dieser prognostizierten Entwicklung, die später die Esoterikwelle seit den 70er Jahren ein Stück weit bestätigte, sah er die verstärkte Möglichkeit gegeben, dass „gedankliche Hindernisse für die rettende Wirkung des Wortes aus dem Wege geräumt werden können und die göttliche Wirklichkeit der verkündigten Heilsbotschaft durch … Machttaten, in denen die Kräfte der zukünftigen Welt sich bereits wirksam erweisen, bezeugt und beglaubigt wird.“

Hat die Parapsychologie nichts mit Übernatürlichem zu tun?

Später konnten Universitätstheologen wie Ernst Benz, Adolf Köberle, Fritz Blanke und Walter Hollenweger[209] sowie im angloamerikanischen

Raum John Heaney und Laurence Tunstall Heron[210] die Parapsychologie der Rhine'schen Ära durchaus für die Theologie in Anspruch nehmen – auch wenn sie damit Außenseiter blieben. Benz, der einst in Tübingen bei Professor Oesterreich Vorlesungen über Parapsychologie gehört hatte, unterstrich: „Es gibt im Bereich des christlichen Glaubens eine Reihe von Erfahrungen und von Phänomenen, die sich im Neuen Testament beschrieben finden, die sich durch die ganze Geschichte der christlichen Kirche immer aufs neue wiederholen und die eine unmittelbare Analogie zu den von der Parapsychologie beobachteten Phänomenen darstellen."[211] Sie zu leugnen, zeuge von Dummheit oder Voreingenommenheit – dieses Diktum war primär an die Adresse aller Entmythologisierer in der Theologie gerichtet. Benz zeigte sich überzeugt, dass die Parapsychologie der Theologie helfen könne, verborgene Wirklichkeiten und Geistesgaben wieder zu entdecken. Köberle erklärte in ähnlicher Weise und jedenfalls ganz im Sinne Rhines, allen der Bibel gegenüber skeptisch Gewordenen suche „die Parapsychologie zu Hilfe zukommen mit dem Hinweis, dass es in Geschichte und Gegenwart eine Fülle von spontan Kundgebungen aus dem Jenseits gibt, die den absoluten Diesseitsglauben in Frage stellen."[212] Die Forderung Köberles, Theologie habe „die Parapsychologie in den christlichen Schöpfungs- und Erlösungsglaubens sinnvoll einzubauen", suchte diese Wissenschaft freilich zu funktionalisieren, statt mit ihr in einen interdisziplinären Austausch zu treten. Vor allem wurde hier in sträflicher Weise davon abgesehen, dass der weitere Forschungsgang der Parapsychologie womöglich zu Ergebnissen kommen könnte, die sich kaum mehr für eine christliche Apologetik fruchtbar machen ließe. Zwar war es für Köberle wie für Benz klar, dass die Wahrheit der Theologie kaum von außertheologischen Wissenschaften abhängen kann; gleichwohl hatten beide sie faktisch in enger Korrelation mit den Ergebnissen der Parapsychologie gesehen. Das Rhine'sche Paradigma mit seiner Parallelisierung – freilich nicht Identifizierung! – von religiösen und parapsychologischen Interessen hatte diese Konstellation begünstigt.

Dass Parapsychologie und Theologie letztlich doch unterschiedliche Interessen verfolgen, wussten die genannten Theologen hinreichend darzulegen. So betonte Benz: „Die charismatischen Phänomene, die sich als Gaben des Heiligen Geistes verstehen, sind durch die Tatsache charakterisiert, daß sie nicht *manipulierbar* sind. Gerade die Parapsychologie aber zielt mit ihren Untersuchungen darauf ab, die parapsychischen Phänomene doch letzthin in den Griff zu bekommen.“[213] In dieser Bemerkung kommt theologische Kritik am Rhineschen Paradigma zum Ausdruck, welches den radikal transzendenten Aspekt am empirisch begegnenden Paranormalen zu verkennen droht. Entsprechende Kritik haben im deutschen Sprachraum auch einige Apologeten geübt – etwa Hans-Jürgen Ruppert, einstiges Mitglied des von der *Evangelischen Zentralstelle für Weltanschauungsfragen* (EZW) eingerichteten, längst nicht mehr bestehenden Arbeitskreises „Psi und christlicher Glaube“[214], und noch schärfer der 1991 verstorbene Sektenbeauftragte der Evangelisch-Lutherischen Landeskirche in Bayern, Friedrich-Wilhelm Haack[215]. Dennoch wurde selbst in diesen Kreisen überwiegend die anthropologische Grundannahme Rhines geteilt: „Angesichts der allgemeinen Verbreitung der parapsychologischen Erscheinungen wird die Psi-Funktion als eine Anlage der menschlichen Art überhaupt angesehen werden müssen.“[216] Was das positiv für eine nicht nur praktische, sondern auch theoretische Zusammenarbeit von Theologie und Parapsychologie bedeuten könnte, blieb dabei leider weithin unterbelichtet. Dass im Übrigen paranormale „Erscheinungen“ Verstorbener theologisch völlig irrelevant seien, ist in der protestantischen Zunft die übliche Ansicht[217].

Ähnlich sah es auf katholischer Seite aus. Hier hatten sich insbesondere die Theologieprofessoren Karl Rahner und Andreas Resch hervorgetan. Der Jesuit Rahner unterstrich vehement, die Parapsychologie habe es allenfalls mit „natürlichen“ Phänomenen zu tun und keineswegs mit „übernatürlichen“ im Sinne katholischer Dogmatik, weshalb sie „letztlich unwesentlich“ seien[218]. Damit fußte Rahner wie die meisten Theologen seiner Zeit auf der animistischen Hypothese der Parapsychologie, ohne sich hinreichend Rechenschaft über die ebenfalls denkbare spiritistische Hypothese in der parapsychologischen Fachdiskussion zu geben. Letztere bleibt schon deswegen im Gespräch, weil man keine genaue und wirklich evidente Theorie hat, *wie* parapsychologische Phänomene in ihrer Breite überhaupt zustande kommen[219]. Laut Rahner sind mit paranormalen Vorkommnissen in der Regel keine religiösen Zwecksetzungen oder Sinndeutungen verbunden. An der Tatsächlichkeit des Paranormalen zweifelte er nicht, wohl aber daran, dass in den betreffenden Phänomenen ein besonderes Eingreifen Gottes erkennbar sei[220]. Diese Haltung lässt allerdings den Begriff des „Natürlichen“ in erstaunlichem Maße ungeklärt und wird mit der religiösen Dimension solcher Ereignisse doch allzu rasch fertig. Rahner hat als einer der führenden Systematiker auf katholischem Gebiet entscheidend zum theologischen Desinteresse an der Parapsychologie beigetragen.

Anders votierte Resch[221], der als verdientester römisch-katholischer Experte für das Verhältnis von Parapsychologie und Theologie die einschlägige Zeitschrift *Grenzgebiete der Wissenschaft* herausgebracht und lange Jahre geleitet hat. 1988 konstatierte er: „Die Einstellung der christlichen Kirchen zu Paraphänomenen ist noch keineswegs geklärt."[222] Das trifft im Grunde bis heute zu – und zwar umso mehr, als sich auch die katholische Theologie mit der Parapsychologie ansonsten eher randständig auseinandergesetzt hat. Reklamiert sie doch einerseits die Deutung von Wundern und sonstigem Außergewöhnlichen am liebsten exklusiv für sich selbst, während sie andererseits im Zuge einer gewissen Selbstkritik gegenüber der in ihren Reihen vorherrschenden Volksfrömmigkeit allen Anschein einer Kumpanei mit der Sucht nach Mirakulösem und Paranormalem meidet! Resch hat immer schon eine andere Strategie bevorzugt und bereits 1969 vorgeschlagen, den Begriff der „Parapsychologie" durch das noch breiter verstandene Kunstwort *Paranormologie*[223] zu ersetzen, um so die einseitige Koppelung dieser Wissenschaft von den die Grenzen bisheriger Natur- und Humanwissenschaften transzendierenden Erscheinungen mit der Psychologie aufzubrechen und entsprechend für interdisziplinäre Zugänge zu plädieren. Obgleich sich sein neuer Begriff kaum hat durchsetzen können, hat Resch mit seinem Vorschlag durchaus Weitblick bewiesen. Tatsächlich bietet er terminologisch bessere Chancen, die Physik in diesen Forschungsprozess einzubeziehen – was sich bereits in der Rhineschen Ära deutlich angebahnt hat. Ließen sich doch in Absetzung von Rhines dualistischer These der nichtphysikalischen Natur von *Psi* die Resultate experimenteller Parapsychologie durchaus auch als Indizien für *Psi* im Sinne einer rein physikalischen, bloß noch nicht klar identifizierten Größe interpretieren!

Besser von Paraphysik reden?

Seit Anfang der 70er Jahre[224] und insbesondere seit der wichtigen Genfer Tagung über „Quantenmechanik und Parapsychologie" im Jahre 1974 werden parapsychologisch eine Reihe einschlägiger Ansätze diskutiert, die den Vorteil haben, dass „die experimentelle Überprüfbarkeit (im Sinne von Falsifizierbarkeit) im Vordergrund steht" und quantitative Voraussagen möglich werden[225]. Seither hat man es eigentlich zunehmend mit *Paraphysik* zu tun. War das Rhinesche Paradigma noch mit der physikalischen Annahme verbunden gewesen, *Psi* stelle eine mysteriöse Form bislang unerforschter Energie- bzw. Informationsübertragung dar, konnte es unschwer mit nichtphysikalischen Hypothesen über die paranormalen Erscheinungen korrelieren. Diese Sichtweise ist seit der Einführung der Quantenmechanik in die parapsychologische Theoriebildung zunehmend ins Schwanken geraten. Grundlegend für den parapsychologischen Paradigmenwechsel war die Einführung der auch systemtheoretisch inspirierten *Observational Theories*: Diese Modelle berücksichtigen, wie ihr Name sagt, quantenmechanisch die Beobachtung des Experiments in ihrer Bedeutung für die Resultate.

Von daher hat der Freiburger Parapsychologe *Walter von Lucadou* ein etwas anderes, viel diskutiertes Beobachter-Modell entworfen, nämlich das *Modell der Pragmatischen Information* (MPI)[226]. Unter „Pragmatischer Information" versteht er im Anschluss an Ernst von Weizsäcker „Information, die Bedeutung hat". Gemeint ist damit, dass sich der Bedeutungsgehalt einer Information auf den Effekt erstreckt, den sie hervorruft. Der so in den Blick genommene Bedeutungszusammenhang bezieht sich auf die Korrelation von *Psi*-Quelle und Ziel. Von Lucadou geht davon aus, dass es sich hierbei um eine „nichtlokale Korrelation" handelt. Vereinfacht ausgedrückt, meinen nichtlokale Korrelationen ein (quanten-)physikalisches Entsprechungsgeschehen ohne direkte Wirkungszusammenhänge. Eine physikalische Signalübertragung wird hierbei gerade nicht postuliert. Vielmehr hat man es mit einer „geisterhaft" erscheinenden „Superposition" zu tun[227].

Nichtlokale Korrelationen hängen unter bestimmten Bedingungen „nicht von Raum und Zeit" ab[228]. Das sei jedoch im Bereich der Physik etwas Vertrautes und nur im Bereich der Psychologie ungewohnt, bemerkt von Lucadou. Lässt sich also die Parapsychologie nunmehr tatsächlich als Teilgebiet der Physik, als deren „Erweiterung" begreifen? Soll man das Paranormale als Teil der naturwissenschaftlich noch nicht ganz, aber immer besser verstandenen Weltwirklichkeit betrachten? In diese Richtung weisen von Lucadous Argumente: „Nichtlokale Korrelationen beschreiben die fundamentalen Eigenschaften der Materie", also nichts „Übernatürliches" mehr. Es fragt sich allerdings, wie legitim es von den *Psi*-Phänomenen selbst her ist, sie derart auf „Eigenschaften der Materie" zu reduzieren. Denn wie von Lucadou selbst bemerkt, muss dem neuen Modell zufolge die pragmatische Information, die durch *Psi* verarbeitet wird, sehr niedrig sein – und das trifft für viele einschlägige *Psi*-Phänomene keineswegs zu! Jene Sichtweise mag zwar geeignet sein, der empirischen Parapsychologie ein festeres Fundament in der *scientific community* zu verschaffen. Indes – geht sie dabei nicht zu selbstverständlich von einer Variante materialistisch-monistischer Metaphysik aus? Von Lucadou weiß: „Bedeutung besitzt keine physikalische Länge"[229]. Gleichwohl ist Geistiges als solches Teil unserer Weltwirklichkeit. So unbezweifelbar das ist, so offen bleibt allerdings nach wie vor die Grundfrage, ob Geist wirklich und immer „Eigenschaft der Materie" ist – oder ob es sich womöglich im Tiefsten gerade umgekehrt verhält, wie das viele Religionen und Philosophien meinen, oder aber drittens, ob an Stelle eines solchen spiritualistischen Monismus[230] nicht eine mehr oder weniger dualistische Variante ihr Recht haben könnte.

Insofern bleibt die Parapsychologie allemal auch an den Dialog mit den *Geisteswissenschaften* gewiesen. Dieser Eindruck verstärkt sich, wenn man die Rolle des Beobachters in den *Observational Theories* gründlich reflektiert – und zwar so gründlich, dass es dabei um mehr gehen muss als um das Ausräumen jenes verbreiteten „semantischen Missverständnisses" der Quantentheorie hinsichtlich der Differenz von Beobachter und Beobachtung. Gewiss, Beobachtung ist im quantentheoretischen Kontext ein Akt der Registration eines Ereignisses, der einfach auch durch eine physikalische Apparatur erfolgen kann, so dass Fragen des „Bewusstseins" völlig ausgeklammert bleiben mögen[231]. Lebendiger Geist spielt insofern im Rahmen des gegenwärtigen Standes der Quantentheoriebildung bei der Beobachtung von Quantensystemen kaum eine wesentlichere Rolle als bei der Beobachtung von klassischen Systemen. Und doch ist es die Quantentheorie selbst, die auf Grund ihrer holistischen[232] Struktur den Einbezug lebendigen Geistes in die Wirklichkeitserklärung durchaus nahelegt.

Der Physik-Nobelpreisträger Wolfgang Pauli, Mitbegründer der Quantentheorie, hat auf dem Hintergrund eigener *Psi*-Erfahrungen zusammen mit Carl Gustav Jung genau 100 Jahre nach dem Beginn parapsychologischer Forschung, also im Jahre 1952, das epochemachende Buch „Naturerklärung und Psyche" publiziert, in dem er bereits die Entwicklung einer Sprache zur gemeinsamen Beschreibung von Physischem und Psychischem fordert. In einem Brief von 1954 überlegte er: „Es könnte doch sein, dass wir die Materie, z.B. im Sinne des Lebens betrachtet, nicht ‚richtig' behandeln, wenn wir sie so beobachten, wie wir es in der Quantenmechanik tun, nämlich vom inneren Zustand des ,Beobachters' dabei ganz absehend." Beim Problem der Beobachtung in der Quantenmechanik sah Pauli also eine „Unvollständigkeit" – und zwar nicht eine der Quantenmechanik innerhalb der Physik, sondern eine der Physik innerhalb des *gesamten* Lebens! Vollständig würde die Physik demnach doch erst mit der konsequenten Berücksichtigung des Subjektiven im Objektiven, also der Rolle des Geistigen im Kosmischen – und zwar so, dass nicht am Ende Geisteswissenschaft sich in Physik aufzulösen hätte, sondern so, dass die Physik an das Gespräch mit den Geisteswissenschaften gewiesen wird. Laut Pauli gilt das insbesondere für den Fall, dass sich durch die empirische Parapsychologie *Psi*-Phänomene endgültig bewahrheiten würden, denn das könnte „zu heute noch gar nicht übersehbaren Entwicklungen führen"[233].

Mittlerweile wird das psychophysische Problem von Physikern und Parapsychologen unter ausdrücklicher Berücksichtigung der Erkenntnis diskutiert, dass die gesamte Realität neben der physikalisch erfassbaren Dimension auch Psyche, Bewusstsein bzw. Geist umfasst. Manche der verstorbenen großen Physiker wie Carl Friedrich von Weizsäcker, David Bohm und Hans-Peter Dürr tendierten durchaus zu Denkmodellen, die einem spiritualistischen Monismus nahekommen. Heute argumentiert beispielsweise auch der Biologe Ulrich Warnke in seinem Buch „Quantenphilosophie und Interwelt" (2020) in dieser Richtung[234]. Die Unsterblichkeitsfrage meldet sich insofern erneut an.

Der naturwissenschaftlich ausgewiesene Philosoph und Systemtheoretiker Ervin Laszlo versteht unter dem Begriff des *Psi*-Feldes ein Raum und Zeit verbindendes Feld, das er „als verallgemeinerte ,Psyche'" betrachtet und „im Schoß der Natur" wirken sieht[235]. Solche und ähnliche Überlegungen unter Zeitgenossen legen es der Parapsychologie nahe, sich ungeachtet ihres mittlerweile stark „paraphysikalischen" Selbstverständnisses auf ihren Ursprung im Jahre 1852 zu besinnen, der sich der Initiative eines Theologen verdankte. Dabei muss man heute freilich einräumen, dass die theologische Wissenschaft von der quantenphysikalischen Weiterentwicklung der Parapsychologie bisher noch kaum Kenntnis genommen hat. Und das, obwohl Umfragen unter Theologinnen und Theologen schon einmal belegt hatten, dass sie die Relevanz der Parapsychologie für religiöse Fragen vielfach keineswegs nicht in Abrede stellten[236]!

Kirche und Theologie zeigen heutzutage allenfalls noch in praktisch-theologischer Hinsicht Interesse an psychohygienischer Hilfestellung durch die Parapsychologie[237]. Deren Reduzierung auf eine streng immanentistisch ausgerichtete Wissenschaft war und ist der Preis dafür, dass sie im Reigen des säkularen Universitätsbetriebs überhaupt ein randständiges Dasein fristen darf.

Indes – die theoretische, insbesondere systematisch-theologische Bedeutung eines interdisziplinären Austausches zwischen beiden Wissenschaften ist von ihnen bis heute kaum realisiert – zum Schaden beider! Als eine Ausnahme lässt sich immerhin der nordamerikanische Theologe David Ray Griffin benennen: Er macht eine beachtenswerte Relevanz der Parapsychologie für die moderne, insbesondere liberale Theologie geltend. Diese werde zu einer explizit postmodernen liberalen Theologie, indem sie die parapsychologische Forschung in ihr Denken integriere[238]. Die mechanistisch-materialistische Ausrichtung der älteren liberalen Theologie könne und müsse unter Einbezug der Resultate der Parapsychologie überwunden werden. Für Griffin steht dabei fest, dass der Denkrahmen liberaler Theologie insgesamt zu erhalten sei, denn was die Parapsychologie erweise, sei ja gerade die Natürlichkeit der so mirakulös erscheinenden Phänomene. Damit wird ein offenbarungstheologischer Ansatz nicht unterstützt, wohl aber eine neue Besinnung auf elementare Religiosität, auf vitale Spiritualität. Hier zeigt sich exemplarisch, wie Verhältnisbestimmungen zwischen Parapsychologie und Theologie nach wie vor von weltanschaulichen Grundentscheidungen abhängen. Und die haben zu tun mit nicht nur erkenntnistheoretisch bedingten Positionierungen zur Frage der Seelenunsterblichkeit[239].

IV. Nahtodforschung: Spontan erfahrbare Unsterblichkeit?

Just als die sogenannte Öl-Krise 1973 die Welt erschütterte, machten sich Forscher konzentriert auf, Erfahrungsberichte aus der unmittelbaren Nähe des Todes verstärkt unter die Lupe zu nehmen und nach vergleichbaren Aussagen zu suchen. Und das mit durchschlagendem Erfolg. Sollte sich aller materialistischen oder säkularistischen Skepsis zum Trotz der Tod doch als transparente Größe erweisen lassen? Bieten Nahtod-Visionen ernst zu nehmende Indizien für die Unsterblichkeit der Seele?

Mitte der 70er Jahre formte sich erkennbar eine regelrechte „thanatologische Welle“[240] aus – gleichzeitig und unabhängig voneinander in den USA, in Deutschland und in anderen Ländern. In Amerika erschien damals der erste von mehreren Bänden des Arztes und Philosophen Raymond Moody über Nahtod-Erlebnisse: Die Pointe seiner Ausführungen bestand im Aufweis frappanter Ähnlichkeiten zwischen über hundert gesammelten Berichten. Vom Tunnel- und Lichterlebnis über den Schwebe-Eindruck bis hin zur Begrüßung durch bereits verstorbene Verwandte und Freunde und zum blitzschnellen Lebensrückblick reichte demnach die Palette gleichartiger Elemente. In Deutschland waren es vor allem theologische Verlage, die zu jener Zeit begannen, entsprechende Literatur zu verbreiten[241]. Und es war der evangelische Theologe Johann Christoph Hampe, der mit seinem Buch „Sterben ist doch ganz anders. Erfahrungen mit dem eigenen Tod“[242] einen ersten Bestseller auf dem Gebiet deutschsprachiger Nahtod-Literatur landen konnte. Anders als Moody bezog er neben Erlebnissen in Todesnähe auch spiritistische und sonstige Sondererfahrungen in seine Darstellung mit ein, um insgesamt für eine Korrektur der skeptischen „Ganztod-Theologie“ zu plädieren: „Auf die Gefahr hin, an diesem Punkt der platonischen Ketzerei ein Stückchen nahezukommen, vermag ich nicht zu glauben, daß die menschliche Person im Tode untergeht.“[243] Unsterblichkeitshoffnung war neu angesagt. Tatsächlich lässt sich kaum bestreiten: „Ob Hoffnung überhaupt eine sinnvolle Daseinshaltung ist oder nicht, das entscheidet sich für den einzelnen zuletzt an der Frage, ob es etwas zu hoffen gibt über den Tod hinaus. Alle vorläufigen Hoffnungsbilder sind in ihrem Sinn bedroht durch die Unausweichlichkeit des Todesgeschicks."[244]

Ein Schimmer in säkularer Nacht

Soviel hat sich im Rahmen der Forschung auf den Grenzgebieten der Psychologie, namentlich der Parapsychologie im Laufe eines Jahrhunderts immerhin gezeigt: Gesuchte Kontakte zu jenseitigen Geistern sind ungeeignet für eine seriöse Beweisführung zugunsten einer Unsterblichkeit der Seele[245]. Entsprechendes gilt auch für Untersuchungen spontaner „Erscheinungen" von Verstorbenen: Der parapsychologischen Geister-Hypothese stehen alternative Deutungs- und Erklärungswege gegenüber[246]. Größte Hoffnungen richteten sich deshalb auf einen Zugang zum Problem der Todeserhellung, der nicht schon von einer Art Geisterglauben herkommt, wiewohl er diesen am Ende stützen könnte. Gemeint ist die *Thanatologie* – eben in dem spezielleren Sinn der Befassung mit Berichten von spontanen Grenzerfahrungen in Todesnähe, oftmals im Zustand des „klinischen Todes". Dank dieser Forschung ist man laut Hampe befähigt, „in den Tod hineinzuschauen, wie er wirklich ist"[247].

Das aus dem Griechischen stammende Fachwort „Thanatologie" wird seit 1978 lexikalisch definiert, und zwar als „interdisziplinäres Forschungsgebiet, das sich mit Fragen des Sterbens und des Todes befaßt", namentlich mit „Sterbeerlebnissen" und dem Glauben „an ein Leben nach dem Tod"[248]. Diese Thanatologie kann sich auf medizinische, psychologisch-psychiatrische, soziologische und religionswissenschaftliche Disziplinen erstrecken – und sie bietet diverse Erklärungs- oder Deutungsmöglichkeiten an[249]. Ihre Befassung mit visionären Nahtod-Erfahrungen hat schnell das Interesse breitester Kreise gefunden und ist seither selbst zum Hoffnungsgegenstand für viele Suchende geworden.

Medizinerinnen und Mediziner waren authentischen Berichten von Menschen nachgegangen, die aus dem klinischen Tod oder aus unmittelbarer Todesnähe mit medizinischer Hilfe „reanimiert", also wiederbelebt werden konnten. Zumal solche Reanimationen durch den Fortschritt der Medizin immer häufiger gelungen waren, ergab sich die Möglichkeit, Hunderte, ja Tausende solcher Erfahrungsberichte zu vergleichen und auszuwerten, um von daher auch die Frage nach dem Weiterleben des Menschen jenseits des Todes neu zu beleuchten. Erkenntnisse an diesem Punkt zu gewinnen, wo jede innerweltliche Hoffnung zu enden pflegt, ließ sich zunehmend als eine Frucht derselben Wissenschaft betrachten, die bislang eher den Glauben an die reine Diesseitigkeit aller Dinge gefördert hatte.

Und in der Tat schien sich für die Sterbeforscher das Wort des Dichters Gottfried Keller zu bewahrheiten: „Es ist auf Erden keine Nacht, die nicht noch ihren Schimmer hätte..." Es zeichnete sich ab, dass Sterben entgegen landläufigen Erwartungen vielfach als lichtvolle, angenehme Erfahrung empfunden wird. Vor allem aber ließen die zahlreich veröffentlichten Visions- und Auditionsberichte aus unmittelbarer Todesnähe für viele Menschen die Möglichkeit einer nachtodlichen Existenz wieder eher glaubhaft und vorstellbar erscheinen. Der Gedanke der Unsterblichkeit gewann an Anschaulichkeit. Der „Blick nach drüben"[250] schien nun ins Gebiet der Möglichkeiten menschlicher Erfahrung zu fallen, der Tod seine abweisende, erschreckende Verschlossenheit zu verlieren. „Wir sind nicht nur von dieser Welt" – diese Formulierung in einem Buchtitel (1981) des damals TV-bekannten Wissenschaftspublizisten Hoimar von Ditfurth[251] kennzeichnete von daher die wachsende Aufgeschlossenheit vieler Zeitgenossen für Jenseitsfragen. Die hoffnungsvolle Aussicht auf eine Transzendierbarkeit der diesseitig-begrenzten Wirklichkeit war mit neuer Intensität aufgebrochen, seit man erkannt hatte, dass es nichts ist mit unendlichem Fortschritt und Wachstum. Von daher erklärte Hans Bender er die Attraktivität der Thanatologie: „Hinter diesem Bedürfnis nach Bewußtseinserweiterung steht offenbar die Frage nach dem Sinn der individuellen Existenz, die notwendig das Menschheitsproblem ihrer physischen Begrenzung durch den Tod einschließt. Das sind Probleme, auf die die Religionen eine Antwort bieten und die nun auch im Hinblick auf das wissenschaftliche Erkennen gestellt werden."[252]

Das grundsätzliche Dilemma der Thanatologie ist damit beim Namen genannt, und es steckt ja auch schon in ihrem Namen selbst. Als „Wissenschaft vom Tod" geht es ihr um das, was sich wissenschaftlich über das Lebensende ausmachen und aussagen lässt. Der Tod hat ja verschiedene Aspekte, nämlich immanente, empirisch zugängliche, und transzendente, geheimnisvolle. Thanatologie enthält insofern schon in ihrer Bezeichnung die Verlockung, unter Missachtung der Verschiedenheit und Unterscheidungsnotwendigkeiten im Blick auf die genannten Aspekte des Todes empirische Wissenschafts- und geistige Weltanschauungsbereiche zu vermengen. Die so zahlreich bekannt gewordenen Grenzerfahrungen in Todesnähe legen freilich vom Gehalt ihrer Aussagen her entsprechende Grenzüberschreitungen nahe. Man fragt sich, ob die zahlreichen subjektiven Behauptungen, transzendente, authentisch-jenseitige Erfahrungen gemacht zu haben, zur Grundlage einer empirischen Wissenschaft vom Tode in all seinen Aspekten, eben auch den jenseitigen, gemacht werden können. Wenn in dieser Richtung überlegt werden darf, so liegt die mögliche Relevanz der Thanatologie für die Beantwortung umfassender, letztlich religiöser Sinn- und Hoffnungsfragen auf der Hand. Peter Beisheim hat recht: „Das zunehmende Interesse an der Thanatologie ist ein Symptom der ständigen Überspezialisierung und nicht ganzheitlichen Schau des Lebens und der Wirklichkeit durch den technologisch orientierten Menschen, der sie in der Hand hat. Dem Bedürfnis nach einer totalen Integration des Lebens zu entsprechen, war traditionsgemäß die Funktion der religiösen Institutionen und wird es vielleicht einmal wieder sein.“[253] Inzwischen sieht es fast so aus, als könnte wissenschaftliche Erforschung des Todes zu solchem Anspruch auf die Integration des Lebens tendieren. Nicht wenigen scheint sie schon zur Quasi-Religion geworden zu sein. Doch Karl-Fritz Daiber betont: „Die Neubeschäftigung mit der Zukunft nach dem Tode ist eine wissenschaftliche. Sie ist nicht Religion, zumindest ihrem Selbstverständnis nach, sondern eben Wissenschaft, orientiert am grundlegenden Erfahrungsmodell dieser Gesellschaft.“[254]

Vorläufer der Nahtodforschung

Was hat nun die Thanatologie bislang herausgebracht? Um hier zu einem differenzierten Urteil zu kommen, lohnt es sich, diese neuartige Wissenschaft in ihrer geschichtlichen Entwicklung von den Anfängen bis in die Gegenwart wenigstens skizzenhaft in den Blick zu bekommen.

Der Philosoph Plato hat von seinem dem Tod entgegen sehenden Lehrer Sokrates die Worte überliefert: „Niemand kennt den Tod, und niemand weiß, ob er nicht vielleicht das größte Gut für den Menschen ist, und sie fürchten ihn, als wenn sie gewiss wüssten, dass er das größte Übel sei.“ Damit ist die Situation des sterblichen Menschen zwischen Bangen und Hoffen treffend beschrieben. Für die aufstrebende Philosophie Griechenlands war es demgemäß ein Leitmotiv, den Tod möglichst auf hinter ihm liegendes Sein transparent zu machen. Von daher ist es nicht verwunderlich, bereits bei Plato auf das Interesse an einer damals überlieferten „Nahtoderfahrung“ zu stoßen. Er berichtet von einem scheintot gewesenen Mann, der viel von seinen Eindrücken aus dem Jenseits zu erzählen wusste. Auch Plutarch schildert in ähnlicher Weise Sterbe-Visionen. Im Mittelalter ist daraus bereits eine ganze Literaturgattung geworden. Man denke insbesondere an Dante, der auf der Grundlage von Schilderungen eines scheintot gewesenen Knaben seine „Göttliche Komödie" entworfen hatte[255]. Aber man spürt es sämtlichen dieser Schilderungen ab, wie sehr sie nicht nur vom jeweiligen Geist ihrer Epoche, sondern auch von der pädagogischen Absicht dessen, der sie niedergeschrieben hat, geprägt sind. Insofern müssen gelehrte Hinweise auf „eine Fülle von Berichten über Nahtoderfahrungen aus früheren Zeiten" und dort angeblich anzutreffende „frappierende Parallelen"[256] von vornherein mit Zurückhaltung betrachtet werden. In vielen Fällen dürften den berichteten Geschehnissen zwar authentische Sterbe-Erfahrungen zugrundegelegen haben, die ja aufgrund ihrer so häufigen Bezeugung rund um den Erdball – eindrucksvollerweise übrigens auch bei Kindern[257] – als ein Phänomen des Menschseins schlechthin zu gelten haben. Doch das Bewusstsein um die religiöse oder weltanschauliche Bedeutsamkeit solcher Grenzerfahrungen hat schon frühe Tradenten dazu verführt, ihren Gehalt in einen ihnen gemäßen Konzeptrahmen zu transferieren. Auswahl und Art der Berichte sowie ihrer Dokumentation und Interpretation hängen in oft erstaunlicher Penetranz von der subjektiven Perspektive des jeweiligen Bearbeiters ab. Reinhart Hummel betont mit Recht: „Es liegt teilweise in der Natur solch eines wissenschaftlichen Grenzbereichs, daß diese Grenze verschwimmt und daß der Forscher den ständigen Umgang mit Krankheit, Sterben und Tod nur schwer erträgt, ohne eine eigene, ihn entlastende religiöse Überzeugung zu entwickeln. Das ist aber nicht alles. Der Forscher, der im Namen der Wissenschaft über ein Gebiet spricht, das in die traditionelle Zuständigkeit der Religionen fällt, wird in die Rolle des Künders und Propheten geradezu gedrängt."[259] Dies gilt es im Blick zu behalten.

Fragt man nach dem Alter der Thanatologie, so stellt man alsbald fest, dass ihre Wurzeln weiter zurückreichen als vielfach vermutet. Erste Anfänge begegnen nicht zufällig um die Mitte des 19. Jahrhunderts, als auch der Spiritismus Breitenwirksamkeit erreichte. Wenn Kenneth Ring sein Buch „Life at Death" (1980) für die „erste wissenschaftlich fundierte Untersuchung von Nah-Todeserfahrungen" hält[260], so täuscht er sich also gewaltig. Besser informiert zeigt sich Stanislav Grof in seinem Buch „Jenseits des Todes" (1984): „Die erste ernsthafte Studie über Erfahrungen in Todesnähe wurde nicht von einem Psychologen oder Psychiater des 20. Jahrhunderts, sondern von dem prominenten Schweizer Geologen Albert Heim im 19. Jahrhundert durchgeführt. Nach einer mystischen Erfahrung während eines beinahe tödlichen Absturzes in den Alpen begann Heim, sich für die subjektiven Erfahrungen in lebensbedrohenden Situationen oder während des Sterbens zu interessieren."[261] Der letzte Satz ist hier wiederum nicht zutreffend und illustriert insofern, wie wenig exakt oft historische Texte wahrgenommen werden. Albert Heim schrieb nämlich 1892, er habe seit mehr als 25 Jahren Materialien für seine Studie gesammelt[262], also bereits seit etwa 1865. Der von Grof gemeinte und von Heim ausführlich geschilderte Absturz ereignete sich aber erst im Jahre 1871! Das Rätsel löst sich, wenn man den Text der Studie genauer liest. Heim gibt als Motivation für seine Forschungsarbeit seine „eigenen Erlebnisse" an – er spricht also im Plural. Und tatsächlich erwähnt er an einer Stelle seiner Untersuchung ein Nahtod-Erlebnis, das er bei einem Unfall schon als Sechzehnjähriger hatte. Ferner schildert er ein weiteres, das er zehn Jahre nach seinem Absturz wiederum bei einem Unfall hatte[263]. Auffällig ist dabei, dass Heim seine Nachforschungen bereits mehrere Jahre vor dem großen, eigentlichen Nahtod-Erlebnis begonnen hatte. So ist schon von daher eine gewisse Voreingenommenheit gegenüber dem Gegenstand seiner Untersuchung anzunehmen. Immerhin stützt sich seine Studie auf zahlreiche persönliche Interviews von Menschen, die selbst durch Unfälle verschiedener Art in unmittelbarer Todesnähe gewesen sind, sowie auf mehrere Gespräche mit Ärzten, die viel mit Verunglückten zu verkehren hatten.

Heims Beobachtungen und Vergleiche sind zahlenmäßig und qualitativ beachtenswert. Aber wie bei anderen Autoren fehlt es auch bei ihm nicht an unzulässigen Verallgemeinerungen und Spekulationen. So schreibt er gegen Ende seiner Studie: „Unsere im Gebirge totgestürzten Freunde haben im letzten Momente ihre eigene Vergangenheit in Verklärung geschaut. Sie haben der Ihrigen noch liebend gedacht, sie waren schon erhaben über körperlichen Schmerz, reine, große Gedanken, himmlische Musik, das Gefühl des Friedens und der Versöhnung beherrschte sie, sie fielen in einen blauen und rosigen Himmel hinein so sanft, so weich, so selig – und dann war plötzlich alles still... Der Tod kann für den Bewußtlosen keine Veränderung mehr bedingen, die absolute Ruhe, das schmerzlose Ausgelöschtsein bleiben unverändert."[264] Die letzten Sätze zeigen deutlich, wie Heim der Versuchung erliegt, vom wissenschaftlichen Forschen ohne Übergang in die Sphäre der Pauschalierung und des weltanschaulichen Behauptens überzugehen.

In dieser Weise hat Heim in den folgenden Jahrzehnten bis hinein in unsere Gegenwart so manche Nachfolger gefunden. Ich greife ein Beispiel heraus, das ein paar Jahrzehnte nach Heim publiziert wurde, nämlich das dreibändige Werk „Vom Tode und von den Toten", verfasst von dem dänischen Domprobst Hans Martensen-Larsen. Auf den ersten Seiten von Band I mit dem Titel „An der Pforte des Todes" heißt es: „Unser Wissen reicht nur bis an den Vorhang, was hinter diesem ist, bleibt Gegenstand des Glaubens."[265] Und es muss gesagt sein: Die hier vorgelegten Dokumentationen und Interpretationen machen weithin einen recht besonnenen und sachverständigen Eindruck. Freilich zeigt der Duktus der Beispiele, dass der Darstellung die Annahme zugrunde liegt, es mit einem – wie auch der Titel von Band II lautet – „Schimmer durch den Vorhang" zu tun zu haben. Dass hierbei die Grenze zum Spekulativen überschritten wird, zeigt auf seine Weise der dritte Band, aber auch der Gesamttitel des Werkes, mit dem ja vorausgesetzt wird es handele „vom Tode und von den Toten". Insofern wird auch hier „Todeswissenschaft" nicht mit der erforderlichen erkenntnistheoretische Bescheidenheit betrieben.

Bald darauf, nämlich 1926 erschien in London die Studie „Death-Bed Visions" von Sir William Fletcher Barrett: Sie zeigt unter anderem anhand gesammelter Sterbebett-Visionen Beispiele auf, wonach längst Verstorbene die das Jenseits Berührenden begrüßten, um deren Abgeschiedenheit die aktuell Sterbenden noch gar nicht gewusst hatten.

Wieder einige Jahrzehnte später stößt man auf den Psychologen Julius Bahle. Unter dem Titel „Keine Angst vor dem Sterben" hat er sich 1963 „zur Psychologie des angstfreien und schönen Sterbens" geäußert. Seiner originellen, aber nicht unbedingt zutreffenden Theorie zufolge bewegt sich der Mensch im Sterben dieselben vier Stufen abwärts, die er von der Geburt bis zur Pubertät als Aufbaustufen durchmacht. Wer also auf den Tod zugehe, verliere zunächst das Wertbewusstsein, dann das Ichbewusstsein, schließlich das Bewusstsein überhaupt und am Ende sogar die Bewusstlosigkeit. Bahle bezog sein empirisches Material indirekt von zehn Ordensschwestern, die als Augenzeugen bei rund 4200 Sterbefällen verschiedenster Art zugegen gewesen waren. Im Durchschnitt hatte jede dieser Schwestern nur einen einzigen Fall erlebt, der im negativen Sinn als Todeskampf aufzufassen wäre – was sehr für die in der Thanatologie verbreitete Annahme spricht, dass Sterben in der Regel als „schön" und angenehm empfunden wird. Schließlich bringt Bahle 20 Nahtod-Erfahrungen, die die These vom schönen Sterben exemplarisch bekräftigen sollen. Er bescheinigt sich zwar selbst „Vorsicht und Zurückhaltung", behauptet aber im selben Atemzug, seine ausnahmslos „schönen" Beispiele beruhten nicht auf willkürlicher Auswahl[266]. Das Gegenteil ist ihm zwar nicht nachzuweisen. Wie einseitig jedoch seine Darstellung bleibt, wird deutlich, wenn man bedenkt, dass andere Sterbeforscher vor und nach ihm durchaus gelegentlich auch von schrecklichen Nahtod-Erlebnissen zu berichten wissen. Eines ist aber deutlich: In der modernen Nahtodforschung gibt es einen Trend zur Annahme eines in der Regel „schönen" Sterbens, während die Visionen des Mittelalters ganz überwiegend von Höllenfurcht geprägt waren. Schon diese Feststellung relativiert den scheinbaren Offenbarungswert der Thanatologie hinsichtlich der Rückseite des Todes.

Elisabeth Kübler-Ross und Raymond Moody

Ungeachtet verschiedener Veröffentlichungen im unmittelbaren Vorfeld des thanatologischen Aufbruchs in Amerika[267] war die Etablierung der Sterbeforschung aufs engste mit dem Namen der amerikanischen Sterbeforscherin Elisabeth Kübler-Ross verbunden. Nachdem sie ihrem Mann aus der Schweiz in die USA gefolgt war und sich dort als Psychiaterin qualifiziert hatte, erregten ihre Seminare über Sterben und Tod bereits seit 1966 Aufsehen[268]. Insbesondere der von ihr bevorzugte direkte Kontakt mit Patienten in der Sterbephase löste einerseits mancherlei kollegialen Protest, andererseits höchstes Interesse, ja Begeisterung unter den Teilnehmern ihrer überfüllten Seminare aus. Der namhafte amerikanische Thanatologe Robert Kastenbaum schildert den atmosphärischen Umbruch: „Ich kann Ihnen nicht vermitteln, welchen Eindruck es machte, wenn sie eine sterbende Person vor den Augen des Publikums befragte. Die Zuhörer hielten den Atem an, rissen die Augen weit auf und trauten kaum ihren Augen. Was wirklich zwischen Kübler-Ross und dem Patienten geredet wurde, war weniger wichtig als die Tatsache, daß eine Barriere durchbrochen worden war."[269] Bald schon hatte sich ihre engagierte Arbeit in weiten Kreisen herumgesprochen; die Presse schaltete sich ein, und die Öffentlichkeit war fasziniert. Die Frau, die es mutig unternommen hatte, das Tabu um Sterben und Tod zu brechen, wurde für zahllose Menschen, darunter Sozialarbeiter, Geistliche und Ärzte, zum Vorbild. Ihr erstes Buch „On Death and Dying" (1969, deutsch: „Interviews mit Sterbenden") machte sie als Leitfigur der modernen Sterbeforschung weltbekannt. Mit zahlreichen Ehrendoktoraten zollte man ihr schließlich von akademischer Seite her international Hochachtung. Als sie im Herbst 1990 im ehemaligen Ost-Berlin einen Vortrag mit dem bezeichnenden Titel „Leben – Sterben – Übergang" hielt, war die dortige Marienkirche mit 1300 Menschen überfüllt. Auf die Frage eines Zuhörers, ob sie an ein Leben nach dem Tod glaube, antwortete sie unter starkem Beifall: „Ich *weiß*, dass es ein Leben nach dem Tode gibt!"

Person und Werk dieser engagierten Ärztin und Wissenschaftlerin veranschaulichen die Implikationen und Tendenzen der Thanatologie. Noch vor dem Erscheinen ihres Erstlingswerkes hatte sich ihr Fragen und Engagement in naheliegender Richtung vertieft: „Ich bin von Natur her ein skeptischer Halbgläubiger, um es noch gelinde auszudrücken. Als solcher interessierte ich mich nicht um die Eventualität eines Lebens nach dem Tod. Doch gewisse Beobachtungen, die sich so häufig wiederholten, ließen mir keine andere Wahl, als mich diesem Problem zuzuwenden. Ich begann mich also damals darüber zu verwundern, warum sich noch niemand des Todesproblems ernstlich angenommen hatte, um es zu erforschen, und zwar nicht aus bestimmten wissenschaftlichen Gründen oder um bei gerichtlichen Prozessen damit dienlich sein zu können, sondern ganz einfach aus natürlicher Neugier."[270]

Innerlich von daher auf der Suche nach einer umfassenden Definition des Todes, erfuhr sie alsbald durch Krankenschwestern von einer Frau, die schon etliche Male auf der Intensivstation dem Tode nur knapp entronnen war. Erstmals interviewte sie daraufhin nicht eine aufs Sterben eigentlich erst gerade Zugehende[271], sondern vielmehr einen Menschen, der von unmittelbarer Todesberührung aus eigener Erfahrung berichten konnte. Jene Frau Schwarz war immerhin 45 Minuten lang „klinisch tot" gewesen und hatte währenddessen ihren Angaben zufolge den Bemühungen der Wiederbelebungsmannschaft über ihrem physischen Leibe schwebend zugesehen. Die Begegnung mit ihr bewegte und prägte die Sterbeforscherin zutiefst. Aus Grenz-Erfahrungen solcher und ähnlicher Art erhoffte sie sich Aufschlüsse hinsichtlich ihrer Frage nach dem Wesen des Todes.

Eineinhalb Jahre danach starb Frau Schwarz endgültig, und Kübler-Ross dachte seit längerem nicht mehr an sie. Da begegnete ihr diese Frau

Monate später während einer psychischen Extremsituation im beruflichen Alltag in Gestalt einer Erscheinung, die ihr Trost und Ermutigung für ihre Arbeit zusprach mit den Worten: „Ihre Arbeit ist noch nicht beendet. Wir werden Ihnen helfen.“[272] Kübler-Ross erzählt von ihren anfänglichen Zweifeln an der Erscheinung, unterstreicht aber schließlich deren Leibhaftigkeit insbesondere durch die Behauptung, auf ihre Bitte hin habe der Totengeist ein Blatt Papier beschrieben, welches sie seither schön eingerahmt besitze. Ab diesem Zeitpunkt stand sie nach eigenem Bekunden in Kontakt mit Wesen aus dem „Jenseits“, welche ihr Jahre später mitgeteilt haben sollen, ihre Arbeit mit Sterbenden sei nun abgeschlossen, da andere Leute sie jetzt fortsetzen könnten; ihre eigentliche Aufgabe bleibe aber, „den Menschen zu sagen, dass es keinen Tod gibt.“ Das tat sie denn auch, und zwar ohne ihre immer spiritualistischer werdende Überzeugung von ihrer Autorität als Wissenschaftlerin zu trennen. Für sie war und blieb das Sterbeerlebnis „eine Geburt in eine andere Existenz, die ganz, ganz einfach bewiesen werden kann.“[273]

Die erwähnte Mitteilung aus der Geisterwelt hatte sie bald nach dem Auftauchen eines anderen Sterns am Himmel der Sterbeforschung erhalten: Gemeint ist der schon erwähnte Arzt und Philosoph Raymond Moody. Dessen Beststeller „Life After Life“ (deutsch 1977: „Leben nach dem Tod“) erschien 1975, doch erst erst nach Abschluss seiner Arbeit hatte er sich mit der namhaften Sterbeforscherin in Verbindung gesetzt und sie um ein Vorwort für sein Werk gebeten. Rund 50 Personen hatte er bezüglich ihrer Nahtoderfahrungen interviewt. Den Anstoß dazu hatte seine kluge Beobachtung gegeben, dass die Erfahrungsberichte über todesnahe Bewusstseinszustände ganz verschiedener und einander unbekannter Menschen frappante Ähnlichkeiten aufwiesen. Von daher kam er zu dem Plan, in einem Buch die gemeinsamen Elemente einschlägiger Erfahrungsberichte herauszustellen. Er fand etwa ein Dutzend solcher Elemente und verband sie in origineller, freilich nicht unbedenklicher Weise zu einer idealtypischen Nahtoderfahrung, die in Literatur und Massenmedien gern und oft abgedruckt wurde[274]. Zu jedem der Einzelelemente lieferte er Beispiele aus den Interviews. Schließlich wies er auf angebliche Parallelen in der Bibel, bei Platon, im Tibetanischen Totenbuch sowie bei Swedenborg hin. Sein internationaler Best- und Longseller wurde gleichsam zum „Totenbuch“ für eine säkulare Welt: Übersetzt in Dutzende Sprachen, erreichte es eine nach Millionen zählende Gesamtauflage.

Von diesem Sensationserfolg angenehm überrascht, legte Moody 1977 einen Folgeband mit dem Titel „Reflections On Life After Life“ (deutsch 1978: „Nachgedanken über das Leben nach dem Tod“) vor. Darin beschrieb er zusätzlich entdeckte Elemente wie die Visionen von Allwissen und Lichtstädten, kam auch auf gerichtsähnliche Erfahrungen[275] und auf unangenehme Erlebnisse insbesondere bei Selbstmordversuchen zu sprechen und zählte einige weitere Beispiele aus der Geschichte auf. Zudem ging er auf unterschiedliche Reaktionen von Theologen auf sein erstes Buch ein.

Die von dem Mediziner Moody beigebrachten und etwas eilig zurückgewiesenen medizinischen und psychologischen Erklärungsmöglichkeiten für die geschilderten Phänomene ließen quantitativ wie qualitativ durchaus zu wünschen übrig. Immerhin räumte Moody ein, dass Grenz- bzw. Transzendenz-Erfahrungen in noch so extremer Todesnähe nicht dazu geeignet seien, ein Leben nach dem Tod zu beweisen[276]. Das hinderte ihn aber nicht, in den Titeln seiner Bücher vom „Leben nach dem Leben“ zu sprechen und durch die gesamte Art seiner Darstellung zu suggerieren, angesichts der so ähnlichen Berichte von Nahtod-Erlebnissen bleibe für irgendwelche Zweifel an einem „Leben nach dem Tod“ kaum mehr Raum.

Die Meinungen über den wissenschaftlichen Wert von Moodys Studien gehen auseinander[277], wobei zu beachten ist, dass Moody selbst wiederholt betont hat, seine Arbeit sei „keine streng wissenschaftliche Unternehmung“[278]. Seinen bestenfalls als populärwissenschaftlich einzustufenden Büchern stehen bemerkenswerterweise streng wissenschaftliche Untersuchungen zu Nahtoderfahrungen gegenüber, die bereits einige Jahre zuvor erschienen waren, aber keinerlei vergleichbare populäre Breitenwirkung erzielt hatten[279]. Ihre Intention war freilich der Moodys diametral entgegengesetzt: Während sie sich um „immanente“ Einordnungsmöglichkeiten bemühten, machte Moody aus seiner Überzeugung kein Hehl, dass „das von uns erforschte Phänomen eine Manifestation jenes Lebens“, nämlich der postmortal zu erhoffenden Unsterblichkeit sei[280]. Diese Aussage aber machte seine Publikationen so interessant, ja brisant zu einem Zeitpunkt, als die „thanatologische Welle“ die Aufnahmebereitschaft für entsprechende Botschaften enorm verstärkt hatte. Insofern ist er selber nicht ganz schuldlos daran, dass der 1992 verstorbene Psychologe Klaus Thomas feststellen musste: „Seine empirisch bedeutsamen Forschungen werden oft als pseudoreligiöse Offenbarungen verstanden und stiften dann Verwirrung."[281]

Über ein Jahrzehnt später lieferte Moody noch einen dritten Band zum Thema unter dem Titel „The Light Beyond" (1988, deutsch „Das Licht von drüben", 1989). Obschon er hier die mittlerweile enorm verbreiterte Thanatologie in ihren wichtigsten Resultaten rekapitulierte und andiskutierte, blieb er bei seiner grundsätzlichen Überzeugung. „Todesnähe-Erlebnisse faszinieren uns, weil sie den greifbarsten Beweis für eine spirituelle Existenz erbringen, den es überhaupt gibt. Sie sind buchstäblich das Licht am Ende des Tunnels."[282] Das Wort vom „greifbarsten Beweis" ist freilich relativistisch gemeint: Der Hoffnung auf „genügend schlüssige wissenschaftliche Beweise für ein Leben nach dem Tod" erteilte Moody am Ende seines dritten Bandes eine klare Absage. Für ihn blieb es nach allen Analysen ein Urteil des „Herzens", dass Rückkehrer aus Todesnähe für kurze Zeit „mit einer ganz anderen Wirklichkeit in Berührung gekommen sind." Das klingt bescheiden gegenüber dem nächsten Sterbeforscher, der in Amerika Berühmtheit erlangte: Kenneth Ring.

Kenneth Ring und die IANDS

Kurz nachdem Moody seinen zweiten Band veröffentlicht hatte, kamen in seinem Haus in Charlottesville (Virginia) junge Wissenschaftler wie Kenneth Ring, Michael Sabom und ein Dutzend anderer Interessierter zusammen, um gemeinsam neue Leitlinien für die zukünftige Erforschung der Nahtod-Erfahrungen zu erarbeiten. Diesem Treffen im November 1977 entsprang die Idee zur Gründung der „Association for the Scientific Study of Near-Death Phenomena" (IANDS)[283], deren Zielvorstellungen während einer weiteren Zusammenkunft im August 1978 in einem ersten Absichtspapier festgelegt wurden. Den Bestimmungen zufolge sollte sie den Interessen von Fachleuten und Laien an der wissenschaftlichen Erforschung von Nahtoderfahrungen dienen, also einen breitgefächerten Informationsaustausch fördern, Workshops einrichten, speziell auch Personen, die bereits eine oder mehrere Nahtod-Erfahrungen gehabt hatten, ein gemeinsames Forum bieten und anbei für finanzielle Unterstützung der einschlägigen Forschungsbemühungen sorgen. Seit Mai 1979 gab die Vereinigung ihre eigene, im Abstand von einigen Monaten erscheinende Zeitschrift *Anabiosis* heraus[284], die später umbenannt wurde in *Journal of Near-Death Studies*. Im Dezember 1980 wurde aus dem Verein die *International Association for Near-Death-Studies* (IANDS), die alsbald mehrere hundert Mitglieder aus allen Kontinenten zählte. Unter der Herausgeberschaft von Bruce Greyson und Charles P. Flynn führte der Band „*The Near-Death Experience. Problems, Prospects, Perspectives*“ 1984 grundlegend in die Thematik ein.

Erster Präsident von IANDS wurde Kenneth Ring, ein an der Universität von Connecticut tätiger Psychologie-Professor. Er hatte, wie bereits erwähnt, 1980 mit seinem Buch „Life at Death“ nach seiner eigenen Einschätzung die erste wirklich wissenschaftlich fundierte Untersuchung von Nahtoderfahrungen veröffentlicht, die später in den den USA auch in Taschenbuchform erscheinen konnte. Für die Arbeit an seinem zweiten Buch ließ sich Ring einige Zeit von seiner Präsidentschaft entbinden. Es erschien 1984 unter dem Titel „Heading Toward Omega. In Search of the Meaning of the Near-Death Experience“ (deutsch: Den Tod erfahren – das Leben gewinnen. Erkenntnisse und Erfahrungen von Menschen, die an der Schwelle zum Tod gestanden und überlebt haben, 1985, als Taschenbuch 1992), mit einem Vorwort von Kübler-Ross. Wie der Untertitel besagt, reflektiert Ring hier die Frage der Interpretation von Nahtoderfahrungen. 2011 machte ein Beitrag von ihm auf *Youtube* die Runde, in dem er die Nahtoderfahrungen von Atheisten und Skeptikern beleuchtete – sie wurde fast alle in irgendeiner Weise spirituell[285]!

Allerdings entfaltete Ring zum Teil gewagte Spekulationen. Zu undifferenziert wertete er die Grenzerlebnisse in Todesnähe als Erfahrungsgut von der Innenseite des Todes. Nun könne man begreifen, was „Tod“ wirklich heiße, und den Prozess des Sterbens in einer „ganzheitlichen Weise“ sehen, meint er in seinem Buch von 1984. Das Problem der Tatsache Tod wird hier zu platt gelöst durch die Botschaft, „daß es offensichtlich gar keinen Tod gibt“. Der Tod sei nicht zu fürchten, sondern im Gegenteil „als eine Begegnung mit der Liebe zu sehen“. Daraus erwachse ein neues, höheres Bewusstsein, das auch Menschen ohne entsprechende Grenzerfahrung für ihr Leben fruchtbar machen sollten. Der göttliche Funke im menschlichen Geist habe seinen Aufstieg begonnen, weshalb eine globale Katastrophe auf unserem Planeten noch verhindert werden könne. Heute zeugt die sich zuspitzende Klima-Katastrophe nicht gerade von einem solchen Aufstieg in den letzten Jahrzehnten. Ring hing damals aktuellen Vorstellungen der esoterischen *New Age*-Bewegung[286] an, zu der sich auch Kübler-Ross in ihrem Vorwort zu Rings

Buch bekannte. Sollte nun die Denkweise des ersten Präsidenten von „IANDS“ nicht merklich auf die eigentlich wissenschaftlich motivierte Vereinigung abgefärbt haben? Als jedenfalls mit dem Beginn der Präsidentschaft Rings die erste Nummer von *Vital Signs*, einer längst wieder eingegangenen Zeitschrift für die nicht spezifisch wissenschaftlich interessierte Mitgliedschaft erschien, trug sie bereits ein Emblem, das unverkennbar an das Tai-Gi des Taoismus erinnerte. Der anschließend amtierende Präsident Bruce Greyson versicherte 1982 in jener Zeitschrift (2/2) zwar ausdrücklich, die Vereinigung forsche unparteilich und gehe lediglich von der Bedeutsamkeit der Sterbe-Erlebnisse aus. Doch kann man das Wichtig-Nehmen von Grenz- und Transzendenzerfahrungen in akuter Todesnähe tatsächlich freihalten von jeglichen Verbindlichkeit erheischenden Tendenzen religiöser oder weltanschaulicher Interpretation? Tatsächlich veröffentlichte „IANDS“ 1985 – nun unter dem eng mit Kübler-Ross verbundenen Präsidenten John B. Alexander – tatsächlich eine neue Absichtserklärung, die mit dem hervorgehobenen Satz schloss, IANDS glaube, dass dort, wo Wissenschaft und spirituelle Traditionen einander so intensiv wie hier begegneten, sich das Potenzial menschlichen Bewusstseins am ehesten realisiere[287]. Da wurden offenkundig nicht mehr Neutralität und prinzipielle Offenheit, sondern ein Programm und eine Überzeugung hochgehalten. Um theologische Erörterungen im eigentlichen Sinn bemüht sich „IANDS“ nicht; die Suche nach Deutungsmustern für Nahtoderfahrungen spielt sich insofern dort vor dem Horizont „natürlicher Religiosität“ ab.[288]

Namhafte Vertreter der Nahtodforschung aus verschiedenen Ländern waren und sind bis heute in der IANDS aktiv – wobei sich der Horizont „natürlicher Religion“ weiter bestätigt[289]. Mit von der Partie waren unter anderem Karlis Osis und Erlendur Haraldsson, die 1977 mit ihrer viel beachteten interkulturellen Untersuchung zu Sterbebett-Phänomenen hervorgetreten sind[290], ferner der vorwiegend mit Krebspatienten arbeitende Charles A. Garfield[291] sowie Stanislav Grof, der als Vertreter der Transpersonalen Psychologie mehrere für die Deutung von Nahtod-Erfahrungen relevante Bücher vorgelegt hat. In hohem Maße hat IANDS dazu beigetragen, die Nahtodforschung in die Diskussion an amerikanischen Universitäten zu integrieren, während übrigens ihr Ableger in Deutschland erfolglos blieb[292]. Jedenfalls war die Befassung mit Sterbenden von Anfang an beheimatet an Universitäten, aber solange es ihr hauptsächlich nur um humanistische Sterbebegleitung ging[293], fanden erste wissenschaftliche Beiträge zur Erforschung der Grenzerfahrungen in unmittelbarer Todesnähe zunächst kaum in seriösen Fachzeitschriften Aufnahme. Es hatte über zehn Jahre gedauert, bis man nicht nur in den Massenmedien und in populär- oder pseudowissenschaftlicher Literatur, sondern auch in akademischen Kreisen die Bedeutsamkeit der außergewöhnlichen Bewusstseinsphänomene im Vorfeld des Todes erkannte. Methodisch sorgfältige Arbeiten vor allem von IANDS zugesellten Forschern hatten den Weg dazu bahnen geholfen.

Maurice Rawlings und christlicher Fundamentalismus

IANDS-Mitglieder taten das Ihre, um die Bedeutsamkeit der Nahtod-Berichte nicht allein im akademischen Raum, sondern in der breiten Öffentlichkeit hervorzuheben. So berichtete Ring 1984: „In buchstäblich Hunderten von Radio-, Fernseh- und Illustrierteninterviews haben in den vergangenen fünf Jahren Männer und Frauen – manchmal kommentiert von Forschern, um den Eindruck von Wissenschaftlichkeit zu erwecken - ihre Sterbeerlebnisse geschildert.“[294] Ring selbst war und blieb in Funk und Fernsehen ein begehrter Fachmann. Dasselbe galt für den Arzt Michael Sabom, der seinerseits von der Breitenwirkung der thanatologischen Bewegung zu erzählen weiß: „In Zeitungen und Zeitschriften abgedruckte Berichte über ähnliche ‚Jenseitsreisen‘ wurden etwas ganz Alltägliches, die Schlagzeilen der Boulevardzeitungen verkündeten mit schöner Regelmäßigkeit, es gebe endlich ‚Beweise‘ für ein Leben nach dem Tod, wöchentlich wurden Barpreise für die besten eingesandten ‚außerkörperlichen‘ Erlebnisse ausgesetzt, für Millionen von Dollar wurde ein ‚Dokumentarfilm‘ erstellt, der das Sterbeerlebnis in Science-fiction-Manier aufbereitete, und es erschienen Dutzende von Büchern, deren Autoren sich das lukrative Geschäft mit der Sensation nicht entgehen lassen wollten“[295].

Bargen die allgemein bekannt gewordenen Erlebnisberichte Reanimierter bereits in sich die Frage nach transzendenten bzw. religiösen Hintergründen des Phänomens, so trugen Massenmedien, Pseudowissenschaftler und Esoteriker schnell dazu bei, die weltanschauliche Brisanz und Ambivalenz des Materials zu verdeutlichen. Kein Wunder, dass Theologie und Kirchen hellhörig wurden. Insbesondere die Problematik des Verhältnisses von Nahtod- oder Sterbe-Visionen zu biblischen Hoffnungsaussagen wurde nun in den Blick genommen. Und hier waren namentlich christliche Fundamentalisten oder bibeltreue Evangelikale auf den Plan gerufen.

Kübler-Ross hatte bereits im Vorwort zu Moodys erstem Buch (1975) auf zu erwartende theologische Kritik hingewiesen. Moody berichtete dann in seinem zweiten Band über unterschiedliche Reaktionen von Pastoren. Es gab neben sozialkritisch oder theologisch motivierten, gegen jegliche Vertröstung auf ein schöneres Jenseits gerichteten Äußerungen durchaus auch positive, ja bisweilen begeisterte Rezeption durch Pastoren und Gemeinden. Ein Teil der Pfarrerschaft verhielt sich so, als habe das vorgelegte Material keine theologische, sondern lediglich medizinische Relevanz, wogegen Moody betont: „Dies steht im Widerspruch zu der Tatsache, daß die Menschen, die solche Erfahrungen hinter sich haben, sie in erster Linie auf ihren religiösen Glauben und auf ihre moralischen Wertvorstellungen beziehen und viel weniger auf ihren Gesundheitszustand im medizinischen Sinne."[296] Massive theologische Kritik aber kam aus den Reihen biblizistisch denkender Kreise. Sofern sie in den geschilderten Berichten von einem zuinnerst schönen Tod und von angenehmster Transzendenz-Erfahrung die biblischen Vorstellungen von Gericht, Hölle und Auferstehung vermissten, schrieben sie die Herkunft der als relevantes Phänomen nicht geleugneten Nahtod-Erlebnisse am liebsten dämonischer Einwirkung zu.

Tatsächlich brachten die erstarkende Nahtodforschung und die deren enorme Popularität viele überzeugte Christen hinsichtlich ihrer bibelorientierten Hoffnung in nicht geringe Verlegenheit. Umso sensationeller wirkte 1978 das Buch des Kardiologen Maurice Rawlings „Behind Death's Door"[297]. Einer seiner Patienten hatte während Wiederbelebungsversuchen unmittelbar von regelrechten Höllenvisionen gesprochen, konnte sich aber Tage später nur noch an wunderschöne Visionen in Analogie zu den bekannten Grenzerfahrungen erinnern. Diese Beobachtungen wurden für Rawlings zum Schlüsselerlebnis. In seinem Buch vertrat er die These, bei etwa der Hälfte aller Nahtoderfahrungen seien durchaus auch negative, höllenartige Visionen im Spiel, doch würden sie von den Patienten im Gegensatz zu den in der Regel daraufhin noch ebenso erfahrenen positiven Visionen verdrängt. Er kritisiert die nur „schönen" Berichte bei Kübler-Ross und Moody methodisch und inhaltlich[298]. Vor allem aber sah er sein Material und seine These in Einklang mit jenen Bibelstellen, die von einem doppelten Ausgang am Jüngsten Tag sprechen. Im Übrigen wies er mit 2. Kor 11,14 darauf hin, dass Satan als Engel des Lichts erscheinen könne; doch gern berichtet er auch von Jesus-Visionen in Todesnähe und schloss sein Buch mit missionarischen Tönen.

Bereits ein Jahr zuvor hatten John Weldon und Zola Levitt in ihrem Buch „Is There Life After Death?" einer solchen Perspektive mit biblizistischer Argumentation vorgearbeitet. Das Leben nach dem Tod ist ihrer These zufolge entweder himmlisch oder höllisch, und die Berichte von Nahtoderfahrungen, die nicht eine entsprechende „biblische" Sicht einschließen, sind demnach von Satan inspirierte Illusionen. In vergleichbarer Weise äußerte sich 1979 der Psychiater Philipp J. Swihart: Hinter Moodys bedingungslos liebendem „Lichtwesen" verberge sich Luzifer, sofern die Erscheinung sich nicht „absolut" mit der biblischen Offenbarung decke[299]. Derlei Deutungen ließen immerhin Raum für die erbauliche Darstellung von Erfahrungen in Todesnähe, die mehr oder weniger im Einklang mit biblisch-apokalyptischen Erwartungen standen. Zu erwähnen wären hier etwa die 1977 erschienenen Bücher von Betty Malz und Ralph Wilkerson[300]. Tim LaHaye vertrat 1981 gar die radikale Ansicht, alle Nahtoderfahrungen seien von Dämonen herbeigeführt mit dem Zweck, die Bibel in Misskredit zu bringen.[301]

Ebenso fragwürdig wie dieser Umgang mit dem Phänomen der am Ende gar nicht so einheitlichen Nahtoderfahrungen durch christliche Fundamentalisten blieb freilich auch der eines esoterischen „Fundamentalismus". Offenbarungsspiritisten und Mystiker aller Schattierungen suchten die thanatologische Forschung zu Gunsten ihrer monistischen Weltanschauung einzuspannen – nicht ohne Erfolg, wie die Beispiele von Kübler-Ross, Ring, Grof[302] und anderer zeigten. Das Hoffnungspotenzial der „thanatologischen Welle" ließ und lässt sich leicht für mancherlei Denkrichtungen ausbeuten. Im Horizont einer „sanften Verschwörung" (Marilyn Ferguson) bereiten sich gern auch esoterisch gestimmte Christen auf einen „sanften Tod vor" und erwarten „einen entspannten Übergang in einen anderen Bereich, ein anderes durchscheinendes und göttliches Reich. Wenn der Tod keine Herrschaft mehr über uns hat, dann sind wir bereit dafür, den Himmel auf dieser Erde ausbrechen zu lassen."[303] Als läge ein friedlicher Tod am menschlichen Tun oder Lassen...

Zur „thanatologische Welle" in Deutschland

In der Erforschung von Erfahrungsberichten aus unmittelbarer Todesnähe war und blieb Amerika allen anderen Ländern deutlich voraus. Die internationale thanatologische Bewegung verdankt ihren Aufschwung zu einem beachtlichen Teil der Wirkung einschlägiger Literatur – beispielsweise 2009 dem „The Handbook of Near-Death Experiences: Thirty Years of Investigation" und 2011 dem Aufsatz-Band „Making Sense of Near-Death Experiences", einem Handbuch für Kliniker. Zum Teil sind freilich in anderen Ländern auch eigene Initiativen ergriffen worden, insbesondere in Europa. So entstand in der Schweiz der „European Research and Information Center About Life After Life" mit Sitz in Genf und mit im Namen bereits erkennbarer Tendenz. In Österreich legte Emmanuelle Xipolitas-Kennedy eine psychologische Dissertation vor mit dem Titel „Archetypische Erfahrungen in der Nähe des Todes. Ein Vergleich zwischen ‚Todeserlebnissen' und ‚Todesträumen'" (Innsbruck 1980). In Italien fasste die Journalistin Paola Giovetti ihre Untersuchungen über Nahtoderfahrungen in dem Buch „Qualcuno e tornato" (Armenia 1981) zusammen. In Schweden veröffentlichten Jan Pilotti und Kersti Wistrand den Band „Consciousness and Death: A Book of Readings on Near-Death Phenomena and Out-of-Body Experiences" (Stockholm 1982). In England erschien die Studie „Return from Death. An Exploration of the Near-Death Experience" (London 1985) von Margot Grey, die auch die britische Sektion von „IANDS" gründete. Ihre Landsmännin Susan Blackmore setzte sich äußerst skeptisch mit Nahtoderfahrungen auseinander[304]. So ließe sich fortfahren, die Menge der weltweit erarbeiteten Einzelstudien ist mittlerweile nicht mehr überschaubar.

In Deutschland verdankte sich die Öffentlichkeitswirksamkeit der internationalen Nahtodforschung und ihrer Darstellungen besonders den Aktivitäten des bereits erwähnten evangelischen Theologen Johann Christoph Hampe, der seine diesbezügliche Vortragstätigkeit 1975 in die Publikation „Sterben ist doch ganz anders. Erfahrungen mit dem eigenen Tod" münden ließ. Dieses Buch erlebte zahlreiche Auflagen und wurde sogar für amerikanische Leser übersetzt. Die Bedeutsamkeit der anhebenden „thanatologischen Welle" für die religiöse Hoffnungsfrage war in der Bundesrepublik allein schon daran erkennbar, dass damals nicht nur Hampes Titel, sondern auch die Bücher der Kübler-Ross sowie das Büchlein des Psychiaters Eckart Wiesenhütter „Blick nach drüben" alle in theologischen Verlagen erschienen. Zur rechten Zeit wurde zudem das bereits 1964 in zwei Bänden publizierte Werk des Pfarrers Fritz Rienecker „Das Schönste kommt noch. Vom Leben nach dem Sterben“ in einer einbändigen Sonderausgabe (Wuppertal 1974) auf den Markt geworfen. Theologische Ausführungen zu den Fragen der Nahtod-Forschung boten in den Jahren darauf auch Einzelabschnitte verschiedener Bücher von katholischen und evangelischen Theologen[305], ohne dass allerdings von einer gründlichen Aufarbeitung der Thematik die Rede sein konnte. Lediglich einige Titel aus der fundamentalistisch ausgerichteten Nahtod-Literatur Amerikas wurden ins Deutsche übersetzt und hier zum Teil mehrfach aufgelegt[306]. Außerdem publizierte Willem Cornelis van Dam mit seinem evangelikal geprägten Buch „Tote sterben nicht“ eine kleine Fachstudie, die zu der Ansicht kommt: „Zu unserer Überraschung stimmen aber die untersuchten Erfahrungen immer wieder mit der biblischen Botschaft überein.“[307] Die biblische Botschaft kenne freilich „noch eine viel größere Perspektive auf eine noch reichere Zukunft hin“, als sie sich in diesen Erfahrungen ankündige. Doch nimmt van Dam keine wirklich gründlich zu nennende Untersuchung vor und ignoriert medizinische Erklärungsmöglichkeiten der betreffenden Grenz-Erfahrungen. Weithin blieb die deutsche Öffentlichkeit also ohne kompetente theologische Beiträge zur Sterbeforschung. Kein Wunder, dass esoterische Strömungen sich der Thematik umso erfolgreicher annahmen!

Als dann im Sommer 1977 Moodys „Leben nach dem Tod“ auf den bundesdeutschen Markt kam, wurde das Buch hier wie schon in Amerika zum Best- und Longseller. Bereits während der ersten acht Wochen wurden 80.000 Exemplare verkauft, nach zwei Jahren waren es 250.000. Ununterbrochen lag es seither in den großen Buchhandlungen auf; 1991 erschien es auch in sehr verbilligter Ausgabe. Als werbewirksam erwies sich von Anfang an das vor den Verfassernamen gestellte „Dr. med.“ – dabei hatte Moody bei Erscheinen der amerikanischen Originalausgabe noch nicht einmal sein Medizin-Studium abgeschlossen! Und bereits auf der Titelseite erschien die unzutreffende Behauptung: „150 Menschen, die einmal im medizinischen Sinne gestorben waren und doch überlebt haben, berichten...“ Denn in Wahrheit hatte Moody nach eigenen Angaben lediglich 50 Personen eingehend interviewt, von denen wiederum nur ein Teil „klinisch tot“ gewesen war. Sein 1978 in Deutschland erschienener Folgeband „Nachgedanken über das Leben nach dem Tod“, in dem sich Moody auf weit mehr Interviews und Literatur stützen konnte, befand sich immerhin auch kurzzeitig auf den Bestsellerlisten und erzielte insgesamt zwar weniger große, aber doch auch beachtliche Verkaufserfolge.

Man interessierte sich in der Folgezeit hierzulande nachhaltig für die Aussagen von Ärzten und Psychiatern zu den Berichten von Nahtoderfahrungen. So blieb nicht nur Eckart Wiesenhütters Taschenbuch über Jahre hinweg ein Verkaufsschlager; auch das Buch des Arztes Wladimir Lindenberg „Über die Schwelle“[308] konnte 1978 in 3. Auflage erscheinen. Ebenso fanden die abwägenden ärztlichen Kommentare von Paul Becker, Jörg Wunderli und Klaus Thomas eine große Leserschaft[309]. Ein „medizinisch-biblisches Zeugnis des Mediziners Hartmut Maier-Gerber unter dem Titel „Sterben – der Höhepunkt des Lebens“ erreichte noch im Erscheinungsjahr 1983 drei Auflagen. Die populärwissenschaftlichen Bücher der IANDS-Mitglieder Sabom und Ring sorgten ihrerseits für anhaltendes Interesse an der Nahtodforschung auch hierzulande. Besonders erfolgreich verkaufte sich Kübler-Ross’ Büchlein „Über den Tod und das Leben danach“, das ein spiritistisch orientierter Verlag in hoher Auflage in die esoterischen Regale der Buchhandlungen lieferte. Als esoterisches Taschenbuch ist später auch der Band der bereits erwähnten Parapsychologen Karlis Osis und Erlendur Haraldsson „Der Tod – ein neuer Anfang“ (deutsch zuerst 1978) erschienen: Die Autoren liefern hier aufgrund von Computer-Analysen einen ersten wissenschaftlichen Beitrag zur Erforschung von Sterbebett-Erfahrungen.

In den letzten Jahrzehnten sind dann etliche Bücher zum Thema auch auf dem deutschen Markt erschienen, die hier nicht mehr im Einzelnen aufzuzählen sind[310]. Stellvertretend für sie sei hier nur auf wenige neuere Werke hingewiesen. Der Kieler Theologieprofessor Enno-Edzard Popkes hat 2018 das umfangreiche Buch „Erfahrungen göttlicher Liebe. Nahtoderfahrungen als Zugänge zum Platonismus und zum frühen Christentum“ als Band 1 veröffentlicht, dem ein zweiter folgen wird. Die Titelformulierung soll pauschal als inhaltliche Bezeichnung für Nahtoderfahrungen stehen können. Doch schätzungsweise ein Fünftel aller NTE ist mindestens teilweise negativer Art, handelt von höllenähnlichen Visionen oder Auditionen und drückt insofern alles andere aus als „göttliche Liebe“; dies mehr oder weniger auszublenden, ist wissenschaftlich problematisch. Insgesamt verdeutlicht das Buch dennoch kundig, welche Leitfragen gegenwärtige thanatologische Diskurse prägen. Das sogenannte Leib-Seele-Problem[311] und die Debatten um ein angemessenes Verstehen von „Auferstehung“ gehören dazu. Das Reflexionsniveau ist hoch; doch auch Popkes erweist sich alles andere als neutral: Er tritt für ein „platonisches Christentum“ ein, womit sich indirekt ein durchschaubares Interesse an einer Wiederbelebung esoterischer Weltsicht und Glaubensweise verknüpft[312].

Nicht viel anders verhält es sich mit dem von Joachim Nicolay herausgegebenen Sammelband „Nahtoderfahrung – Religion und christlicher Glaube“[313]. Die zwei längsten von insgesamt fünf Aufsätzen liefert der Herausgeber selbst. In „Die Vielfalt religiöser Gestalten. Zum Religionsverständnis in Nahtoderfahrungen“ konzentriert er sich auf die unterschiedlich begegnenden Repräsentanten von Religionen innerhalb der Visionen. Sein zwischen Oberflächen- und Tiefenstrukturen differenzierendes Ergebnis besagt, dass letztere im Unterschied zu ersteren nicht variabel seien: Wo Symbolik kulturspezifisch erscheine, stehe sie keineswegs im Gegensatz zu kulturübergreifenden Gemeinsamkeiten im Spirituellen, sondern helfe letztlich, diese zu erkennen. Doch solch abstrahierende Konzentration aufs angeblich Wesentliche verführt Nicolay zu einer Einheitsthese, die theologisch genauerer Überprüfung kaum standhält. Dass die religiösen Gestalten innerhalb der Nahtod-Visionen beispielsweise allesamt ethische Belehrungen abgeben, ist zwar ein richtig erkanntes gemeinsames Merkmal, doch lässt sich die Frage nicht einfach vergleichgültigen, um *welche* ethischen oder auch dogmatischen Belehrungen es sich dabei jeweils handelt. So sind die Worte eines Lichtwesens „Jesus, Sananda und noch andere Namen habe ich“ inhaltlich durchaus nicht neutral, sondern sie entsprechen einer ganz bestimmten synkretistischen, vor allem theosophischen Lehrauffassung[314]. Nicolays Behauptung, dass innerhalb der Visionen die vielfältigen religiösen Traditionen allesamt in ihrem spirituellen Reichtum wertgeschätzt würden, trifft dort nicht zu, wo mitunter konkretere religiöse Offenbarungsansprüche auftauchen – ob direkt oder indirekt. Sein zweiter Aufsatz mit der Überschrift „Perspektive der Hoffnung – Begegnungen mit Jesus“ möchte die biblischen Geschichten von Jesu Auferstehung in die Reihe paranormal bekannter „Nachtod-Kontakte“ stellen. Dass schon das NT diese Deutungsvariante ausdrücklich zurückweist (Mat 28,13; 14,26ff; Luk 24,37ff; Joh 20,24ff), weiß Nicolay, doch hält er das Unterstreichen der Leiblichkeit des Auferstandenen für eine damalige Überbetonung. Damit aber greift er das Zentrum des christlichen Glaubens an, ohne dies theologisch hinreichend zu realisieren. Auch Paulus wird mit seiner Bekehrungsvision und Himmelsreise (2. Kor 12,1-5) entsprechend fragwürdig interpretiert. Am Ende plädiert Nicolay für ein neues Paradigma mit dem Leitbegriff der bedingungslosen göttlichen Liebe, die kein kommendes Gericht, wohl aber Seelenwanderung als akzeptables Denkmodell kenne. Geschickt und doch zu einseitig werden so NTE und ihre Erforschung wie seit langem in der US-amerikanischen Rezeption für eine esoterische, von *New Age*-Ideen inspirierte Perspektive vereinnahmt.

Des Weiteren stehen neben wissenschaftlichen und populär- oder halbwissenschaftlichen Publikationen ausgesprochen pseudowissenschaftliche Bücher und solche, die allenfalls journalistischen Wert besitzen[315]. Bisweilen werden dann Nahtoderfahrungen auf eine Ebene mit spiritistischen oder reinkarnatorischen Trance-Erlebnissen gestellt und mit ihnen vermischt[316]. Man darf die Verwirrung und Desorientierung nicht unterschätzen, die solche Literatur in breiteren Leserschichten zu erzeugen vermag. Vergleichsweise seriös wirkt daneben das von dem weltberühmten Bergsteiger Reinhold Messner veröffentlichte Buch „Grenzbereich Todeszone“ (1978), in dem es vor allem um einschlägige Berichte von Bergsteiger-Kollegen geht. Der bereits erwähnte Architekt Stefan von Jankovich schließlich hat sein eigenes Nahtod-Erlebnis 1984 in einem deutschen theosophischen Verlag in Buchform ausgebreitet, nachdem er es in wahrhaft missionarischem Eifer in zahlreichen Zeitschriften und Illustrierten publiziert hatte[317].

Karl-Fritz Daiber unterstreicht soziologisch „die Tatsache, daß derartige Publikationen offensichtlich ihren Markt haben, daß demnach also in unserer Gesellschaft das Bedürfnis besteht, neu über den Tod, die Zukunft nach dem Tod ... nachzudenken. Es scheint so, als ob dabei elementare Bedürfnisse im Spiel wären, das Bedürfnis nach Selbstvergewisserung, ... das elementare Problem der eigenen Identität. Trotz der beträchtlichen Auflagen dieser Publikationen sind die möglichen Leser Minderheiten in unserer Gesellschaft. Aber vermutlich signalisieren sie Unsicherheiten, die weit über den Kreis derer hinausgehen, die grenzwissenschaftlich sich mit Fragen des Todes und der Zukunft nach dem Tode beschäftigen.“[318] Das bestätigen auch die Soziologen Georg Soeffner und Hubert Knoblauch in ihrem umfangreichen Band[319]. Ein von ihnen geleitetes Forscherteam der Universität Konstanz hatte sich aufgrund sozialwissenschaftlicher Materialerhebungen und Reflexionen gegen die verbreiteten, namentlich von dem Mediziner Schröter-Kunhardt[320] unternommenen Versuche gestemmt, Nahtoderfahrungen universalisierend zu deuten. Koblauchs populärer Band „Berichte aus dem Jenseits. Mythos und Realität der Nahtod-Erfahrung“ hat dieselbe Tendenz; hier wird ausdrücklich die „theologische“ Thanatologie jener Nahtod-Forscher kritisiert, die aus dem erhobenen Material einen mehr oder weniger generell zutreffenden, quasi-dogmatisch fixierten „Mythos“ schustern zu können meinen[321]. Demgegenüber bringt er das „Prae“ soziologischer Forschung in die thanatologische Diskussion ein, indem er die kontextuelle Bedingtheit von Nahtod-Erlebnissen herausarbeitet[322], um sie als „erlebte Symbolwelten“[323] zu deuten. Das gelingt in beiden Büchern eindrucksvoll auf der Basis einer ersten bundesdeutschen repräsentativen Erhebung zu diesem Phänomen[324]: Sie belegt deutliche Unterschiede im Erleben und Deuten – vor allem zwischen den West- und Ostdeutschen, die eine Nahtod-Erfahrung gemacht haben. Das gilt etwa hinsichtlich der „himmlischen Welt“, die deutlich mehr von „Wessis“ genossen wurde, und schrecklichen Visionen, unter denen eher die „Ossis“ zu leiden hatten[325], aber auch hinsichtlich von Gotteserfahrungen, die bei „Wessis“ häufiger und in eher christlicher Weise gemacht wurde. Im Ergebnis steht fest: „Die Divergenzen der inhaltlichen Ausgestaltung sowie der Deutung der Nahtodeserfahrung verweisen auf kulturelle Einflüsse, die nicht nur die Interpretation der Erfahrung, sondern auch die Erfahrungsinhalte selbst berühren.“[326] Religionswissenschaftliche Befassung mit der Thematik kann dies nur bestätigen[327].

Jenseits der Wissenschaft aber informieren die „Massen“ allerlei Illustrierten und Zeitschriften – sowie vor allem Funk und Fernsehen. Schon seit den 70er Jahren war die Thematik der „Sterbeerlebnisse“ in den deutschen Massenmedien spürbar präsent. Gern übertrug man Podiumsdiskussionen, in denen Ärzte, Psychologen, Parapsychologen[328], Theologen und Reanimierte sich über die Frage der Interpretation der betreffenden Grenzerfahrungen unterhielten. Sogar in den Journalen von Tageszeitungen nahm man sich der Thematik an.[329] Von Moodys Büchern erschienen sogleich Auszüge in „Das Beste aus Reader's Digest“ und in „Hör zu“; und meist wurden in den zahllosen Besprechungen die unrichtigen Angaben der Titelseite unkritisch wiedergegeben: „Es sind Erfahrungen von 150 Menschen gesammelt, die einmal klinisch tot waren“ (so etwa „Die Zeit“ vom 7. Oktober 1977). Von und über Kübler-Ross konnte man natürlich auch in den Massenmedien lesen und hören[330]. Der „Spiegel“ machte zum rechten Zeitpunkt „Das schöne Sterben" zum Titelreport, um freilich der thanatologischen Welle kritisch zu begegnen[331].

Unkritisch, ja unsachlich fielen zahlreiche Artikel und Serien in diversen Illustrierten, Wochenblättern und Tageszeitungen aus. Beispielsweise hieß es in der Reihe „Der Tod ist nur ein Zwischenspiel" der Zeitschrift „7-Tage": „Die Thanatologie beweist uns heute: Das Leben nach dem Tod existiert ohne jeden Zweifel."[332] Am Kiosk erhältliche Printmedien wie „Psychologie heute" und „esotera" nahmen sich der Thematik auf ihre Weise an[333]. Natürlich ließen sich auch die Boulevardzeitungen entsprechenden Stoff nicht entgehen. Zum Beispiel lautete am 23. Oktober 1992 eine Schlagzeile der Bild-Zeitung: „Ich war 18 Minuten tot – es war schön". Der einschlägige Bericht bezog sich auf die live ausgestrahlte Schilderung einer Mutter im RTL-Frühstücksfernsehen. Ein nach Millionen zählendes Publikum erfuhr von ihrer Grenzerfahrung: Nach einem Autounfall war sie operiert worden; dann folgte minutenlanger klinischer Tod: „Ich fühlte mich plötzlich wie eine Feder, die schwebt. Es war warm, ganz viel Licht. Die Spannung fiel ab. Ich fühlte mich wie ein Engelwesen." Nur einige Wochen zuvor hatte die neue Zeitschrift „Astro-Woche" vom 20. August 1992 auf ihrem Titelblatt unter dem Stichwort „Tod" formuliert: „Die überflüssige Angst – Sterbende freuen sich auf das Jenseits". Der betreffende Artikel von Christel Winkelhagen behauptet: „Jetzt haben Wissenschaftler nachgewiesen, daß es nach unserem Tode weitergeht. Und zwar so wunderbar, wie wir es auf Erden nie erlebt haben." Ohne gültige Erläuterung bekommt man im Fettdruck zu lesen: „Die Wissenschaft hat bewiesen: Was die Sterbenden sehen, ist tatsächlich das Jenseits." Wie deutlich geworden ist, war indes ein Leben nach dem Tod schon ein Jahrzehnt früher durch die Nahtodforschung bewiesen worden – jedenfalls den Printmedien zufolge. Auch 2010 titelt die „Mittelbayerische Zeitung" vom 11. November auf Seite 3: „Also doch: Nach dem Tod geht's weiter". Wie aber steht es tatsächlich um die Beweislage?

Indizienbeweise für Seelenunsterblichkeit?

Der Philosophieprofessor John Martin Fischer resümierte in der *New York Times* vom 13. Februar 2020 unter der Überschrift „Are 'Near-Death Experiences' Real?", dass die viel diskutierten Grenzerfahrungen die Existenz von Himmel und Hölle zwar nicht beweisen könnten, aber doch Hoffnung eröffnen würden[334]. Tatsache ist allerdings, dass die Thanatologie ungeachtet der pseudowissenschaftlichen Ansprüche einiger ihrer Vertreter weit entfernt davon ist, ein Weiterleben jenseits des Todes allgemeingültig beweisen zu können – und schon gar nicht eine Unsterblichkeit der Seele mit Ewigkeitsdimension. Das hatte wie erwähnt bereits sogar Raymond Moody am Ende seines dritten Bandes deutlich zum Ausdruck gebracht. Zu groß und breit sind die alternativen Deutungsmöglichkeiten, auch wenn man diese wiederum kritisch betrachten kann.

Der spirituelle Erfahrungshunger unserer Zeit übersieht gern, dass sich „Erfahrung" grundsätzlich, und zwar bereits im Gehirn des Wahrnehmenden, aus zwei Kategorien konstituiert: aus dem Erlebnis und seiner gleichzeitigen Deutung[335]. Daher besteht jede Erfahrung mindestens zu einem Teil aus subjektiven Elementen. Insofern kann sie nicht objektiv als beweiskräftig gelten, wohl aber subjektiv Gewissheit erzeugen. Wem es um seiner identitätsstabilisierenden Gewissheit willen wirklich um Wahrheit zu tun ist, der wird freilich aus den genannten Gründen seine Sicht dialogisch in die Auseinandersetzung mit anderslautenden Deutungen hineingeben, also auch die medizinischen und psychologischen Beiträge zur Erhellung der Phänomene nicht ignorieren. Namentlich die Theorie einer blitzschnellen Ausschüttung körpereigener, morphium-ähnlicher Stoffe („Endorphine")[336] in Schock- oder Krisensituationen verdient hier Beachtung, ohne wiederum einen Anspruch auf Geltung als monokausale Erklärung erheben zu dürfen. Festzuhalten bleibt einstweilen: Der Tod erweist sich nach wie vor als Grenze des Wissens. Auch wenn man die Visionsberichte aus unmittelbarer Todesnähe einfach für sich sprechen lassen möchte, so geht doch aus ihnen selbst hervor, dass die Berichterstatter noch nicht „ganz" tot waren: Symbolische Bilder einer letzten Grenze pflegen da aufzutauchen, etwa ein Fluss oder ein verschlossenes Tor, und es heißt: Bis hierher und nicht weiter, sonst gibt es keine Rückkehr mehr! Die eigentliche nachtodliche Wirklichkeit bleibt insofern doch allemal verborgen. Und das könnte durchaus im Sinne des Regiments der das Jenseits und das All beherrschenden Macht sein…

Grenzen dienen freilich nicht nur der Unterbrechung und Abschottung, sondern sie sind auch dazu da, überschritten zu werden. Wissenschaftlich ist schon einmal klar, dass der Tod selbst aus diesseitiger Perspektive keinen „Punkt" darstellt, sondern ein prozessuales Geschehen: „Man stirbt auch bei sogenannten plötzlichen Todesfällen nicht plötzlich, sondern allmählich“[337]. Das sollte übrigens auch in der Debatte um Hirntod[338] und Organspenden bedacht werden. Ungeachtet dessen bleibt es bei dem Diktum Robert Kastenbaums: Es „sagen die Untersuchungen der Grenzerfahrung des Todes nichts über die Natur des Todes oder die Möglichkeit des Überlebens aus. Hier gibt es strenge Grenzen der Methodologie.“[339] So sicher also der Tod eine Grenze für die empirische Erforschung seiner geheimnisvollen Seite bleibt, so wenig bildet er eine Grenze für die Hoffnung des Menschen. Diese Grenzenlosigkeit möglichen Transzendierens lässt allerdings nach festem Anhalt, nach klarer Orientierung fragen, um nicht ins Bodenlose bloßer Phantasie, närrischer Illusion oder rauschhafter Halluzination zu stürzen. Darum braucht das menschliche Hoffen die Reflexion über sich selbst, über ihre Veranlassung, ihre Verantwortbarkeit. Es muss Philosophien und Theologien des Todes und der Hoffnung geben. Und sie müssen miteinander streiten dürfen, weil ihre Wahrheit in dieser Weltzeit allemal Fragment bleibt: „Denn wie kann man erhoffen, was man schon sieht?“ (Röm 8,24). Noch ist nicht erschienen, was wir sein werden (1. Joh 3,2) – auch die Nahtodforschung kann hat es nicht wirklich und klar sichtbar machen. Aber ihre Resultate sprechen keineswegs gegen ein Hoffen über den Tod hinaus. Das Hoffnungspotenzial der thanatologischen Perspektive ist enorm – doch wie steht es um klarere Orientierung, die wirklich Halt und frohe christliche Gewissheit gewährt? Taugen dafür die thanatologischen Indizien?

Tatsächlich gibt es auf diesem Forschungsgebiet manch Beeindruckendes vorzuweisen. Dazu zählen insbesondere nachträglich verifizierte Angaben über die räumliche Umgebung während der ärztlich noch versuchten Behandlung von medizinisch bereits Toten, wie sie neben Sabom der Kardiologe Pim van Lommel zusammengetragen haben[340] und eigens die *Aware*-Studie von 2014[341] erforscht hat. Hinzu kommen Berichte über ein jenseitiges Wiedersehen[342] mit bereits Verstorbenen, um deren Tod oder gar um deren Existenz die Betreffenden noch gar nicht gewusst hatten, während sie nach ihrer Reanimation die Wahrheit des so merkwürdig Erfahrenen tatsächlich verifizieren konnten[343]. Auch der bemerkenswerte Umstand, dass die in den Visionen anzutreffenden Verwandten oder Freunde in aller Regel tatsächlich verstorben waren, grenzt Nahtoderfahrungen etwa von bloßen Träumen[344] oder Phantasiereisen ab und lässt die Realität eines „Jenseits“ evidenter erscheinen. Zudem sind

Berichte sehr eindrucksvoll, die von betroffenen Medizinern stammen und eine längere Zeitdauer des „klinischen Todes“ umfassen.

In diese Richtung weist der Bestseller von Eben Alexander mit dem Titel: „Blick in die Ewigkeit. Die faszinierende Nahtoderfahrung eines Neurochirurgen“ (2013). Der Autor ist Mediziner, noch dazu Hirnspezialist. Sein Buch, das zwei Jahre lang weit oben auf der *New York Times*-Bestsellerliste für Sachbücher stand, hebt sich obendrein ein Stück weit vom „Üblichen“ ab und gewinnt dadurch an Glaubwürdigkeit. Seine spirituelle Betroffenheit zeigt sich übrigens auch in seinen späteren Büchern „Vermessung der Ewigkeit: 7 fundamentale Erkenntnisse über das Leben nach dem Tod“ (2016) und „Tore ins unendliche Bewusstsein. Die Grenzen der Realität überwinden und die wahre Natur des Lebens entdecken“ (2018). Letztgültige „Beweise“ für ein Leben nach dem Tod kann aber auch Alexander nicht liefern, obwohl er so tut, als seien seine Darlegungen und Deutungen nach allem Abwägen und Prüfen alternativlos. So betont er zwar, dass bei ihm tagelang der Neokortex ausgefallen sei – ein fürs Menschsein und Reflektieren wesentlicher Hirnteil[345]. Aber er unterschätzt die für Nahtoderfahrungen typische Einwirkung von Endorphinen, also morphium-ähnlicher Stoffe im Blut, die für mystisch anmutende, intensive Erlebnisse mitverantwortlich sein können.

Damit soll nun nicht etwa gesagt sein, dass sich der Realitäts- und Weisheitsgehalt seiner Erfahrung einfach wegrationalisieren ließe. Doch das absolut Zwingende, das den Schilderungen und Schlussfolgerungen dem ersten Anschein und ebenso dem Anspruch nach eigen zu sein scheint, begegnet auch hier nicht wirklich. Nachdenklich stimmt am Ende, dass Alexander, der ein Adoptivkind war, erst Monate später anhand eines ihm übergebenen Fotos aufging: Hinter der Identität seiner lichtvollen, anonymen Begleiterin auf dem Weg in jenseitige Dimensionen dürfte sich seine ihm irdisch bis dahin unbekannt gebliebene, längst verstorbene leibliche Schwester verborgen haben!

Für die Beweisfrage ist schließlich noch das Buch des Arztes Jeffrey Long relevant, der mit seinem Kollegen Paul Perry schon lange Nahtodforschung in den USA betrieben und ein Internetforum eröffnet hat, auf dem Menschen von ihren visionären Erfahrungen in unmittelbarer Todesnähe berichten können[346]. Auf der Basis Hunderter solcher Berichte hat er eine sogenannte „Gottesstudie“ erstellt, nämlich ausgewertet, welche Rolle „Gott“ in diesen Transzendenz-Erfahrungen spielt. Tatsächlich zeichnet sich überall dort, wo „Gott“ vorkommt, nahezu einhellig ein

Bild ab, das ihn als „absolute Liebe“, als „bedingungslos liebend“ und nicht verurteilend versteht. Dieses Resultat passt gut zu zentralen neutestamentlichen Aussagen. Indes – Jesus Christus spielt da als eindeutig erkennbarer Gottessohn keine Rolle. In der Folge kommt auch keine auf ihn bezogene Heilserkenntnis zur Sprache. Was bleibt, ist eine Art „natürliche Theologie“ der Liebe – schillernd in der Frage, ob Gott nun irgendwie personal oder eher als „reine Energie“ aufzufassen sei. Unterschiede zwischen den Religionen werden bagatellisiert. Die ohnehin oft mystisch gefärbten Sondererfahrungen an der Todesgrenze[347] erscheinen somit in einem Licht, das der Esoterik mit ihren typischen spirituellen Ausprägungen entspricht. Demgemäß wird der Lebenssinn hier oft so beschrieben, als bestünde er im „Lernen“ zwecks Entwicklung – eine nicht unbedingt biblisch gedeckte Auskunft. Immerhin ist ein ganzes Kapitel Höllen-Visionen gewidmet: „Unzählige Seelen, die weinten und klagten.“[348] Eine Stimme etwa erläuterte: „Das sind die Verlorenen.“ Es stimmt also keineswegs, dass Nahtodberichte immer nur vom schönen Sterben handeln würden. Wie solche negativen Ausblicke mit der ansonsten bevorzugten Perspektive zusammenstimmen sollen, dass doch alles letztlich eins und Gott als Liebe das Ganze, ja jede unsterbliche Seele im Grunde göttlich sei, wird von Long mit der spekulativen Annahme erklärt, die „armen Seelen“ könnten infolge möglicher positiver Entscheidungen schlussendlich doch wieder in die himmlischen Bereiche der Glückseligkeit zurückkehren. Das ist hier aber weder irgendwie belegt noch theologisch reflektiert[349].

Welche angeblichen „neuen Beweise für ein Leben nach dem Tod“ ergeben sich also bei Long? Gemäß dem wissenschaftlichen Prinzip, real sei, was mit hinreichender Konsistenz beobachtet werde, wird resümiert: „In der Gottesstudie übertreffen die konsistenten Beobachtungen die inkonsistenten bei Weitem.“ Skeptiker hätten dagegen keine eindeutigen und rundum einleuchtenden „Erklärungen“ für die spontanen Visionen in Todesnähe beizubringen. Die Autoren diskutieren durchaus Alternativerklärungen, aber sie lassen just die Frage außer Acht, welche Rolle etwa körpereigene Endorphine, also morphiumähnliche, rasend schnell ausstoßbare Stoffe in jenen Grenzsituationen spielen. Auch reden sie die mancherlei inkonsistenten Befunde klein, die doch wohl nicht auftauchen sollten, wären all die Jenseitsvisionen auf eindeutig Reales gerichtet. Eindrucksvoll bleibt gleichwohl auch in diesem Buch, dass „Begrüßungen“ und „Abholungen“ in den Visionen niemals durch in Wahrheit noch Lebende erfolgen – und zwar gerade auch dann, wenn Reanimierte erst hinterher erfuhren, dass die betreffende Person schon verstorben war. Solche Befunde lassen sich vielleicht am ehesten als „Beweise für ein Leben nach dem Tod“ anrechnen.

Christliches Hoffen über den Tod hinaus bedarf jedoch für seine Gewissheit solcher oder ähnlicher „Beweise“[350] nicht. Das bedeutet keineswegs, dass es quasi ein blindes Hoffen wäre. Reflexion ist erlaubt, ja dem geboten, der ihrer fähig ist. Denn Hoffnung ist als ernst gemeinte eine Gewissenssache. Wenn die Indizien dafür insgesamt beachtenswert sind, dass in der Diskontinuität des Todes sich eine Kontinuität auftut, sich also unübersehbare Anzeichen dafür abzeichnen, dass die Seele doch unsterblich ist, dann drängt es sich auf, dem näher nachzugehen und die Konsequenzen daraus in intellektueller Redlichkeit nach Möglichkeit auszuloten – theoretisch wie praktisch. Zurecht betont Alois Serwaty, es gebe keine berichtbare Erfahrung, die näher an die Todesschwelle heranreiche als die Nahtoderfahrung: „Und dies soll nach Ansicht mancher Theologen keine Bedeutung haben? Eine solche Logik verschließt sich mir vollständig.“[351] Durch die Nahtodforschung ergeben sich theologische Herausforderungen und Chancen ersten Ranges[352].

Dritter Hauptteil

„Geheimwissenschaftliche“ Zugänge

„Man braucht gar keinen starken Glauben, um sich vorzustellen, daß die geistige Person fortbestehen wird.“
Jörg Zink

Die christliche Kirche weiß von einem ganz bestimmten Verstorbenen, zu dem Kontakt möglich ist: Jesus. Aber er ist eben nach christlicher Überzeugung in keinem Totenreich zu suchen, sondern von den Toten auferstanden und seither direkt bei seinem himmlischen Vater. Ja dieser Mensch ist nach kirchlicher Lehre Gott selbst – mit dem Vater und dem heiligen Geist. In ihm ist Gott Mensch geworden, in ihm hat er selber den Tod erlitten – und überwunden, um so das Tür zur vollendeten Schöpfungswelt aufzustoßen, die universal mit der Auferstehung der Toten sichtbar und ewige Erfahrung werden wird. Wer mit Jesus Christus verbunden ist, für den hat darum nach dem Zeugnis der Kirche bereits hier und heute ewiges Leben in verborgener Weise begonnen. Kontakt mit Jesus zu haben ist möglich, weil er auferstanden ist von den Toten und zusammen mit dem Vater angebetet wird. Das bedeutet noch viel mehr als ein vage bleibendes „Jenseits“. Könnte doch ein nachtodliches Dasein immer noch ein sehr fragliches, tristes, vielleicht sogar verzweifeltes sein! Ewiges Leben heißt demgegenüber: bei Gott geborgen sein, für immer mit Gott leben, bei ihm wohnen dürfen. Darum geht es[353]. Irgendwelche okkulten Jenseitskontakte dank esoterischer „Geheimwissenschaft“[354] sind im Vergleich damit uninteressant.

Dass Neugierde in dieser Hinsicht prinzipiell nur begrenzt Sinn ergibt, wird aus diesem dritten Hauptteil erkennbarer werden.. Sehr viel wichtiger im Grunde ist jene fromme Neugierde, die über den Tod hinaus nicht nur nach Leben, sondern nach wirklich ewigem Leben, nach sinnerfüllter Unsterblichkeit fragt. So weiß der Naturwissenschaftler Werner Schiebeler, der als engagierter Anhänger spiritistischer Denkweise hervorgetreten ist, durchaus zu unterscheiden: „Fortleben nach dem irdischen Tode und Unsterblichkeit sind ja zwei verschiedene Dinge.“[355] Der

Astralleib, den Esoteriker als real ansehen, garantiert mitnichten ewiges Leben im religiösen Verständnis. Schon das Tibetanische Totenbuch durchschaut scheinbare Jenseitsvisionen – ob gesucht oder spontan[356] – als Spiegelungen eines Bewusstseins, das sich, ob hüben oder drüben, noch keineswegs als erlöst bezeichnen kann. Die andere Seite des Todes – und damit der Tod selber – ist eben doch geheimnisvoller, als es materialistische oder auch spiritualistische Bagatellisierungsversuche glauben machen wollen. Insofern bleiben namentlich „geheimwissenschaftliche" Zugänge suspekt.

V. Spiritismus: Seelenunsterblichkeit fürs Sommerland

Wie es um die Wahrheit über die Wirklichkeit jenseits des Todes steht, lässt sich im Diesseits keineswegs *objektiv* ausmachen – auch nicht durch irgendwelche Schlüssellöcher ins Jenseits. Weil in dieser Frage keine erweisbar verlässlichen Auskünfte zu erhalten sind, macht sich jeder Jenseitsglaube lächerlich in den Augen des säkularen Zeitgeistes bzw. des materialistischen Denkens. Aber bei näherer Betrachtung mag man diesen diesseitsorientierten Zeitgeist seinerseits lächerlich finden – lebt doch Säkularität weithin von einer gesamtgesellschaftlichen Verdrängung der Wirklichkeit des Todes[357]! Insofern ist das mannigfach versuchte Überschreiten solch beschränkter Diesseitsorientierung, wie es in den letzten vier Jahrzehnten geradezu esoterische Mode geworden ist, ein Stück weit sogar zu begrüßen. Das neue Fragen nach dem Jenseits innerhalb und außerhalb der esoterischen Bewegungen ist psychologisch, philosophisch und theologisch legitim – und mit Sicherheit gesünder als seine Tabuisierung oder allzu rasche Abfertigung[358].

Problematisch ist also nicht das Fragen als solches, sondern eher ein zu rasches Akzeptieren von Antworten. Dass es häufig zu solch vorschnellem, naivem Akzeptieren kommt, hat zwei Gründe. Der erste liegt auf Seiten des Empfängers: Er lechzt mit seinem Fragen existentiell nach möglichst erfahrungsgesättigter Antwort. Deshalb tendiert er nicht selten dazu, jegliche Auskünfte, die ein Wissen über das Jenseits des Todes behaupten, begierig aufzunehmen. Der andere Grund liegt auf Seiten derer, die ein solches Jenseitswissen für sich beanspruchen und mit autoritärer Geste weitergeben: Ihr Gestus verführt entweder zu raschem Abwinken oder eben zu rascher Akzeptanz. Beides aber ist falsch. Es prüfe, wer sich ewig bindet! Anders formuliert: Man prüfe sorgfältig, an welche Art von Ewigkeitshoffnung man seine Existenz bindet[359] – oder auch, aus welchen hieb- und stichfesten Gründen man meint, es sich leisten zu können, mit keinerlei Jenseits des Todes zu rechnen.

Die gängige *Skepsis* gegenüber Jenseitsspekulationen hat ein doppeltes Recht: Erstens liegen bis heute trotz über anderthalb Jahrhunderten parapsychologischer Forschung keine evidenten Beweise für ein Leben nach dem Tod vor[360]. Und zweitens sind die diversen subjektiven Offenbarungen oder Einblicke in ein angebliches Jenseits im Groben wie im Einzelnen recht widersprüchlich – sowohl innerhalb der verschiedenen Religionen wie auch innerhalb der esoterischen Bewegung. Damit relativieren sich all diese Offenbarungsansprüche gegenseitig. Andererseits ist die Existenz unseres Weltalls mit allem Wunderbaren, das es neben seinen chaotischen Strukturen enthält, einschließlich der Existenz unseres eigenen Bewusstseins, Grund genug, die Frage nach einem verborgenen Sinn und Ziel nicht einfach wegzuschieben oder pauschal abzulehnen. Der Ernst dieser großen Frage macht wiederum alle Versuche suspekt, hier völlige Beliebigkeit walten zu lassen. Es besteht folglich Anlass genug, sich mit den Ansprüchen, Auskunft über ein Ziel jenseits des Todes geben zu können, verantwortungsvoll auseinander zu setzen. Insbesondere ist dieser Anlass aus der Sicht kirchlicher Theologie gegeben, der das Evangelium von der Auferstehungswirklichkeit am Herzen liegt, so dass sie dessen Grundaussagen zu anderslautenden Offenbarungsansprüchen in ein kritisches Verhältnis zu setzen hat.

Im Folgenden werde ich das weite Feld esoterischer Jenseitsvorstellungen nur exemplarisch und natürlich ohne Vollständigkeitsanspruch angehen[361]. Dabei kommt es mir aber durchaus darauf an, dass ein Gesamteindruck von dem möglich wird, worum es den behandelten und ähnlichen „Auskünften“ eigentlich geht. Methodisch erscheint es mir sinnvoll, vor allem die neuzeitliche Entwicklungen auf dem Gebiet der nachtodlichen Perspektiven ein Stück weit in den Blick zu nehmen[362]. Meine geschichtlichen Rückblicke werden sich zudem mit solchen Gestalten und Lehren befassen, die noch heute Anhängerschaften verzeichnen.

Spiritualistische Jenseitskontakte in der frühen Neuzeit

Als Martin Luther (1483-1546) zum Reformator wurde, glaubte er zunächst noch an die Möglichkeit, Seelen Verstorbener könnten sich aus dem Jenseits melden. Er teilte den Arme-Seelen-Glauben seiner katholischen Kirche, demzufolge gequälte Seelen aus dem Fegfeuer heraus Lebenden erscheinen und durchs Lesen von Messen Linderung oder gar Befreiung von ihren Leiden erfahren könnten. Nachdem er als Professor für Biblische Exegese aber die Belege aus der Schrift überprüft hatte, änderte sich seine Sichtweise, und er kam zu der Überzeugung, die Fegfeuerlehre sei lauter Lüge. Vor allem kritisierte er ihren Zusammenhang mit der Messopfer-Lehre und dem damaligen Ablasshandel: „Darum ist das Fegfeuer mit all seinem Gepränge, Gottesdienst und Gewerbe für lauter Teufelsgespenst zu achten. Denn es ist auch gegen den wichtigsten Glaubensartikel: dass allein Christus und nicht Menschenwerk den Seelen helfen soll“[363]. Der Reformator wusste überdies um paranormale und spiritistische Erfahrungen, hat sie aber auf die Dauer nicht als Grundlage für Glaube und Lehre akzeptiert. Zu Papst Gregor dem Großen (540-604) und seinen Schriften meinte er: „Derselbe zeigt viele Beispiele von Geistern, die erschienen sind, welchen er als ein guter, frommer und einfältiger Mann geglaubt hat, dazu auch von fliegenden Lichtern und Irrwischen, denen er geglaubt hat, als wären es Seelen – welche doch die Heiden vorzeiten nicht für Seelen gehalten haben und in bezug auf welche nun offenbar ist, dass es Teufel sind“[364]. Luther polemisierte gegen die Erscheinungen von Armen Seelen aus dem Fegfeuer, die nach etlichen gelesenen Messen endlich kundzutun pflegen, erlöst gen Himmel zu fahren. Dies und Ähnliches sei durchweg Teufelsbetrug. Selbst wenn es sich dabei um gute Seelen handeln würde, solle man sich von ihnen nicht belehren lassen über das hinaus, was Christus selbst lehre[365].

Das Zeitalter der Aufklärung hat später die kirchlich und philosophisch tradierte Lehre von der Unsterblichkeit der Seele keineswegs pauschal verabschiedet. Zwar haben sich die Vorstellungen vom „Jenseits“ etwas verändert, aber sie sind mitnichten einfach verschwunden. In der neuzeitlichen Philosophie sind sie vor allem abstrakter geworden. Im Gegenzug dazu haben sogenannte „Neuoffenbarungen“ über das Jenseits umso konkretere Inhalte geliefert. Dabei heben sie sich von der kirchlichen Grundbotschaft merklich ab; namentlich der Kreuzestod Jesu Christi wird von ihnen durchweg nicht als erlösungskräftig akzeptiert.

Der Mathematiker und Naturwissenschaftler *Emanuel Swedenborg* (1688-1772) brachte auf diesem Feld einen markanten Neubeginn. In seiner Person kündigte sich die „Dialektik der Aufklärung" bereits sinnenfällig an: Der neuzeitlichen Vernunft hatte er ausgiebig Tribut gezahlt, als ihn die Geisterwelt einholte. Bei ihm befinden sich die Inhalte seiner Jenseits-Offenbarungen mit aufklärerischen Ideen wie Gott, Unsterblichkeit, Vernunft, Tugend, Freiheit und Fortschrittsglauben in bemerkenswetem Einklang, während die christliche Trinitäts- und Versöhnungslehre von seinen Engeln und Geistern aufklärerischem Denken gemäß verworfen werden[366].

Als Philosoph der Aufklärung ging Immanuel Kant auf Swedenborg in der kleinen Schrift „Träume eines Geistersehers, erläutert durch Träume der Metaphysik" (1766) ein, in der er ihn als „Erzphantast unter allen Phantasten" bezeichnete. Kants Kritik richtete sich keineswegs gegen die Überzeugung von der Unsterblichkeit der Seele, sondern gegen Swedenborgs mangelnde Berücksichtigung des Umstands, dass die Geisterwelt nicht mehr in den Kategorien von Raum und Zeit zu denken sei. Zwar offenbaren die Engel dem Geisterseher, es gebe im Himmel nicht Zeit noch Raum im irdischen Sinne. „Das Ausgedehnte", lehren sie, „gleicht dort nicht dem Räumlichen der Welt. In der Welt ist es begrenzt und läßt sich messen, im Himmel unbegrenzt und unermeßlich."[367] Was so reflektiert anhebt, hält sich aber nicht durch. Man erfährt, es gebe im Himmel genau wie auf der Erde Osten, Süden, Westen und Norden – bestimmt durch die geistige Sonne. „Der Abstand zwischen Sonne und Mond im Himmel beträgt 30 Grad", ist also – neben der kuriosen Vorstellung eines jenseitigen Mondes – nun sehr wohl messbar. In den himmlischen „Kirchen" – auch ein Kuriosum! – steht der Prediger im Osten auf einer Kanzel, und die Hörer sitzen um ihn herum im Halbkreis. Außerdem liest man einerseits, Engel hätten keinerlei Begriff von Zeit: „Im Himmel gibt es keine Jahre und Tage, sondern stattdessen Zustandsveränderungen." Andererseits werden immer wieder zeitliche Prozesse beschrieben – wie ja doch überhaupt die immer wieder beschriebenen „Zustandsveränderungen" nicht zeitlos zu denken sind!

So christlich sich im Übrigen der Jenseitsspezialist Swedenborg zu geben versucht, indem er Christus als Gott und als Retter vor vollständiger Verdammnis anerkennt – mit einer endzeitlichen Wiederkunft Christi zur Auferstehung der Toten und Erneuerung der Welt kann und will er nichts anfangen. Was die Bibel von solcher Zukunftshoffnung aussage, sei rein symbolisch zu nehmen und bedeute in Wahrheit das Eintreffen unmittelbarer Offenbarung, wie sie nun durch ihn, Swedenborg, hindurch erfolge. Also solle der Kirchenchrist „nicht länger in seinem irrigen Glauben hinsichtlich der Letzten Dinge“[368] verharren, sondern dem Neuoffenbarer lauschen. Die Wiederkunft Christi sei in der durch ihn vollzogenen Enthüllung des inneren Schriftsinns bereits geschehen: Mit ihr habe die „neue Kirche“ ihren Anfang genommen.[369]

Als deren maßgeblicher Prophet betont Swedenborg: Der Herr hat „das Inwendige meines Geistes aufgeschlossen und mir gegeben, mit all denen, die ich je bei Leibes Leben gekannt hatte, nach ihrem Tode zu reden... Sie baten mich zu sagen, daß sie nicht tot seien, sondern jetzt ebenso als Menschen lebten wie zuvor; sie seien nur von einer Welt in die andere hinübergegangen und wüßten nicht, daß sie dabei irgendetwas verloren hätten, da sie wie zuvor über einen Leib und alle Sinne verfügten.“ Der Tod als bloßes „Hinübergehen“ wird spiritualistisch als „Auferweckung“[370] kaschiert – was nicht darüber hinwegtäuschen darf, dass biblisch mit „Auferweckung“ etwas anderes gemeint ist als ein Hinüberwechseln in ein höheres, besseres Stockwerk des Diesseits.

Bei Swedenborg gerät das Jenseits als ein solch oberes Stockwerk ins Fahrwasser einer gewissen Trivialisierung: Die Geisterwelt wird zur ziemlich direkten Fortsetzung des Diesseits. In sie gelangt der Mensch unmittelbar „nach dem Tode zuerst, um dann nach vollbrachter Zeit, je nach seinem Leben in der Welt, entweder in den Himmel erhoben oder in die Hölle geworfen zu werden.“ Einem Tal zwischen Bergen und Felsen gleiche die Geisterwelt; die Hölle sei von ihr aus nur durch Löcher, Spalten oder breitere Klüfte zugänglich. Auch der Himmel sei auf allen Seiten „eingezäunt“[371]. Letzteres ist sogar im übertragenen Sinne zu verstehen, denn in Ablehnung der reformatorischen Gnadenlehre betont Swedenborg, dass „niemand aus unmittelbarer Barmherzigkeit in den Himmel aufgenommen werden kann.“ Endzweck der göttlichen Liebe sei vielmehr „die ewige Seligkeit der Menschen aus ihrem Göttlichen“ heraus[372]. Dem Menschen ist demnach eine spirituelle Autonomie zu eigen, die darauf beruht, dass er seine innerste Substanz aus der göttlichen Substanz des einen Gottes selbst bezieht[373]. Darum sei er zu eigener Leistung in Sachen Erlösung fähig und gefordert. Die göttliche Erlösungstat Christi helfe ihm dabei: Sie bestand nicht etwa im heilsamen Kreuzestod, sondern in der Unterwerfung der Höllen und im Ordnen der Himmel[374]. Doch auf der Grundlage dieser Erlösungsvoraussetzung müsse der Mensch sich selbst kraft seines freien Willens voranarbeiten, um der himmlischen Gemeinschaft teilfhaftig zu werden. Er müsse Gottes Gnade bejahen, sonst büße er sie ein: „In jener Freiheit der Wahl, die jeder Mensch hat, liegt der Grund, daß der Mensch umgebildet werden kann.“[375] Mit solcher Betonung der Wahlfreiheit rückt der Mensch selbst gewissermaßen an Gottes Stelle: Nicht der Schöpfer, sondern das Geschöpf entscheide über die Ewigkeit, wird gegen Luther und Calvin gelehrt.

Swedenborg erklärt ferner: „Ein in der Welt noch unbekanntes Geheimnis besteht darin, daß der Himmel in seinem Gesamtumfang einen einzigen Menschen darstellt.“[376] Ebenso habe dann auch jede der himmlischen Gesellschaften die Form eines Menschen. Dasselbe sei von den Engeln zu sagen. Swedenborg versichert, „daß die Engel in jeder Hinsicht Menschen sind, ... außer daß sie nicht mit einem materiellen Leib überkleidet sind.“ Aber auch das seien sie früher einmal gewesen, denn alle Engel, ob im Himmel oder in der Hölle, seien „aus dem menschlichen Geschlecht hervorgegangen.“ So wird der Mensch bei Swedenborg zum entscheidenden Maßstab der transzendenten Perspektive. In der Folge wird etwa das Verhältnis von Arm und Reich nicht mehr wie in Jesu Gleichnis vom armen Lazarus (Lukas 16, 19ff) durch Gottes Gericht im Jenseits auf den Kopf gestellt. Vielmehr offenbart der bürgerliche Seher, Reiche kämen ebenso leicht in den Himmel wie Arme: „Das Los vieler Reicher im Himmel ist, daß sie mehr als andere im Wohlstand leben. Einige von ihnen wohnen in Palästen...“ Deutlich ist hier das Jenseits Gegenstand erstaunlich weltlicher Projekt geworden.

In Swedenborgs Fußstapfen tritt als nach ihm wohl bekanntester Neuoffenbarer der Österreicher *Jakob Lorber* (1800-1864). Auch dessen Visionen sind nicht einfach vom Himmel gefallen, vielmehr hat er vor seinem ersten Offenbarungserlebnis bereits ausgiebig Swedenborg-Lektüre betrieben. Entsprechend entwirft er eine Art Jenseits-Topographie und unterscheidet Himmel, Mittelreich und Hölle. Seine Entschleierungen über das kosmische Erlösungskonzept Gottes bringt er in etlichen Bänden zu Papier. Demnach muss sich der Mensch jenseitig weiterentwickeln und in einem individuellen Lernprozess voranschreiten. Im Unterschied zu Swedenborg, der den Gedanken an Reinkarnation noch strikt abgelehnt hatte, baut ihn Lorber in sein System spirituellen Fortschritts zaghaft ein[377]. Mögliche Seelenwanderungen erstrecken sich auf ferne Planeten – und nur in Ausnahmefällen wieder auf den Planeten Erde. Der pädagogische Evolutionismus wird auf diese Weise gegenüber Swedenborg noch gut neuzeitlich verstärkt – und mündet hier in die von Swedenborg noch nicht gelehrte Überzeugung einer endlichen All-Erlösung.

Trotz entsprechend gigantischer Perspektiven muten viele Vorstellungen Lorbers über das Jenseits eher trivial an. So schildert er die Sterbeszene eines Armen, der seinen Angehörigen visionär versichert: „Der Tod hat seine Schrecken vollendes ausgezogen; für mich gibt es keinen Tod mehr.“[378] Kurz darauf wechselt dieser Alte ins feinstoffliche Jenseits hinüber und begrüßt „drei überaus freundliche Männer in weißer Faltenkleidung“ mit einer langen und breiten Rede, um angesichts der romantischen Himmelsherrlichkeiten endlich zu seufzen: „O Gott, o Gott! Es ist wahrlich kaum mehr auszuhalten!“ Lorber weiß überdies von einem jenseitigen Kinderreich, in welchem die Schüler über vieles unterrichtet werden. So erfahren sie in einem „Weltbildungsmuseum“, dass sich der Erdball aus Lichtäther über einen Tautropfen und dann einen undurchsichtigen Klumpen durch steten Zuwachs bis zur gegenwärtigen Größe entwickelt habe. Auch belehrt Lorber naiv darüber, der jenseitige „Vorhimmel“ beginne 17000 Meter über der Erde.

Mit seinem spiritualistischen System hat der Neuoffenbarer Jakob Lorber etliche Anhänger gefunden, die heute in der sogenannten Lorber-Bewegung organisiert sind. Zu den neueren „Nachfahren“ zählen vor allem Frauen wie *Gabriele Wittek*, die „Prophetin“ des „Universellen Lebens“, und *Erika Bertschinger-Eicke* alias „Uriella“, die Regentin des sektiererischen Ordens „Fiat Lux“[379]. Obwohl sich deren Systeme und Aussagen über Christus im Detail oft unterscheiden, teilen diese „göttlichen Sprachrohre“ einhellig die Überzeugung von der zentralen Bedeutung der Reinkarnation[380]. Ohne Seelenwanderung lassen sich ihre kosmisch ausgreifenden Jenseitsvorstellungen schlicht nicht denken. Damit aber machen sich verstärkt Elemente östlicher Religiosität, namentlich der Karmagedanke von Tun und Wirkung, in der spiritualistischen Sinngebung von Tod und Unsterblichkeit bemerkbar[381]. „Alles ist Gesetz“ – dieser Satz aus dem Universellem Leben[382] ist im Grunde an die Stelle des biblischen Satzes „Gott ist Liebe“ getreten.

Unsterblichkeit in der modernen Theosophie

Der Erlanger Theologieprofessor Philipp Bachmann erklärte 1920, der Spiritismus mit seiner Sorge um das Leben und Wiedersehen nach dem

Tode könne als „Philosophie und Eschatologie der kleinen Leute“ gelten, während die Theosophie mit ihren tieferen Fragen und Ausblicken eher als „Eschatologie der Intellektuellen“ erscheine[383]. Tatsächlich ging es der modernen Theosophie[384] von Anfang an um okkultistische Erfahrungsweisheiten im weiteren Sinn, so dass sie für gebildete Schichten attraktiv wurde. Im Grunde gehört sie mit ihren diversen, noch heute aktiven Einzelorganisationen zum weiten Feld des Spiritualismus. Doch ihre Autoritäten pflegen sich weniger auf Offenbarungen aus dem Mund von Engeln oder Verstorbenen zu berufen als vielmehr auf den Kontakt mit sogenannten „Meistern“. Darunter werden extrem fortgeschrittene Menschen verstanden, für die die Grenze zwischen Diesseits und Jenseits kaum mehr existiert und die angeblich zumeist völlig verborgen leben.

Die Gründung der Theosophischen Gesellschaft hatte 1875 in New York in spiritistischem Umfeld stattgefunden: Aus dem zunächst anvisierten *Miracle Club* wurde die *Theosophical Society*, die unter ihrem langjährigen Präsidenten Henry S. Olcott aufblühte. Inspirierend für sie war namentlich die seit ihrer Kindheit okkultistisch interessierte Deutschrussin Helena Petrovna Blavatsky (1831-1891)[385]: Sie strebte damals bewusst über die geistigen Niederungen des ihr geläufigen Spiritismus hinaus und bemühte sich um eine philosophisch untermauerte Esoterik. Ihre Weisheitsoffenbarungen erhielt sie angeblich von höher entwickelten Meistern zugespielt. Ihr zweibändiges Werk „Die entschleierte Isis“ von 1877 beruhte teilweise auf „automatischem Schreiben“, also auf Geisterdiktat. Es griff Christentum und abendländische Wissenschaften scharf an. Deutlich bevorzugte es den Vorstellungsrahmen eines Höhersteigens der vom materiellen Leib befreiten Seele in jenseitige Sphären. Darin waren Blavatskys Vorstellungen vom herkömmlichen Spiritualismus gefärbt: Seelenwanderung sah die Theosophin zunächst nur in Ausnahmefällen am Werk[386].

Im Jahre 1880 jedoch trat die Vielgereiste zusammen mit Olcott zum Buddhismus über. Seitdem erst bekannte sie sich zu der von östlicher Religiosität geprägten Reinkarnationslehre: „Wir glauben an ein niemals irrendes Gesetz der Vergeltung, Karma genannt... Wir glauben aber weder an eine stellvertretende Sühne noch an die Möglichkeit eines Nachlasses auch nur der kleinsten Sünde durch irgendeinen Gott...“[387] Moderne Theosophie geht im Übrigen davon aus, dass der Tod selbst die Identität in keiner Weise verändere: Im Jenseits treffe der entleibte Mensch „nichts anderes an, als was er vor seinem Tod im Bewußtsein, in

Gedanken und Gefühlen in sich trug.“[388] Er lebe in Sphären, die seinen mitgebrachten Vorstellungen vollkommen entsprächen. Verspüre er Hunger, genieße er imaginäre Früchte. Er arbeite an seiner geistigen Weiterentwicklung und erklimme dadurch höhere, immer himmlischer anmutende Stufen der Jenseitswelt. Doch diese Aufwärtsbewegung sei keine endlose: Das gereifte spirituelle Ego habe erneut hinabzusteigen in materielle Gefilde, um sich neu zu reinkarnieren und so kraft neuer Erfahrungen weiterzuentwickeln.

Auch Blavatskys Schülerin Annie Besant, die spätere Präsidentin der Theosophischen Gesellschaft, lehrte in ihrem Buch „Uralte Weisheit“ von 1897 so etwas wie Selbsterlösung über viele Leben hinweg: „Die Entwicklung des Menschen erfolgt durch wiederholte Verkörperungen, in die er durch sein Begehren hinein gezogen wird und aus denen er sich durch Wissen und Opfer befreien kann, wodurch das Göttliche, das in ihm immer schon keimhaft verborgen war, zu voller Wirksamkeit entfaltet wird.“[389] Dabei wird der Mensch als eine Spiegelung des geoffenbarten Gottes verstanden. Auch in dieser theosophischen Deutung vereinigen sich morgen- und abendländische Aspekte: Einerseits wird gemäß indischer Religiosität nicht nur der Mensch, sondern der ganze Kosmos zyklisch wiedergeboren; andererseits wird in diese Zyklik der Fortschrittsgedanken hineinprojiziert und so eine universale Entwicklung in Gestalt einer Spiralbewegung am Werk gesehen[390]. „Jede Persönlichkeit ist eine neue Rolle für den unsterblichen Schauspieler, der auf der Bühne des Lebens immer wieder auftritt...“[391] Dieser unsterbliche Schauspieler ist im Kern das spirituelle Ego. Es wird zu einer spirituellen Kraft zugunsten des kosmischen Systems, wenn es sich mit allen übrigen Selbsten eins weiß: Von dort aus „kann der Mensch als einer der Erlöser der Welt wirken...“[392]

Anthroposophie: Selbsterlösung der unsterblichen Seele?

Das Jenseitsdenken Rudolf Steiners (1861-1925)[393] – er war von 1902 bis 1912 Generalsekretär der deutschen Sektion der Theosophischen Gesellschaft, um dann geistiger Vater der Anthroposophie zu werden[394] – orientierte sich ebenfalls am Reinkarnationsgedanken[395]. Von der Unsterblichkeit des menschlichen Wesenskerns war er „geheimwissenschaftlich“ überzeugt[396]. Der Tod habe eine geistige Seite, von der aus er „immerfort als der Sieg des Geistes, als das Heraus-sich-Winden des Geistes aus dem Physischen“ erscheine, um so „unser Ich-Bewußtsein nach dem Tode“ zu entzünden[397]. Steiner schildert den Fortgang: „Luzifer muß uns nun begleiten durch die weiteren Sphären zwischen Tod und neuer Geburt. .. Der führt uns in die Welt, in die wir hinaus müssen, damit wir für eine neue Inkarnation vorbereitet werden.“[398] Es gebe die Notwendigkeit einer zunehmenden Vergeistigung, die das Bewusstsein bis hinauf zur Gottseligkeit transformiere.

Das Jenseits spielt dabei eine wichtige Rolle: Es bedeutet laut Steiner die Geisteswelt, in deren Stufungen es zu einem langen Läuterungsprozess kommen muss, nachdem sich das spirituelle Ich von Äther- und Astralleib gelöst hat und „allkosmisch“[399] geworden ist: „Was Menschen irdisch-leiblich erwerben an geistiger Vertiefung, wird nachtodlich weiterbearbeitet, um später, auf höherer Stufe geläutert, wieder einer irdischen Existenz zugeführt zu werden.“[400] Die Vorstellungen eines platten Spiritismus lehnt Steiner klar ab[401], doch als esoterischer Lehrer weiß er: „Ein fortwährender reger Verkehr findet statt zwischen den sogenannten Toten und den sogenannten Lebenden.“[402] Gleichwohl bleibe – zumal im Zuge der unterstellten Wiederverkörperungen – auch das diesseitige Leben wichtig.

In dieser Hinsicht bedeutet für Steiner „das Karma auf der einen Seite eine Erlösung des Menschen durch sich selbst, durch sein eigenes Bemühen, durch seinen stufenweisen Aufstieg zur Freiheit im Laufe der Wiederverkörperungen, und andererseits dasjenige, was den Menschen dem Christus annähert“[403]. Steiner meint: Nur „wer von der Grundanschauung des theosophischen Gedankens nicht viel versteht, mag sagen, der Gedanke von dem erlösenden Gott widerspreche der Selbsterlösung durch das Karma“[404]. Hieraus ist ersichtlich, wie Steiner östliche und westliche Theosophie auf einen Nenner zu bringen trachtete.

1922 wurde er dann auch zum geistigen Vater der damals von jungen Theologen aus Enttäuschung über Theologie und Kirche ihrer Zeit gegründeten „Christengemeinschaft“[405]. Tatsächlich taucht der Begriff der Selbsterlösung hier nun erneut auf. Es gebe neben den „subjektiven“ Sünden auch die „objektive“ Ursünde, die „Mutter aller übrigen Sünden“, und überdies objektive Sündenfolgen, die nicht mehr ungeschehen, also vom Menschen auch nicht „wieder gutzumachen“, sondern allein von Christus aufzulichten seien. Die erlösende Christus-Tat auf Golgatha habe insofern den Verfall des göttlichen Erbes im Menschen gestoppt. Auf dieser Basis jedoch wirke der Mensch an seinem eigenen Heil mit:

Die „individuellen Sünden finden ihren Ausgleich in dem, was durch Selbsterlösung erreicht werden muß; sie müssen durch Selbsterlösung im Verlaufe des irdischen oder überirdischen Lebens ausgeglichen werden“[406]. Es geht Steiner also unverkennbar um ein Zusammenwirken von Gott und Mensch im Werk der Erlösung: „Aber ist es dann nicht möglich, bei etwas, was der Mensch durch sich selbst vollbringen soll, ihm dabei zu helfen?“ Zum einen lehnt Steiner mithin eine völlig autonome Selbsterlösung ab, zum andern reduziert er die Erlösung durch Christus auf eine unentbehrliche Hilfe. Christus erhält lediglich eine Teilfunktion. Wie Helmut Obst bestätigt, „wandten sich die meist evangelischen Gründungsmitglieder der Christengemeinschaft fundamental gegen zentrale reformatorische Erkenntnisse ihrer Mutterkirche.“[407] Die reine Gnade durch Jesus Christus im kirchlichen Sinne wird verneint.

Nicht wenige neuere Esoteriker haben sich mit ihren Lehren vom Jenseits mehr oder weniger an Vorgaben Steiners gehalten. Gerade die Details aber, in denen sie immer wieder auch von ihm abweichen, bestätigen nur aufs Neue, dass es eine „objektive“ Erkenntnis des Jenseitigen nicht gibt. Es bleibt alles am Ende eine Glaubensfrage – so auch, ob man nun esoterisch auf die autonome Entwicklungs- und Selbsterlösungskraft der unsterblichen Seele vertraut oder christlich auf die Barmherzigkeit Gottes, der seine Schöpfung vollenden und die Toten in diesem universalen Zusammenhang ganzheitlich zur Auferstehung rufen wird.

Christen geht es demgemäß um viel mehr als um die neugierige Spekulation, ob der Tod nun das absolute Ende sei oder nicht. Dass das Sterben kein absolutes Ende sei, setzen sie voraus; dazu brauchen sie keine okkulte oder parapsychologische Forschung, sondern einfach nur den biblisch begründbaren Glauben daran, dass diese Welt von ihrem Schöpfer sinnvoll und mit einem Ziel für alle Geschöpfe gesetzt worden ist. Um dieses Ziel aber geht es ihnen vor allen Dingen. Dabei handelt es sich nicht nur um ein Endziel für die individuelle Seele, sondern um die Bestimmung für das Universum insgesamt. Das Bekenntnis zur Auferstehung der Toten umfasst diese universale Perspektive: Gott vollendet seine Schöpfung insgesamt, wenn er die Lebenden und die Toten erlöst in sein ewiges Reich eingehen lässt. Über Einzelheiten dieser Zusammenhänge ist im Laufe der Kirchen- und Theologiegeschichte zwar viel spekuliert worden, aber die unterschiedlichen Vorstellungen über Himmel, Fegefeuer und Seelenschlaf sind für die christliche Hoffnung nicht das Wesentliche. Worauf es Christen vor allem ankommt und ankommen sollte, ist in dieser Hinsicht zweierlei: dass sie sich in der Gemeinschaft mit Jesus Christus zum ewigen Leben in einer vollendeten Schöpfung berufen wissen – und dass für sie eben in der Gemeinschaft mit dem Auferstandenen diese Zukunft inmitten der vergänglichen Welt schon begonnen hat. Ihre entsprechende „dialogische" Unsterblichkeitsüberzeugung ist formuliert in dem Wort Jesu: „Wer an mich glaubt, der wird leben, ob er gleich stürbe; und wer da lebt und glaubt an mich, der wird nimmermehr sterben" (Joh 11,25f).

Spiritistische Jenseitsvorstellungen

Die zuletzt behandelten Jenseitsvorstellungen gehören je auf ihre Weise in den weiten Bereich des „Spiritualismus". Dieser Begriff besagt, dass hier Geisterlehren auf der Basis eines geistigen Gesamtverständnisses der Wirklichkeit entwickelt worden sind, die allemal noch religiöse Züge zeigen. Davon nicht ganz scharf trennen, aber doch unterscheiden lässt sich das Phänomen des landläufigen „Spiritismus", der sich eher experimentell mit der Kontaktierung Verstorbener befasst – und weithin auch begnügt[408]. Weltanschauliche Vorstellungen kommen in diesem Kontext eher indirekt und implizit zum Zuge, ohne deshalb unwesentlich zu werden. Ihre Hauptfunktion liegt aber im Grundsätzlichen, nämlich in der Verabschiedung eines rein materialistischen Wirklichkeitsverständnisses, für das mit dem Tod alles aus ist.

Den Kontakt mit Totengeistern zu suchen, ist ein Unterfangen, das seine Wurzeln bereits im Schamanismus hat. Neu ist in der Moderne sein Auftreten als Massenphänomen – just in dem Augenblick, als der Materialismus im Abendland zum Massenphänomen zu werden drohte. Materialistische Literatur fand gegen Mitte des 19. Jahrhunderts zunehmend Verbreitung: Linkshegelianer wie David Friedrich Strauß, Ludwig Feuerbach[409] und Karl Marx übten scharfe Kritik an christlicher Religion und jeglicher Jenseits- und Unsterblichkeitshoffnung. Ein bloßes Behaupten einzelner Jenseitsvisionäre, also der oben skizzierte neuoffenbarerische Spiritualismus wurde angesichts dieser Entwicklung nicht mehr hinreichend als Gegengewicht empfunden. In einer Zeit zunehmenden Erfolgs naturwissenschaftlicher Welterkenntnis musste es vielmehr darauf ankommen, die Wirklichkeit des Jenseits erfahrungsmäßig unter Beweis zu stellen. Der empirische Zugang zur Geisterwelt auf breiter Ebene wurde wichtiger als die Offenbarungsmächtigkeit einiger großer Seher.

Aufsehen erregte um die Wende zum 19. Jahrhundert Friedrich Anton Mesmer (1734-1815) mit seiner These von einer das ganze All durchdringenden und verbindenden „magnetischen“ Kraft, die er sich als feinstoffliches universales Fluidum vorstellte und für therapeutisch nutzbar hielt. Da Trancezustände bei seinem Heilverfahren eine bedeutende Rolle spielten, wurden sie zum „Einfallstor“ von Kundgaben aus der Geisterwelt und bereiteten auch durch die Tätigkeit seiner Schüler dem Spiritismus auf breiterer Front den Boden. In den USA förderte namentlich *Andrew Jackson Davis* ein entsprechendes Weltbild mit dem 1847 in mesmerischer Hypnose diktierten Buch „The Principles of Natur“.

Ein Jahr später kam es zu den spektakulären Ereignissen um die Mädchen Margaret und Kate Fox in den Wänden ihres Bauernhauses in Hydesville: Merkwürdige Klopflaute aus Hydesville im Staate New York: Sie hörten plötzlich im Gepäck ihres alten Bauernhauses merkwürdige Klopflaute. Wie sich herausstellte, konnte man mittels eines regelrechten Klopfalphabets mit einer intelligenten, aber unsichtbaren Größe in Kommunikation treten. Der Geist eines verstorbenen Krämers wollte sich auf diese Weise gemeldet haben: Als früherer Bewohner des Hauses sei er ermordet und im Keller vergraben worden. Als man nachgrub und Skelettreste fand, war dies die Geburtsstunde des Spiritismus als einer internationalen Massenbewegung. Die Beschwörung von Totengeister wurde in vielen Ländern sozusagen zum Volkssport. Den soziokulturellen Hintergrund dieser Entwicklung bildete das komplementäre Phänomen einer damals sich ausbreitenden Jenseitsleugnung. Kurt Hutten, einstiger Leiter der Evangelischen Zentralstelle für Weltanschauungsfragen, hat den Sachverhalt in die Worte gefasst: „Der Klopfgeist von Hydesville hatte wie ein Pulverfaß gewirkt, weil er sich in einem geistesgeschichtlichen Kairos zu Wort gemeldet hatte. Die horizontale Hoffnung hatte die vertikale erstickt, ein Vakuum war entstanden.“[410]

Der praktizierte Okkultismus der Geschwister Fox und die darauf folgende Spiritismuswelle lassen sich in der Tat als Protest gegen die aufgeklärte Einebnung aller Unsterblichkeitshoffnungen durch die anhebende Säkularisierungswelle deuten. Mit der Geschwindigkeit einer Epidemie verbreitete sich der Spiritismus über ganz Amerika. Am 6. Juli 1852 vereinigten sich die US-Spiritisten auf ihrem ersten Kongress in Cleveland. Im selben Jahr traf ihre Speerspitze in Europa ein. In Frankreich gab es bereits eine erste spiritistische Zeitschrift namens *La table parlante*. In Deutschland, wo Arthur Schopenhauer ein Jahr zuvor seinen idealistisch geprägten „Versuch über das Geistersehn“[411] veröffentlicht hatte, hob 1852 prompt der sogenannte „Materialismusstreit“ an. In England kam es zu dieser Zeit bereits zur Etablierung diverser spiritistischer Gesellschaften gekommen[412] – durchaus zum Ärger des anglikanischen Klerus.

1857 wurde der französische Pädagoge Hippolyte Denizart Rivail unter dem Namen *Allan Kardec* zum ersten großen spiritistischen Buchautor. Seine Schriften wurden unerwartet viel gelesen und in etliche Sprachen übersetzt. Ihm besonders verdankte der Spiritismus im Abendland und in der Neuen Welt seine rasante Verbreitung – und übrigens auch seinen Namen. Vor allem aber brachte Kardecs System die Integration des Seelenwanderungsgedankens mit sich. „Reinkarnation“ – der Begriff geht auf ebenfalls Kardec zurück – wurde ähnlich wie bei Lorber im Sinne eines „pädagogischen Evolutionismus“ gedeutet und erhielt quasi Fegfeuer-Funktion[413]. Von „höheren Geistern“ belehrt, vertrat Kardec die Überzeugung: „Gott hat alle Geister einfach und unwissend, d. h. ohne Kenntnisse geschaffen... Alle werden vollkommen werden; aber es dauert lange, bis sie sich ändern... Wir bekommen alle mehrere Existenzen. Diejenigen, welche euch das Gegenteil sagen, wollen euch in der Unwissenheit, in der sie selbst sind, erhalten; das ist ihr Wunsch.“[414] Wie die letzte Bemerkung illustriert, war und blieb die Wahrheit der „Reinkarnation“ weiterhin auch unter Spiritisten höchst umstritten.

In den folgenden Jahrzehnten breitete sich der Spiritismus weiter aus. Nach dem Ersten Weltkrieg mit seinen zahllosen Toten wuchs die spiritistische Sucht. Zunehmend fielen freilich den Aufmerksamen und Gebildeten unter den Interessierten mancherlei Widersprüche auf, die sich bei einem Vergleich der zu einer eigenen Literaturgattung herangewachsenen Geisteraussagen ergaben. Einen besonderen Streitpunkt bildete eben die Frage, ob die Lehre der Reinkarnation auf Wahrheit beruhe oder nicht. Exemplarisch für den bis heute anhaltenden Streit ist das Büchlein „Geister warnen vor Geistern!“ aus der Feder des Spiritisten Wilhelm Otto Roesermueller, der rund ein Jahrhundert nach Kardec für eine vehemente Ablehnung der „Reinkarnation“ kämpfte, nachdem ihm höhere Geister offenbart hatten: „Wir wandern auf dem Pfade des ewigen Fortschritts, wir können nie wieder in den Kindergarten irgendeines Erdenlebens zurückkehren...“[415]

Am Ende aber haben solche Streitfragen der Erfolgsgeschichte des Spiritismus keinen Abbruch getan.[416] Zu wertvoll ist seiner Anhängerschaft das Gut, das Überleben des Todes einsichtig machen zu können, als dass man sich von Einzelfragen aus dem Konzept bringen lassen würde. Das nervenkribbelnde Erleben okkulter Sitzungen, persönliche Hoffnungen auf Botschaften geliebter Verstorbener und die Bagatellisierung des jedem Teilnehmer ja noch bevorstehenden Todes mögen zu den Hauptmotiven naiv-gläubiger, manchmal auch pseudokritischer Bejahung der spiritistischen Theorien und der dazugehörigen, psychohygienisch[417] keineswegs unbedenklichen Praktiken zählen.

So mancher Spiritist hat sich wohl selber schon gefragt, warum die durch Medien, also sensitive Mittlerpersonen zum „Jenseits" verlautbarten Geisterkundgaben oftmals „belanglos" und auch in sich widersprüchlich ausfallen. Eine beliebte Erklärung dafür besteht in der bequemen Annahme, das Wirken böser oder verwirrter Geister trage daran die Schuld. Der bekannte amerikanische Spiritist Arthur Ford hat sich in seinem Bestseller „Bericht vom Leben nach dem Tod" darüber hinaus Gedanken gemacht: „Diese Unzufriedenheit mit den Inhalten von Jenseitsnachrichten ist verständlich und hat die besten Köpfe der psychologischen Forschung angeregt, nach Erklärungen für die Trivialität solcher Kontakte zu suchen."[418] Eine erste von Ford angeführte Erklärung besagt, dass viele simple Botschaften eben den Zweck hätten, den sich meldenden Geist klar als den betreffenden Verstorbenen zu identifizieren und damit auch schon das Faktum eines Lebens nach dem Tode zu erweisen. Tatsächlich haben deshalb die „Toten" oft mehr über ihr vergangenes als über ihr „gegenwärtiges" Dasein mitzuteilen. Als zweiten Grund führt Ford an, dass Jenseitige immer noch *Menschen* seien und auch auf ihrer anderen Bewusstseinsebene „weiterhin mit allen positiven und negativen Eigenschaften unserer Spezies behaftet" blieben. Es gebe eben von Natur aus oberflächlichere Menschen, die sich sogar „drüben" noch ausschließlich mit Familienangehörigen befassten. Drittens seien Bagatell-Themen als kommunikatives „Schmiermittel" der Vertrauensförderung dienlich. Und viertens sei ja das Vokabular unserer diesseitigen Sprache wenig geeignet zu Offenbarungen übers Jenseits.

Wenn es nur so wäre, dass die Geister schweigen würden über das, worüber man nicht reden kann! Aber häufig genug wird ja doch über das Jenseitige trivial Auskunft gegeben – ob nun mit oder ohne ausdrückliche religiöse Implikationen. Zurecht hat einst der Erlanger Dogmatiker Paul Althaus den Spiritismus mit der Bemerkung kommentiert: „Hintertreppen-Schleichen bringt Hintertreppen-Auskünfte."[419] Und der Esoterik-Experte Jörg Wichmann bekräftigt: „In der Tat sind spiritistische Philosophien nicht sehr anspruchsvoll. Sie mußten sich in Konkurrenz zur Konkretheit der materialistischen Argumente entwickeln und schildern wohl deshalb die ‚geistige Welt‘ auf befremdlich oder peinlich konkrete Weise: ein seltsames Jenseits, in dem Opa noch seine Lieblingspfeife raucht und Oma immer noch ihr hübsches rosa Kleid anhat.“[420] So wird das Jenseits von Spiritisten mehr oder weniger verniedlicht, indem es als Projektionsfläche diesseitig gefärbter Vorstellungen und Spekulationen dient. Beispielsweise teilt ein Kontrollgeist Ford über einen Verstorbenen mit: „Er erinnert sich nicht an das Sterben und hat drüben keinen gefunden, der es tut. Hier gibt es kein Sterben. Ganz plötzlich ist man frei, das ist alles... Er sagt, er habe sich über seine Beerdigung sehr gefreut. Sie sei schön und einfach gewesen, aber er sei nicht für immer tot. Er habe sich nur seines kranken Körpers entledigt. Sie sollen Ihre Mutter sehr herzlich grüßen.“ Überdies weiß Ford beispielsweise von wissenschaftlichen Forschungsteams im Jenseits zu berichten. Diese an sich schon närrische, weil das „Jenseitige“ des Jenseits in Frage stellende Vorstellung hat Bernhard Grom mit Recht kritisiert: „Keine einzige wissenschaftliche Entdeckung, weder die Entzifferung der Hieroglyphen noch die Formel für Penicillin, wurde von Jenseitigen mitgeteilt.“[421]

„Transkommunikation“ im Zeitalter der Technik

Wie sehr sich der moderne Spiritismus für den diesseitigen Wissenschaftsfortschritt interessiert, zeigt unter anderem das seit den Anfängen des Raumfahrtzeitalters bestehende Phänomen eines regelrechten UFO-Spiritismus, der neben Seelen auf fremden Planeten auch intergalaktisch reisende UFO-Flotten-Kapitäne im Channeling-Verfahren kontaktiert[422]. Weltanschaulich basiert solcher UFO-Spiritismus auf der Annahme, „daß die Jenseitswelten tatsächlich ein feinstoffliches Universum sind. Man kann wagen daran zu denken, daß es ‚drüben‘ astrale Sonnensysteme gibt“[423]. Überhaupt sind demnach alle irdischen Welten „im Grunde eine sekundäre Erscheinung der primären Welten des kosmischen Daseins.“ Daneben gibt es seit Jahrzehnten bereits einen Tonband- und Radio-Spiritismus mit seinen besonders banalen Durchgaben. Hinzugekommen sind dann Jenseitskontakte über Telefon und Computer – nach dem Motto: „Bei den Jenseitigen ist kein Ding unmöglich.“[424] Seit Mitte der 80er Jahre geht mit der neuen Video-Technik sogar ein TV- und Video-Spiritismus einher. „Es ist das gleiche Phänomen, ob auf Tonband- oder auf Video-Cassette", bekräftigt der Schwede Friedrich Jürgensohn, der 1959 erstmals Geisterstimmen auf dem Tonband entdeckt und einige Jahre darauf sein Buch „Sprechfunk mit Verstorbenen" publiziert hatte. Eine solche Geisterstimme vom Tonband soll es 1984 gewesen sein, die dem deutschen Spiritisten Klaus Schreiber befohlen hat: „Spiel im TV ein!" Als er nach einer Weile auf der Mattscheibe liebe Verstorbene erkennt, ist er tief bewegt. Und doch gerät das Ganze zur Bagatelle, als sich sein toter Sohn zum laufenden Bild vom Tonband meldet und bestätigt: „Ich hab Strom, Papa!" Papa ist indessen fasziniert und spekuliert, „daß bei dieser Aufnahmetechnik eine optische Rückkoppelung auftritt, die von Jenseitigen verändert wird."[425]

Auf Bildschirmen sind so schon gezäumte Pferde und zum Futterteller gehende Katzen aus dem Jenseits heraus sichtbar geworden[426] – als ob man Pferde, wenn es sie denn jenseits des Todes geben sollte, noch zu zäumen und Katzen noch zu füttern hätte! Zu durchschaubar sind die Diesseitsprojektionen ins angebliche Jenseits – und im Falle des Spiritismus oft zu wenig religiös, als dass sie tiefer Denkende überzeugen könnten. Mögen sie Kinder oder senile Greise beeindrucken – aber kritisch denkende Erwachsene? Die entsprechenden Phänomene angeblicher „Transkommunikation" wären vielleicht beweiskräftiger, wenn nicht auch schon einmal Totgeglaubte auf einem Tonband zu hören gewesen wären, von denen sich hinterher heraus stellte, dass sie in Wirklichkeit noch am Leben waren…

Berichtet wird auch von mancherlei Stimmenhören, das Hinterbliebene ungewollt erfahren. Da melden sich kürzer oder länger schon Verstorbene mit Gesang oder Botschaften – hoch beeindruckend für die Hörenden selbst, deren Mitmenschen diese Stimmen freilich nicht hören können. Solche Auditionen offenbaren ihrerseits in der Regel keine spirituell wertvolleren Inhalte, sondern eher Naives, Widersprüchliches, mitunter Koboldhaftes. Was sie mitzuteilen haben, ist auf die Dauer meist wenig „erbaulich" für die Lauschenden oder schließlich sogar Kommunizierenden, sondern oft ver-, ja zerstörend. Zeigt sich da Diabolisches? Der protestantische Theologe Karl Barth (1886-1968) hat in seinem „Unterricht in der christlichen Religion" unterstrichen: „Selbständige Stimmen aus der unsichtbaren Weltwirklichkeit, Stimmen, die die Rechte und die Ehre eines anderen vertreten als Gottes, und tönten sie noch so legitim, sind auf alle Fälle die Stimme von Dämonen."[427]

Namhafte Parapsychologen wie Hans Bender oder Milan Ryzl[428] sahen indes weder Dämonen noch Tote, sondern Kräfte des Unterbewusstseins von lebenden Bezugspersonen im Verein mit der Technik zur Wirkung kommen. Tragen nicht allzu viele der Geisterbotschaften inhaltliche oder psychische Eigenschaften der Experimentierenden? Als offenkundige Projektionsprodukte sind sie ein Spiegelbild des modernen Autonomie-Bewusstseins, das sich von Anfang an für zumindest halbwegs göttlich gehalten hat. So lehrt ein angeblicher Wanderer durch jenseitige Sphären: „Der Gott, der jedes Haar, das von unserem Haupte fällt, kontrolliert, ist eine Erfindung der Schwächlinge, die zu keiner Selbstverantwortung fähig sind. ... Man vergesse dabei nicht, daß wir alle von einem großen Vater-Mutter-Prinzip – Gott genannt – abstammen... Die vor jedem Menschen in seiner kosmischen Zukunft liegende ... unendliche Erweiterung seines Bewußtseins mündet schließlich in das Wesen der umfassenden Urkraft allen Seins ein... Keiner schlüpft ohne Arbeit an sich selbst vorbei an den Wächtern zu einem Himmel, wie er ihn sich wünscht.“[429] Was dieser Sphärenwanderer verkündet, durchschaut er freilich seinerseits nicht als die Vorstellung eines Himmels, wie er selbst ihn sich projizierend wünscht. Solch ein vom Menschen selbst zu erarbeitender Himmel ist lediglich die Illusion von Zeitgenossen, die gelernt haben, dass man versuchen könne, sich mit Hilfe er moderner Techniken ein Stück weit den Himmel auf Erden zu erarbeiten – was die digitale Revolution heute ja wie oben dargelegt auf ihre Weise versucht.

Mit christlichem Himmelsverständnis hat das jedenfalls herzlich wenig zu tun. Unsterblichkeitshoffnung lässt mancherlei Sehnsüchte wachsen, doch dieses Wachstum gedeiht weithin im Dunkeln oder Obskuren, mitunter auch im Skurrilen[430]. Welche Perspektiven die Finsternis überzeugend erhellen können, das gilt es mit wachem Verstand und gewissenhafter Wahrheitsliebe zu prüfen. Das Neue Testament nennt das: die Geister unterscheiden (1. Kor 12,10 und 1. Joh 4,1ff).

VI. Esoterik: Unsterblichkeit und Seelenwanderung

Von der amerikanischen Psychologin Sukie Miller ist ein Buch in deutscher Übersetzung erschienen, das den spannenden Titel trägt: „Nach dem Tod. Stationen einer Reise". Es beansprucht, aus kulturell und religiös ganz unterschiedlichen Perspektiven über den Tod hinaus ein alle verbindendes, gemeinsames Muster herausdestillieren zu können. Demnach schimmern durch sämtliche Hoffnungen vier jenseitige Stadien hindurch: „Warten", „Gericht", „Möglichkeiten" und „Wiederkehr". Was die Autorin auf diese Weise festzuklopfen und zu untermauern versucht, kann freilich schon im Ansatz nicht überzeugen, wenn man auch nur eine geringe Ahnung von den Differenzen hat, die sich in der Welt der Religionen und Philosophien hinsichtlich eines Lebens nach dem Tod auftun[431]. Miller ordnet etwa das „Gericht" dem Zweck der „Wiederkehr" im Sinne von Reinkarnation zu, ohne ernsthaft zu berücksichtigen, dass einige Weltreligionen in ihrem eigentlichen Lehrbestand so etwas wie Seelenwanderung entweder gar nicht kennen oder sogar explizit ablehnen. Wenn jenes Buch eines lehrt, dann ist es gegen seine Intention gerade die *Unmöglichkeit*, menschlichem Deuten und Hoffen über den Tod hinaus ein einheitliches Schema zu unterlegen. Gefragt ist insofern anstelle von grober Vereinnahmung neugierige Wahrnehmung unterschiedlichster Traditionen und Denkweisen. Auf dieser Basis können dann jeweils Entscheidungen des Glaubens und Hoffens möglichst verantwortlich getroffen und gelenkt werden.

Auf dem weiten Feld der Esoterik[432] nimmt beim Thema „Unsterblichkeit" die Frage der Seelenwanderung oft eine zentrale Stellung ein – so zentral, dass sie auch für Denksysteme, in denen sie so gut wie keine Rolle spielt, doch allzu gerne und penetrant unterstellt wird. Christliche Theologie hat gegenüber diesem pseudowissenschaftlichen Ansinnen kritisch das biblische Gottes- und Menschenbild in Anschlag zu bringen. Da gibt es zwar mit der Esoterik in Sachen Unsterblichkeit durchaus Anknüpfungspunkte zum Dialog, doch die quasi „geheimwissenschaftliche" Funktionalisierung urmenschlichen Hoffens über den Tod hinaus zu Gunsten der immer beliebter werdenden Seelenwanderungs- und Karma-Theorie bleibt allemal zu hinterfragen.

Westliche Attraktivität der Reinkarnationslehre

Bereits vor über drei Jahrzehnten stellte Ronald Zürrer in seinem Buch über „Reinkarnation" fest: „In den vergangenen Jahren sind in unserem Kulturkreis mehr Bücher über dieses Thema veröffentlicht worden als je zuvor, und Begriffe wie ‚Wiedergeburt', ‚Seelenwanderung', ‚frühere Leben'... oder eben ‚Reinkarnation' sind nicht mehr nur den Indologen, Esoterikern und Parapsychologen bekannt, sondern gehören mittlerweile zum allgemeinen Wortschatz."[433] Wie zutreffend diese Beobachtung ist, mag eine Presse-Meldung von 1996 illustrieren: Ab einer Mindesteinlage von 200.000 Mark sei es bei der liechtensteinischen „Stiftung Prometh" möglich, sich für seine Hinterlassenschaft als eigener Erbe in einer späteren Existenz eintragen zu lassen.[434] Auch die Werbe-Industrie setzt den Bekanntheitsgrad der Reinkarnationsthematik voraus. So textete vor Jahren einmal die Weißblech-Industrie zwecks Förderung des Dosen-Recyclings in einer Annonce augenzwinkernd: „Unter Hypnose erinnern sich 81 Prozent aller Dosen an ein früheres Leben."[435] Wie verbreitet, wie tief verwurzelt muss die Reinkarnationsidee einschließlich ihrer esoterischen Anwendungspraxis in unserer Gesellschaft bereits sein, dass derartige Bezugnahmen auf sie möglich sind!

Gerade auch im Religionsunterricht ist das geläufig. Bereits in der eingangs im Prolog erwähnten, von mir durchgeführten Umfrage unter rund 900 evangelischen Schülerinnen und Schülern zum Thema „Leben nach dem Tod" stellte sich heraus: „Reinkarnation" war damals sogar die führende Vorstellung, zu Gunsten derer alternative Vorstellungen explizit verneint wurden. Sie lag mit über 21 Prozent noch vor der christlichen Auferstehungshoffnung und war relativ gleichmäßig über alle Altersstufen und Schularten verteilt[436]. Diese Zahl entspricht ungefähr auch diversen Umfrage-Ergebnissen unter Erwachsenen während der letzten Jahrzehnte in Europa und den USA: Im Gesamtdurchschnitt glauben über 20 Prozent der Bevölkerung im Westen an Reinkarnation.[437] Das gilt ebenso für Deutschland[438], wo kaum noch 40 Prozent überhaupt mit einem Fortleben nach dem Tod rechnen.[439] Demnach neigt rund die Hälfte aller über den Tod hinaus Hoffenden zum Reinkarnationsglauben, während die andere Hälfte in unterschiedliche, nur teilweise christliche Überzeugungsvarianten zerfällt. Man führe sich das Resultat vor Augen: In unserem christlichen oder wohl doch schon nachchristlichen Abendland dürfte mittlerweile der eigentlich östliche Gedanke an Wiederverkörperung und Karma das führende Modell im Reigen der Hoffnungen über den Tod hinaus darstellen!

Das bedeutet eine revolutionäre Änderung unserer Kulturlage. Denn genuin christlich ist der Reinkarnationsglaube nie gewesen. Die Bibel lehrt ihn an keiner Stelle[440]; nur unter Ablehnung oder Umgehung wissenschaftlicher, jedenfalls seriöser Exegese ließe sich unterstellend Anderes behaupten[441]. Muss sich christliche Theologie nun darob beunruhigen? Der Theologe und Religionswissenschaftler Michael von Brück verneint das: „Die christliche Erlösungsbotschaft ändert sich nicht, ob sie sich denn auf ein oder mehrere zeitlich begrenzte Leben bezieht."[442] Stichhaltig wäre diese Behauptung allerdings nur dann, wenn der Begriff der Reinkarnation bzw. Seelenwanderung in unserer Gesellschaft nicht selbst – implizit oder explizit – so etwas wie eine Erlösungsbotschaft enthielte. Dass sich hier aber in der Tat allemal ein die Heilsfrage betreffendes, religiöses Konkurrenzverhältnis auftut[443], lässt sich nicht überzeugend in Abrede stellen.

Indes – christliche Theologie steht heutzutage überraschend ratlos vor diesem Problem. Sie weiß es vielleicht zu beschreiben und mit religionswissenschaftlichem Elan zu analysieren[444], mitunter auch apologetisch in den Blick zu nehmen[445]. Aber sie bietet relativ selten überzeugende, geistig-geistliche Alternativen aus eigenem Denken heraus an. Das liegt nicht zuletzt an dem bis heute anhaltenden Gewicht der sogenannten „Ganztod-Theologie", auf die im VIII. Kapitel einzugehen sein wird. Das Bewusstsein der Endlichkeit wirft jedenfalls die Frage nach dem Unendlichen notgedrungen auf und drängt auf gestaltende Antwort. Es ist dies ein durchaus vernünftiges Fragen, wie schon der Aufklärungsphilosoph Immanuel Kant betont hat[446]. Freilich hat Kant hat auch deutlich gemacht, dass der vernunftkritisch sich öffnende Raum zum Glauben nicht etwa Irrationalität legitimieren sollte. Sein Vorschlag eines „Vernunftglaubens" bleibt aber seinerseits geschichtlich bedingt und spekulativ[447]. Ohne Glauben kommt man angesichts der sehr wohl vernünftigen Fragen über die Grenzen menschlicher Sinnenwelt hinaus eben doch nicht aus.

Das einzig rational hier noch wirklich Hilfreiche ist die den Glauben selbst theoretisch wie praktisch durchdenkende Wissenschaft der Theologie. Wenn nun aber diese Wissenschaft ihrerseits meint, sie müsse sich weltanschaulich der Rationalität und Säkularität unserer Zeit ein- und anpassen, statt mit ihrer Glaubensvernunft der kirchlichen Spiritualität dienlich zu sein, dann kommt es zu Fehlentwicklungen wie der Ganztod-Theologie. Und das ist deswegen im Endresultat tragisch zu nennen, weil damit den Menschen mit ihren Glaubensfragen kaum mehr hinreichend geholfen ist. Die nicht nur in den Hörsäälen, sondern an den Gräbern inzwischen millionenfach transportierte Ganztod-Theologie hat ein spirituelles Vakuum geschaffen, in das die Esoterik problemlos vorstoßen konnte, ja geradezu hineingesaugt wurde.

Denn die Esoterik versteht sich äußerst selbstbewusst als Garant der nach ihrem Maßstäben auch empirisch aufweisbaren Wahrheit der Seelenunsterblichkeit. Diese Wahrheit hat ihre Evidenz nachgerade im Paradigma eines spirituellen Monismus, also einer philosophisch fundierbaren All-Einheitslehre: Wo davon ausgegangen wird, dass alles in göttlicher Energie fließe, ja dass alles letztlich aus göttlicher Energie bestehe, und zwar insbesondere die „Seelen“ in ihrem substanziellen Kern, dort ist es einigermaßen logisch, den Tod keineswegs als radikalen Abbruch zu deuten. Offen bleibt jedoch innerhalb des esoterischen Systems, ob sich die unsterbliche, kontinuierlich wandernde Seele jenseits des Todes in Sphären bewegt, die immer höher hinein in göttliche Dimensionen und damit immer weiter weg von der irdischen Existenz führen, oder ob sie immer wieder auf der Erde zurückkehren muss, um spirituell zu reifen und gegebenenfalls – wie das die aus östlichen Religionen stammende Karma-Theorie besagt – Schuld abzutragen bzw. belohnt zu werden.

Was diese Alternative angeht, so hat sich in der Esoterik des letzten halben Jahrhunderts die letztere Variante nahezu zur Alleinherrschaft erhoben, und zwar tatsächlich unter merklichem Einfluss östlicher Denkweisen mit vereinfachter Karma-Theorie. Insofern verwundert es nicht, dass sich diese Entwicklung im Westen weitestgehend jenseits von Kirche und Theologie vollzogen hat – mit dem genannten Resultat, dass heute in unseren Breitengraden mehr Menschen an Seelenwanderung bzw. „Reinkarnation“ glauben als an Auferstehung und Unsterblichkeit im Sinne der christlichen Erlösungslehre. Dazu hätte es freilich kaum kommen können, hätte nicht der Reinkarnationsgedanke als solcher im Abendland sich bereits seit über vier Jahrhunderten den Weg gebahnt.

Neuzeitliche Anfänge westlichen Reinkarnationsglaubens

Tatsächlich ist der Reinkarnationsglaube im Abendland zum führenden Hoffnungsmodell angesichts der Todesfrage erst aufgrund eines jahrhundertelangen Prozesses avanciert. Die Christentumsgeschichte kannte ihn bis zum Beginn der Neuzeit nur ganz am Rande[448]. So hatte es das in diesem Zusammenhang gern zitierte Konzil von Konstantinopel im Jahre 553 gar nicht nötig gehabt, den Reinkarnationsglauben „abzuschaffen“; vielmehr hat es lediglich die mit ihm allerdings verwandte spiritualistische Vorstellung aus der Schule des Kirchenvaters Origenes verurteilt, es gebe *präexistente* Seelen, die bei der Entstehung von Menschen aus dem Himmel herabkämen. Origenes selbst hatte in jüngeren Jahren an eine Wiederverkörperung der Seele in höheren Welten geglaubt, sich aber später aufgrund seiner Bibel-Studien ausdrücklich gegen den Reinkarnationsglauben ausgesprochen. In der mittelalterlichen Kultur war der Seelenwanderungsgedanke allenfalls von marginaler Bedeutung gewesen[449].

Populär zu werden begann er erst langsam seit dem Beginn der Neuzeit. Dabei entwickelte er gegenüber östlichen Traditionen ein eigenes Profil: Wie Rüdiger Sachau in seiner Dissertation über „Westliche Reinkarnationsvorstellungen“ darlegt, müssen diese „als eine eigenständige religiöse Neubildung verstanden werden.“[450] Zu den Charakteristica westlichen Reinkarnationsglaubens gehörten von Anfang Elemente eines so oder so ausgeformten Erlösungsgedankens. Dies hatte eine innere Logik, denn wer immer eine Vielzahl von Leben für dieselbe Seele behauptet, wird dafür irgendeinen Zweck anzugeben geneigt sein – und der hat dann naturgemäß mit dem Seelenheil zu tun. Wie sich die jeweilige Zweckbeschreibung historisch bis in unserer Zeit hinein entfaltet hat, sei im Folgenden skizziert.

Es begann im Jahre 1684: Damals veröffentlichte der christliche Kabbalist Franciscus M. van Helmont (1614-1699) sein aufsehenerregendes Alterswerk unter dem Titel: „Zweihundert Fragen betreffend die Lehre von der ‚Revolution‘ der menschlichen Seelen und ihre Übereinstimmungen mit den Wahrheiten des Christentums“[451]. Unter „Seelenrevolution“ verstand er nicht einfach „Seelenwanderung“, sondern er meinte, die Menschen kämen mehrfach, nämlich in immer höheren Welten „wieder, um in mehreren Anläufen ihre Erlösung zu bewerkstelligen respektive daran mitzuwirken.“[452] Van Helmonts europaweit diskutierte Thesen bildeten eine einschneidende kulturgeschichtliche Zäsur, denn bis zu ihm lässt sich „keine Attraktivität der Seelenwanderungsvorstellungen nachweisen.“[453] Der plötzliche Erfolg aber erklärte sich insbesondere durch die nunmehr positiv akzentuierte Interpretation der Wiederverkörperungsidee: Im Unterschied zu den dualistischen Systemen östlicher und antiker Religiosität lautete das Leitmotiv nicht mehr „Strafe“, sondern „Fortschritt“[454]! Der so gefasste Reinkarnationsgedanke entlastete von mittelalterlichen Höllendrohungen und ermutigte das religiöse Subjekt, autonom den Blick nach vorn zu wagen. Die „Neuzeit“ hatte begonnen, und sie ging nicht allein mit einer Säkularisierung, sondern zeitweise auch mit einer Spiritualisierung christlicher Hoffnungstraditionen[455] einher. Der „neue Äon“ der einst christlich verstandenen Heilszeit wurde zum Land des wissenschaftlich-technisch zu erringenden „unendlichen Fortschritts“[456]. So konnte sich neuzeitlich ein spiritualistischer Fortschrittsglaube in Gestalt positiv verstandener Seelenwanderungsvorstellung etablieren.

Noch war dabei für van Helmont die Bemühung um Einbettung des neuen Konzepts in die christliche Tradition eine Selbstverständlichkeit. Er versuchte sie ins Gebiet der Lehre von den „Letzten Dingen“, der Eschatologie zu integrieren. Demnach zieht die unsterbliche Seele im Zuge ihrer erneuten Verkörperung mittels magnetischer Kräfte die Materiepartikel ihres früheren Leibes in sich hinein, wo auch immer sie im Universum verstreut sein mögen. Die Re-Inkarnation geschieht laut dieser Theorie gewissermaßen in die gleichen Körper hinein – was logisch schon insofern nicht zu Ende gedacht war, als ja unter Umständen mehrere Materiepartikel des einstigen Leibes aktuell in anderen Tier- oder Menschenkörpern „verbaut“ sein könnten. Wie auch immer: Solche angebliche materielle Identität der „Revolutionskörper“ war für van Helmont ein entscheidendes Argument zugunsten der Vereinbarkeit mit der die Leiblichkeit ja hochhaltenden christlichen Hoffnungslehre. Großzügig überging er indessen die spirituelle Differenz zum christlichen Erlösungsverständnis: Dass die Reinkarnationen ihren Zweck darin haben sollten, Stück für Stück an der eigenen Erlösung mitzuwirken, war mit dem radikalen Gnadenverständnis des Neuen Testaments nicht wirklich kompatibel. Dieser Umstand bildete jedoch schon kaum noch ein Hindernis für die neuzeitliche Entfaltung des positiv gefassten Seelenwanderungskonzepts.

Autonome Selbstvervollkommnung

Nach rund einem Jahrhundert langsamer, aber stetiger Zunahme der Bekanntheit und Beliebtheit des Reinkarnationsgedankens in Europa verlieh ihm Gotthold Ephraim Lessing (1729-1781)[457] neue Schubkraft. Mit seiner Schrift „Die Erziehung des Menschengeschlechts“ von 1780[458] bahnte ihm einer der profiliertesten Vertreter der deutschen Aufklärung endgültig den Weg ins Geistesleben der Moderne. In den Schlussparagraphen heißt es: „Warum sollte ich nicht so oft wiederkommen, als ich neue Kenntnisse, neue Fertigkeiten zu erlangen geschickt bin? Bringe ich auf Einmal so viel weg, daß es der Mühe wieder zu kommen etwa nicht lohnet? ... Ist nicht die ganze Ewigkeit mein?“

Lessings positive Gestimmtheit erklärte sich spürbar von seinem Rückbezug auf van Helmont her[459]: Dessen Lektüre hatte ihm in den Jahren zuvor geholfen hatte, den Tod seines Sohnes und seiner Frau zu verarbeiten. Mit jenem Vordenker teilte er die Zielvorstellung einer menschlicherseits zu bewerkstelligenden Vervollkommnung: Vom Erwerb „neuer Fertigkeiten“ spricht er ebenso wie von der Mühe und dem Sich-Lohnen des Wiederkommens, also von den zwecks Selbsterlösung zu erledigenden Aufgaben dessen, dem mit seiner unsterblichen Seele ja doch die göttliche Gabe der Ewigkeit eignet. Aber im Gegensatz zu van Helmont stellte sich Lessing die Wiederverkörperungen nicht in diversen, dem Göttlichen immer gemäßeren Welten vor, sondern tatsächlich als Wanderungen der Seelen innerhalb derselben Weltzeit, ja derselben Menschheit. Spiritueller Fortschritt war zu einer pädagogischen Angelegenheit für die diesseitige Wirklichkeit geworden. In ihr sah Lessings „esoterische Theologie“[460] das große Rad sich drehen, das das Menschengeschlecht als ganzes „seiner Vollkommenheit näher bringt“[461].

Auch hier begegnet ein Restgehalt überkommener christlicher Eschatologie, nämlich der Gedanke einer individuellen wie universalen Vollendung. Keine Rede vom östlichen Reinkarnationskonzept mit dessen „Rad der Wiedergeburten“, dem es schlicht zu entfliehen gilt! Indem Lessing aber das Gottesprädikat der Vollkommenheit als autonom zu erstrebendes Ziel des Menschen proklamierte, bedurfte er keiner neutestamentlichen Gnadenbotschaft mehr. Stattdessen weckte er die Erwartung, dass die Annahme der Seelenwanderung die verschiedenen Religionen in den sich wieder und wieder verkörpernden Individuen auf die

Dauer zusammenschließen und auf diese Weise die religiöse Toleranz fördern werde.

Im Gefolge Lessings wurde der Reinkarnationsgedanke öffentlich immer mehr diskutiert. Aber von einer regelrechten Popularität im Abendland zu sprechen, wäre selbst noch im Gefolge der buddhismusnahen Philosophie Arthur Schopenhauers übertrieben gewesen. Auf dem Vormarsch war in der ersten Hälfte des 19. Jahrhunderts vielmehr der Materialismus, der sich den idealistischen Rettungsversuchen der Seele widersetzte und mit zunehmender Religionskritik einher ging. Von daher konnte der westliche Reinkarnationsglaube sich nur halten, indem er sein Konzept nach Möglichkeit auf das Gebiet des Erfahrbaren transferierte. Und das lag ja durchaus auf seiner Linie: Das autonome Subjekt, dem die Fähigkeit zugeschrieben wurde, auf dem Weg der Seelenwanderung an der eigenen Erlösung mitzuwirken, musste potenziell auch in der Lage sein, die Grenzen zwischen Materie- und Geisteswelt zu transzendieren. Und warum sollte Reinkarnation dann nicht ins Gebiet des Erfahrbaren, des empirisch Feststellbaren und Überprüfbaren fallen?

So setzte sich um die Mitte des 19. Jahrhunderts als Gegenbewegung gegen den Materialismus der Spiritismus auf breiter Front durch, wie das im vorigen Kapitel bereits dargelegt wurde. Der Reinkarnationsgedanke sollte sich nun auch für die okkulte Erfahrung bewahrheiten. Es war namentlich der Pariser Pädagoge Hippolyte Denizart Rivail (1804-1869)[462], der unter dem Namen Allan Kardec 1857 die ihm zuteil gewordenen Geister-Offenbarungen in einem einschlägigen Buch zusammenfasste. „Reinkarnation" – dieser Begriff geht auf ihn zurück – erhielt hier eine Art Fegfeuer-Funktion und diente dem Abbüßen menschlicher Fehler.[463] Das philosophisch-weltanschauliche Konzept Kardecs verriet Einflüsse van Helmonts und Lessings, indem es das Vollkommenheitsziel und den spirituell integrierten Fortschrittsgedanken enthielt. Angeblich von „höheren Geistern" belehrt, vertrat Kardec die Überzeugung: „Gott hat alle Geister einfach und unwissend, d. h. ohne Kenntnisse geschaffen. ... Alle werden vollkommen werden; aber es dauert lange, bis sie sich ändern... Wir bekommen alle mehrere Existenzen. Diejenigen, welche euch das Gegenteil sagen, wollen euch in der Unwissenheit, in der sie selbst sind, erhalten; das ist ihr Wunsch."[464] Wie freilich die letzte Bemerkung illustriert, war und blieb die Wahrheit der „Reinkarnation" weiterhin selbst unter Spiritisten durchaus umstritten[465].

Reinkarnation in der modernen Theosophie

Der Zwiespalt zwischen der reinen Unsterblichkeitstheorie für die Seele und der Wiederverkörperungslehre kam bei Helena Petrovna Blavatsky in besonderer Weise zum Tragen. Sie hatte wie erwähnt 1875 zusammen mit Henry Olcott und anderen die „Theosophische Gesellschaft" gegründet. Angeblich erhielt sie ihre Weisheitsoffenbarungen von höher entwickelten Meistern zugespielt. Ihr zweibändiges Werk „Isis entschleiert" von 1877 hatte noch den Vorstellungsrahmen eines jenseitigen Höhersteigens bevorzugt und Seelenwanderung lediglich in Ausnahmefällen am Werk gesehen[466]. 1880 jedoch war sie zusammen mit Olcott zum Buddhismus übergetreten, und seither bekannte sie sich konsequent zu dem von östlicher Religiosität hochgehaltenen Gesetz von Karma und Reinkarnation. Demgemäß erreiche das spirituelle Ego des Menschen seine Rückkehr zum All-Einen „durch individuelle Verdienste und Anstrengungen"[467]. Solche Selbsterlösungstheorie[468] trägt neben östlichen Zügen auch deutlich westliche – namentlich in Gestalt der Annahme eines spirituellen „Ich"[469].

Zwar will Blavatsky seltene Gnadeneinwirkungen als „gerechtes Mitleid" innerhalb des herrschenden Karmagesetzes nicht ganz ausschließen[470]. Aber ihr soteriologisches Konzept baut im wesentlichen auf die spirituelle Autonomie des Subjekts, und zwar trotz der östlichen Bezüge unverkennbar im Horizont des westlichen Fortschrittsgedankens: Reinkarnation ist für sie „der Glaube an einen immer währenden Fortschritt für jedes inkarnierende Ego oder jede göttliche Seele, in einer Evolution, die ... vom Materiellen zum Spirituellen führt und am Ende jeder Stufe absolute Einheit mit dem göttlichen Prinzip erreicht... Jeder Zyklus bringt den Erwerb neuer Herrlichkeit, neuen Wissens und neuer Macht. Dies ist die Bestimmung jedes Egos, das so in jeder Welt und jeder Inkarnation sein eigener Erlöser wird."[471] Der eigene Geist, dem ja schon nach Lessing die „Ewigkeit" gehört, wird hier explizit zum „einzigen Mittler zwischen sich und dem Universalgeiste"[472].

Aus höchster „Meister"-Quelle ist bei der geistigen Führerin der modernen Theosophie der Gedanke der Selbsterlösung autorisiert – nun in völlig unverkennbarem Kontrast zur christlichen Erlösungslehre. Diese entschiedene Abwendung von einem Kerngedanken abendländischer Geistestradition hat nach Beginn des 20. Jahrhunderts bei Rudolf Steiner Widerspruch hervorgerufen. Der visionäre Esoteriker versuchte gegen die Intention der internationalen Leitung der Theosophischen Gesellschaft das „Mysterium von Golgatha", also die Heilsbedeutung „des Christus" neu zur Geltung zu bringen. Dass ihm dieser Versuch gelungen sei, muss allerdings bezweifelt werden. Nicht nur, dass er einen höchst fragwürdigen, von okkulten Elementen durchsetzten Christus-Begriff konstruiert hat[473]! Es ist vielmehr sein Heilskonzept insgesamt, mit dem er dem neutestamentlichen und kirchlichen Gnadenverständnis nicht gerecht wird[474], weil er im Grunde Gnade auf göttliche Hilfe zur Selbsthilfe reduziert[475]. Bei ihm korrespondiert die kosmische Erlösungstat des „Christus" dem Prinzip individueller Selbst-Erlösung qua Karma-Gesetz[476]. So versucht er, östliches und westliches Reinkarnationsdenken auf einen Nenner zu bringen. Nach seiner Überzeugung ist das Karma eine Erlösung des Menschen durch sein eigenes Bemühen, nämlich durch seinen stufenweisen Aufstieg im Laufe der Wiederverkörperungen, wodurch er sich dem Christus annähere. Klaus von Stieglitz bemerkt zu dieser Mischkonzeption treffend, hier bestehe die Gefahr, dass Steiners „Karma-Denken den Menschen unfähig und unwillig macht, die Gnade Gottes in ihrer überwältigenden Fülle anzunehmen"[477]. Der Grund dafür liegt in der spiritualistischen Auffassung vom Menschen als einem eigentlich überirdischen Wesen[478]: Mit der Behauptung eines unsterblich „Göttlichen"[479] im Menschen ist dieser als zu Erlösender seit dem „Mysterium von Golgatha" zum Mitwirken an seiner Erlösung befähigt. Und was er kann, das muss er dann auch – eben seinen Anteil zum Heil leisten[480]! Der Mensch hat daher laut Steiner selber „zum Sündenfall nach und nach durch die Kraft seines Erkennens ein Aus-der-Sünde-sich-Erheben hinzuzufügen, eine Sündenerhebung herauszuarbeiten..."[481] Die Christusgnade wird damit auf einen begünstigenden Bedingungsrahmen zurückgeschraubt, auf einen „Impuls", der zwar unentbehrlich, aber jedenfalls ergänzungsbedürftig ist. Obwohl Steiner ernsthaft versucht, im theosophischen Reinkarnationskonzept ein Stück christlicher Versöhnungs- und Erlösungslehre zu verankern, gelingt es ihm nicht, dessen eigentliches Zentrum zu entmachten: die dem Menschen nach seinem „ewigen" Wesen eignende Gabe und Aufgabe zur Selbsterlösung. Insofern erweist sich Steiners Anreicherung des westlichen Reinkarnationskonzepts durch Elemente christlicher Heilslehre als ein gekünsteltes Aufpropfen. Tatsächlich geht der weitere Auftrieb westlichen Reinkarnationsglaubens im 20. Jahrhundert großenteils ohne christliche Bezüge einher.

Ein bedeutsamer Anstoß dafür kam ab 1950 von dem Esoteriker und Science-fiction-Scriftsteller Lafayette Ron Hubbard (1911-1986), der das Zurückgehen in angebliche „frühere Leben“ mittels Hypnose methodisierte und durch seine „Scientology“-Technologie zu popularisieren verstand.[482] Der Reinkarnationsgedanke wird hier gleichermaßen westlich und östlich zugleich interpretiert: „Zum erstenmal in der langen, düsteren Geschichte des Menschen kann ein menschliches Wesen innerhalb von einem Leben zu Freiheit und Weisheit finden“, nämlich zur Befreiung „vom ewigen Kreislauf des Geborenwerdens und Sterbens“, heißt es in einer Scientology-Werbebroschüre[483]. Damit war nun der Glaube an Wiederverkörperung in den Kontext einer modernen Weltanschauung eingebunden, die sich kraft ihres methodisierten Erfahrungsbezugs nicht nur „Religion“, sondern gleichermaßen „Technologie“ nannte. Diese neue Heilslehre der Machbarkeit entsprach dem gewachsenen Bedürfnis nach spiritueller Autonomie vollkommen.

Im Laufe der folgenden Jahrzehnte breiteten sich die meist mit esoterischen Theorien einher gehenden Verfahren der sogenannten Reinkarnationstherapie international rasant aus. Zweifellos trugen sie – neben missionarischen Anstrengungen des Reformhinduismus[484] – erheblich zur westlichen Akzeptanzsteigerung des Reinkarnationsglaubens bei, zumal sie in den öffentlichen Medien bestens vermittelt wurden[485]. Die Plausibilität dieser erfahrungsbezogenen Hoffnungslehre hat in unserer Gesellschaft im ungefähr gleichen Maß zugenommen, in dem die Attraktivität christlicher Eschatologie abgenommen hat. Namentlich ein postmodern bestens beheimateter Spiritualismus sorgte nachhaltig dafür, dass das Reinkarnationskonzept an Überzeugungskraft gewinnen konnte.

Beweise für die Wanderungen unsterblicher Seelen?

Schon in vormodernen Zeiten ist Reinkarnation als *illusorische* Vorstellung eingestuft worden – und zwar sogar von Menschen, die sie gut kannten, nämlich von tief reflektierenden Hinduisten und Buddhisten. So stellt laut der über 1200 Jahre alten Theorie der *Advaita Vedanta* im Kontext des Hinduismus der karmisch bedingte Reinkarnationskreislauf einen Illusionsmechanismus dar. Der löse sich auf, sobald die Erkenntnis des zeitlosen, unwandelbaren Urgrunds der Seele eintrete. Seelenwanderung wird also als Produkt einer illusorischen Suchtweise aufgefasst. Ähnlich lehrt die über 1600 Jahre alte buddhistische *Vogacara*-Schule,

Trance stellt jede geringste Prämisse eine folgenreiche Suggestion dar. Angesichts der Wirkung einer Suggestion unter Hypnose oder in Trance-Zuständen lässt sich denken, was es bedeutet, wenn ein Hypnotiseur wie Dethlefsen sein methodisches Vorgehen wie folgt beschreibt: „Ich suggerierte ihm, er befände sich im Mutterleib, drei Monate vor der Geburt. Und schon erzählte er uns von seinen Eindrücken als Embryo... Ich suggerierte: ‚Wir gehen jetzt noch weiter zurück – und zwar solange, bis du auf ein Ereignis stößt, das du genau schildern und beschreiben kannst – solange gehst du in der Zeit zurück!'"

Tiefenpsychologisch bedeutet der hypnotische Zustand eine Regression in kindlich-unkritisches Denken und Fühlen, wobei dem Hypnotiseur die Vater- bzw. Mutterrolle zukommt. Die Psyche ist sozusagen eine höfliche Instanz: Wo immer es sich machen lässt, erweist sie sich als gefällig, und aus diesem Grund ist sie hochgradig suggestibel. Der bekannte amerikanische Parapsychologe und Reinkarnationsforscher Ian Stevenson erzählt von zahlreichen Beispielen selbst durchgeführter und hinterher nachgeprüfter Hypnoseexperimente – und zeigt sich selbst überzeugt, dass die meisten Merkmale reinkarnatorischer „Erinnerungen" der Phantasie entstammen. Tatsächlich hat sich Dethlefsen in seinem Buch „Schicksal als Chance" (1980) ausdrücklich von den Hypnose-Regressionen distanziert.

Was soll denn auch die bedrängte Psyche tun, wenn eine Suggestion zur Erinnerung von Erlebnissen zu einer Zeit aufruft, in der die angesprochene Person noch gar nicht gelebt hat? Die Psychiatrie kennt für das subjektiv ehrliche, aber dennoch fantasierende Ausfüllen von Erinnerungslücken den Begriff der *Konfabulation*. Ein Lexikon erklärt: „Die Entstehung von Konfabulationen läßt sich durch den Druck zur folgerichtigen Fortführung einer einmal eingeschlagenen Gedankenrichtung erklären, wobei das objektive Wissen und die Tatsachenkenntnis jedoch nicht zur Ausführung dieses Denkaktes ausreichen. An dessen Stelle wird, um dem inneren Bedürfnis nach Vollendung gerecht zu werden, eine zwar nicht sinnlose, aber relativ unbegründete Fabeldichtung gesetzt."[492] Wenn nun Konfabulation schon im Wachbewusstsein möglich ist, etwa bei Erinnerungslücken nach einem Verkehrsunfall, dann erst recht infolge massiver Suggestion!

Dabei wirkt sich der Glaube an Reinkarnation als solcher als Suggestionsbereitschaft und in Trancezuständen als Suggestionsförderung aus. Von daher erklären sich auch viele Phänomene in alter und neuer Zeit, die ein scheinbar spontanes Erleben früherer Existenzen im Zuge außergewöhnlicher Bewusstseinszustände beinhalten. Bestechend mag für viele Menschen der Umstand sein, dass gewisse therapeutische Erfolge bei solchen Hypnose-Regressionen zum Teil nachweisbar sind. In den scheinbar einst durchlittenen Erlebnissen kann nämlich das betreffende Subjekt akute, latente oder unbewusste Persönlichkeits- und Beziehungsprobleme dramatisierend darstellen und gegebenenfalls bearbeiten. Die Illusionsgeschichten dienen praktisch der Symbolisierung psychischer Verletzungen. So weiß der erfahrene Reinkarnationstherapeut Paul Meienberg: „Für den Erfolg der Therapie ist es dabei unbedeutend, ob wir nun tatsächlich daran glauben, dass es sich bei der Person, mit der wir uns in dem inneren Geschehen identifizieren, auch wirklich um uns selbst handelt." Durchaus denkbar wäre, „dass uns unsere Seele eine Bühne bereitet, auf der alle äußeren Umstände und Mitspieler so arrangiert sind, dass wir in eine Rolle versetzt werden, in der wir unseren aktuellen Konfliktstoff voll ausleben können. Unsere Seele inszeniert ein Drama für uns, in dem wir selbst die Hauptdarsteller sind. Dadurch werden Konflikte bewusst gemacht, und die Dynamik in unseren Gefühlen und Denkmustern kann ausagiert werden."[493]

Allerdings – das hätte der erfahrene Psychologe eigentlich dazusagen müssen – besteht auch die Möglichkeit, dass Schaden angerichtet wird. So könnten Menschen aufgrund ihres illusorischen Glaubens an neu entdeckte Identitäten einschneidende Handlungen begehen: Einem Pressebericht zufolge hat sich eine ältere Dame von ihrem Gatten scheiden lassen, mit dem sie bis dahin glücklich verheiratet war, weil er gegenüber ihren Erzählungen aus ihrem früheren Leben als Tochter eines indischen Maharadscha skeptisch blieb. Und ob einer jüngeren Malerin namens Andrea dadurch wirklich geholfen wurde, dass sie ihren Gatten in einer „Rückführung" als katholischen Inquisitor erlebte, der sie als Hexe verbrennen ließ? Im Grunde führen solche „Therapien" zu Bagatellisierungen des Diesseits, indem sie den Ernst des Lebens gegen einen illusionär-dramaturgischen Deutungsrahmen eintauschen, der dann zu leichtsinnigen, aber womöglich folgenschweren Aktionen animiert.

Zudem besteht die Gefahr, dass bei der pseudopsychologischen Aufarbeitung von traumatischen Erlebniserinnerungen sogenannte „Deck-Erinnerungen" verkannt werden, wie sie der Schulpsychologie seit Sigmund Freud bekannt sind: Sie fälschen vergangenes Geschehen mit verhüllenden Bildern ab, um auf diese Weise schmerzliche bzw. anstößige

Eindrücke nachhaltig zu verdrängen. Insofern ist zu bezweifeln, ob sie eine förderliche psychische Verarbeitung wenigstens auf „symbolischer" Ebene mit sich bringen. Der Psychologe Hansjörg Hemminger hat dazu festgestellt: „Das angebliche Wiedererleben schmerzlicher Erfahrungen aus früheren Existenzen beseitigt kein gegenwärtiges Problem, sondern verändert es oft nur auf unvorhersehbare Weise."[494]

Einer der wenigen Forscher, die sogar in gesammelten Berichten über Nahtoderfahrungen Indizien für Reinkarnation zu entdecken meinten, war der US-Psychologe Kenneth Ring. In seinem Buch „Den Tod erfahren – das Leben gewinnen" (1985) erwähnte er seltene Fälle, in denen Menschen in unmittelbarer Todesnähe angeblich nicht bloß ihr nun scheinbar zu Ende gehendes, sondern auch noch andere, „frühere" Leben vor ihrem inneren Auge ablaufen sahen. Gerade diese wenigen Fälle lassen wiederum Erklärungsversuche mittels der animistischen Theorie der Parapsychologie als hilfreich erscheinen: Das spontan erweiterte Bewusstsein könnte in außersinnlicher Wahrnehmung die traumatische Nahtod-Rückschau anderer Personen der Vergangenheit aufgesucht haben[495]. Tatsächlich haben Viktor Frankl und Otto Pötzl einmal von einem Fall berichtet, in dem ein Bergsteiger während eines Absturzes nicht sein eigenes Leben, sondern das seiner Tochter im Zeitraffertempo nacherlebt hat[496].

Besonders seit einem spektakulären Auftritt des ungarischen Architekten und Esoterikers Stefan von Jankovich in einer dreistündigen ZDF-Sendung über Reinkarnation am 9. Januar 1986 mochten viele Menschen glauben, Nahtoderfahrungen hätten mit Seelenwanderung zu tun. Seine Erzählung von seinem Fast-tot-Erlebnis, das er 1964 nach einem Autounfall hatte, ließ ein Millionenpublikum den Eindruck gewinnen, als wäre die häufig berichtete Erfahrung einer spontanen, gerafften Lebensrückschau in Todesnähe lediglich der Beginn eines Gesamtüberblicks über mehrere vergangene Leben. Doch bei näherer Betrachtung stellte sich etwas Merkwürdiges heraus. Von Jankovich erzählte, er habe sich in seiner Rückschau in einem früheren Leben als Fischer erlebt. Derlei Aussagen passten zwar in die betreffende ZDF-Sendung, die der damalige, esoterisch interessierte Leiter der ZDF-Kulturredaktion Karl Schnelting inszeniert hatte. Doch sie passten mitnichten zu dem Buch, das von dem Architekten 1984 unter dem Titel „Ich war klinisch tot" in einem theosophischen Verlag publiziert worden war. Dort berichtet der Esoteriker nämlich ausdrücklich, die Gesamtzahl aller Szenen seines Lebenspanoramas habe sich auf die Zeit von seinem „Tod“ nur bis zurück zu seiner Geburt in Budapest bezogen. Keine Spur von „früheren Leben“!

Von irgendwelchen zwingenden Beweisen oder auch nur handfesten Indizien für Reinkarnation kann also insgesamt in keiner Weise die Rede sein. Das mag manche betrüben, die ihr esoterisches Modell von Unsterblichkeit gern untermauert sähen. Ich habe es aber auch schon anders erlebt: Nach einem kritischen Vortrag zu diesem Thema kam eine ältere Frau auf mich zu und erzählte mir von einem unerklärlichen Erlebnis, das doch für Reinkarnation spreche. Als ich ihr eine Alternativ-Erklärung gab, atmete sie erleichtert auf: Es war ihr abzuspüren, dass ihr eine Last von der Seele fiel, und sie formulierte das auch ausdrücklich. Denn seit vielen Jahren war aufgrund ihrer persönlichen Erfahrung oder besser: aufgrund der ihr bis dahin einzig möglichen Deutung des Erlebten der Reinkarnationsgedanke für sie ein Denkzwang gewesen, den sie gern wieder gegen die christliche Unsterblichkeits- und Auferstehungshoffnung eintauschte.

Theologische Herausforderungen

Auf Grund der massenhaft beigebrachten Materialien aus hypnotischen Rückführungssitzungen ergeben sich vor allem zwei Fragestellungen. Die eine betrifft die Stichhaltigkeit angeblich erdrückender Beweise für die jeweils behaupteten Identitäten[497]. Ganz abgesehen von erkenntnistheoretischen Zweifeln[498] lässt sich hierzu nochmals bekräftigen, dass bis heute überzeugende Beweise unterm Strich nicht vorliegen[499]. Das gilt auch im Blick auf Spontanerinnerungen von Kleinkindern[500]: Sie treten in der Regel nicht zufällig primär in solchen Ländern auf, in denen man ohnehin an Reinkarnation glaubt, und kaum auf dem Feld der Nahtodforschung. Im Rückblick auf rund 200 selbst durchgeführte Hypnose-Regressionen betont der esoterisch aufgeschlossene Mediziner Raymond A. Moody: „Bei den plastischen Rückführungserlebnissen handelte es sich durchweg um faszinierende Dramen, nach deren Herkunft man in vielen Fällen nicht lange zu suchen brauchte. Ein Teil ließ sich unschwer als Widerschein von Beziehungsproblemen oder latent neurotischen Bedingungen in den derzeitigen Lebensumständen der Versuchsperson identifizieren. Andere Erlebnisse wiederum brachten unverkennbar das Selbstkonzept – den persönlichen Mythos – der Versuchsperson zum

Vorschein."[501] Auch der Psychologie- und Parapsychologieprofessor Johannes Mischo hat betont: „Eine überzeugende empirische Belegbasis für die Reinkarnation gibt es nach meiner persönlichen Einschätzung derzeit nicht."[502] Kein Wunder, dass sogar esoterische Anhänger der Reinkarnationsidee mittlerweile immer öfter einräumen, von objektiven Beweisen für Seelenwanderung könne keine Rede sein.

Die zweite Fragestellung, die sich angesichts der oft eindrücklichen Phänomene aufdrängt, ist die nach der Möglichkeit eines mehr oder weniger einheitlichen Deutungsrahmens. Theologie und Kirche konnten hier bislang überraschend wenig hilfreich Auskünfte geben; also wurden allzu oft esoterische Denker bemüht. 1988 legte Thorwald Dethlefsen in einem Vortrag auf den Baseler *Psi-Tagen* dar: Reinkarnationstherapie dürfe sich nicht mit Heilung begnügen, sondern müsse das Heil wollen – im Sinne von Ganzheitlichkeit durch Eingliederung des Selbsts in die Total-Identität der ewigen Einheit. Indem das Ich sich in den psychischen Rückführungen in einer Vielheit von Leben erfahre, erkenne es zunehmend die Kehrseite der Vielheit: „Alles ist *eins*"; letztlich „ist immer alles in uns. ... Der menschliche Weg beginnt in der Einheit und endet in der Eineit. In Wirklichkeit sind wir alles."[503] Damit arbeitet Dethlefsen die implizite Metaphysik des Karmadenkens heraus. Sein Rekurs auf die nicht nur heilende, sondern heilswirksame Funktion „kosmischen Bewusstseins" läuft unverkennbar auf eine Synthese von westlichem und östlichem Reinkarnationsglauben und auf eine monistische Theorie von Unsterblichkeit hinaus. Das „Heil" der „Selbstfindung" – ein eher westliches Ziel – bedeutet für ihn in gleichzeitiger Anlehnung an hinduistisches Gedankengut das Einswerden mit der göttlichen Einheit der Unendlichkeit jenseits von Raum und Zeit. Das „Vehikel" der Wiederverkörperungen hat demnach erst mit dem Erreichen solch mystischer Vollkommenheit seine „Aufgabe erfüllt"[504]. In diese Richtung also weisen die im Westen (und nur im Westen!) so beliebten Rückführungspraktiken dort, wo man sich nicht wie so oft[505] mit ihrer oberflächlichen Rezeption begnügt: Sie lassen eine westöstliche[506] Heilslehre zutage treten, für die in der Regel das christliche Heilsverständnis unerheblich bleibt.

Der historische Durchgang durch die wichtigsten Stationen in der Entwicklung des westlichen Reinkarnationsglaubens aber hat hinlänglich gezeigt: Es gibt ihn in unserem Kulturkreis kaum ohne einen ihm innewohnenden Sinngehalt von religiöser Tiefe oder religionsphilosophischem Anspruch. Insofern stellt er für die christliche Theologie eine eschatologische und anthropologische[507] Herausforderung dar, die mit der Unsterblichkeitsfrage zusammenhängt. Zudem besteht die Herausforderung auf dem Gebiet des Heilsverständnisses, denn nahezu durchgängig geht es bei Modellen der Seelenwanderung implizit oder explizit um partielle oder vollständige „Selbsterlösung"[508]. Dabei wird das „Selbst" als im Kern unsterblich interpretiert und von daher zu solcher Selbsterlösung potenziell für fähig gehalten.

Eine zweifelhafte Korrespondenz katholischen Unsterblichkeitsglaubens zum Reinkarnationsgedankens sieht – unter Berufung auf Karl Rahner[509] – der katholische Theologe Perry Schmidt-Leukel[510]. Angesichts des zunehmenden Herandrängens reinkarnatorischen Denkens stellt sich in dieser Hinsicht für Theologie und Kirche die Gretchenfrage: Soll man die Radikalität und Authentizität der christlichen Rechtfertigungslehre dem Sog eines verflachenden Gnadenverständnisses ausliefern[511] – oder nicht vielmehr ihre Kernstruktur umso deutlicher konturieren? Recht verstanden, leugnet die christliche Gnadenlehre zwar keineswegs ein existentielles Beteiligtsein des Menschen im Erfahren und Ergreifen des Heils. Aber sie betrachtet Gottes Gnadengeschenk als unvereinbar mit dem Rechnen auf „neue Chancen", weil es über alles menschliche Gelingen und Misslingen hinaus gilt. Michael von Brücks These, christliches Heilsverständnis bleibe unabhängig davon in Geltung, ob es sich mit reinkarnatorischen Konzepten verbinde oder nicht, erweist sich insofern als falsifiziert. Besteht doch unzweifelhaft ein Konkurrenzverhältnis zwischen dem neutestamentlichen Erlösungsverständnis in der Bindung an Jesus Christus und religiösen Konzepten, denen auch nur teilweise so etwas wie „Selbsterlösung" inhärent ist! Mit dem Religionswissenschaftler Hans Waldenfels ist von daher festzuhalten: „Es gibt keine Versöhnung zwischen dem christlichen Glauben und einer konsequent vertretenen Reinkarnationslehre."[512] Der katholische Theologe und Kulturhistoriker Helmut Zander bestätigt nüchtern: „Mit der Aufnahme der Reinkarnationsvorstellung wäre das Christentum eine andere Religion geworden."[513]

Der biblische Begriff von „Wiedergeburt"[514] illustriert die innere Differenz: „Ihr müsst von neuem geboren werden", sagt der johanneische Jesus. Nur wer vom Geist Gottes wiedergeboren[515] ist – so der spirituelle Sinn der Aussage –, hat das Heil, kommt ins ewige Königreich Gottes. Dieses Verständnis von „Wiedergeburt" bezieht sich auf das von Christus her mögliche Erlösungswirken des Heiligen Geistes am Menschen, das ihn zum Glauben und damit zu ewigem Leben führt. So wenig ein Säugling sich selbst zu gebären vermag, so abwegig wäre es, „Wiedergeburt“ in diesem Sinn in irgendeiner Weise mit „Selbsterlösung“ zusammenzubringen. Derselbe Sachverhalt ist dem 3. Kapitel des Titusbriefs zu entnehmen, wo es heißt: Nicht gute Werke rechtfertigen, sondern Gott schenkt das Heil nach seiner Barmherzigkeit durch das Bad der Wiedergeburt im heiligen Geist. Das ist „kirchliche Esoterik“ in ihrer mystischen Dimension: Wer mit Jesus Christus verbunden ist, ist mit ihm *„ein* Geist“ (1. Kor 6,17). Der Geist Christi stiftet eine neue, ewige Identität. Hier handelt es sich nicht etwa um esoterische Substanzmystik, sondern um Liebesmystik[516]: Die verwandelnde Zusage gilt keinem abstrakten Selbst, vielmehr dem Menschen in seiner konkreten Vorfindlichkeit und leibseelischen Ganzheit. Wer an Christus glaubt, ist wiedergeboren zu einer „neuen Kreatur“ (2. Kor 5,17): Er bleibt Geschöpf, dem freilich in seiner Unverwechselbarkeit Auferstehung[517] verheißen ist, wenn einst die Schöpfung insgesamt ihre „Wiedergeburt“ (Mat 19,28) erfährt. Als individuelles Geschöpf wird er der unverbrüchlichen Liebesgemeinschaft mit Gott gewürdigt – unabhängig von seiner Schuld oder Leistung. Der schenkende Gott Jesu Christi will den Glauben an die Erlösung nicht durch *Reinkarnation*, sondern durch die Botschaft von der *Inkarnation* seines Sohnes mit all ihren Folgen. Und um diesen Glauben selbst schenken zu können, bedarf er Botschafterinnen und Botschafter, die sich – natürliche Religiosität hin, liberale Theologie her[518] – klar darüber sind, warum Wiedergeburt angesagt ist und nicht Wiederverkörperung.

Ebenso klar sollte sein, warum Seelenunsterblichkeit für christliche Spiritualität in der ganzheitlichen Verbindung mit universaler Auferstehungshoffnung selbstverständlich[519], Seelenwanderung aber als Hoffnungs- und Erlösungsmodell obsolet ist[520]. Nur wo „kirchliche Esoterik“ in diesem Sinn das traditionelle Bekenntnis zur „Auferstehung der Toten“ festzuhalten und in theologischer Durchdringung als unübertroffene Erlösungs- und Verheißungsperspektive anzubieten weiß, ergeben sich neue spirituelle Chancen gegenüber dem Siegeszug esoterischer Seelenwanderungslehren. Allein die Gewissheit des Rechtfertigungsglaubens in der Bindung an Jesus Christus hat ein spirituelles Gewicht, das esoterische Erfahrungsgewissheit zu überbieten vermag, weil sie im Hereinholen des Zieles aller Zeit in die Gegenwart unüberholbare „Erfahrung mit der Erfahrung“ (Eberhard Jüngel) darstellt. Zumal sich christliche Heilsgewissheit am Ausblick auf die Gesamtheit der Schöpfung erfreut[521], kann sie sich auch gegenüber einem unrealistischen, ja unmenschlichen Harmonie-Denken für unsere vergängliche Welt als stärker erweisen, das bekanntlich individuelles und sogar kollektives Leid in der Welt per Karma-Theorie zu beschönigen versucht. Angesichts der offenkundigen Attraktivität esoterischer Rede von Reinkarnation, Seelenwanderung oder Wiederverkörperung in unserer Gesellschaft sollte kirchliche Kreuzestheologie diese Herausforderung getrost, aber auch gezielter als bisher aufnehmen.

Vierter Hauptteil

Geisteswissenschaftliche Überlegungen: Theologie der Unsterblichkeit

„Wir denken immer das Sterben mit dem Tod zusammen,
aber es ist vielleicht besser, das Sterben mit dem Erwachen
zur ewigen Lebendigkeit zusammenzudenken."
Jürgen Moltmann

Die Möglichkeit einer konstruktiven Vermittlung von spontanen Nahtoderfahrungen, wie sie von der Thanatologie durchleuchtet werden, mit der christlichen Hoffnungslehre ergibt sich am klarsten im Kontext der Frage nach der traditionell geglaubten Unsterblichkeit der Seele. Denn was die thanatologisch vielfach verglichenen Grenzerfahrungen nachhaltig faszinierend macht, besteht ja gerade in der Behauptung und Veranschaulichung einer Kontinuität über die Todesgrenze hinweg.

Nun ergibt sich aus theologischer Perspektive in Sachen Unsterblichkeit keineswegs eine eindeutige Gesamtperspektive. Vielmehr verhält es mit der Theologie wie mit jeder Wissenschaft: Es gibt verschiedene Traditionen und Schulrichtungen, die einander teils nahestehen, teils miteinander streiten oder einander gar bewusst zu ignorieren versuchen. Überhaupt muss klar sein, was wissenschaftstheoretisch längst allenthalben eingesehen wird: Keine Wissenschaft ist imstande, schlechthin Abschließendes zu behaupten; immer geht die Forschung weiter, tauchen neue Erkenntnisse auf, ja es kommt ab und an zu regelrechten Paradigmenwechseln[522]. Insofern sind auch wissenschaftliche Resultate nicht absolut, also keinesfalls als „Offenbarung" oder Offenbarungsersatz zu nehmen: Zu sehr sind sie allemal von Hypothesen, Axiomen, ideologischen oder finanziellen Bindungen[523] und sonstigen Implikationen getragen – und dabei prinzipiell offen für neu zu Erfahrendes und zu Erforschendes. Gleichwohl haben sie einen unzweifelhaften Vorsprung gegenüber esoterischen oder sonst irgendwie pseudowissenschaftlichen Spekulationen – insofern auch gegenüber religiösen Offenbarungs- und Autoritätsansprüchen. Umso wertvoller ist die Theologie als geisteswissenschaftliche Befassung mit der christlichen Religion und ihren Lehren in Vergangenheit und Gegenwart. Sie hat Offenbarungsansprüche und tradierte Hoffnungen auf intellektuelle Redlichkeit hin im Rahmen ihrer Möglichkeiten kritisch – und im kirchlichen Interesse konstruktiv-kritisch zu überprüfen. Was also ist theologisch zu den Fragen einer zu erhoffenden Unsterblichkeit und Auferstehung zu eruieren? Das soll im Folgenden insbesondere auch mit Rücksicht auf das konfessionelle Gegenüber der Antworten ausgelotet werden.

VII. Reformationszeitalter: Unsterblichkeit als Gnade

Ende 1513 hatte das 5. Laterankonzil die Unsterblichkeit der Seele dogmatisiert, also zum ausdrücklich verpflichtend gemachten Glaubensinhalt erhoben[524]. Martin Luther, damals seit kurzem Theologieprofessor in Wittenberg, hatte sich über dieses Dogma nur deshalb geärgert, weil es etwas festschrieb, was ohnehin zu den Fundamenten schriftgemäßen Christenglaubens zählen sollte[525].

Schon im Reformationszeitalter war die überlieferte Auferstehungshoffnung weniger attraktiv gewesen, als man es dem auslaufenden Mittelalter vielleicht im Nachhinein zutrauen möchte. Es gab sie zwar, aber weithin nur in einer stark mythologisch gefärbten Art, wie sie zu Zeiten der frühen Kirchenväter die Oberhand gewonnen hatte: Man dachte im Wesentlichen an die Öffnung der Gräber am Jüngsten Tag und an die Verlebendigung der Leichenteile, also an eine Wiederherstellung der irdischen Körper im Zusammenhang mit den materiellen Partikeln des einstigen Leibes. Gewiss gab es für diese naive, das Symbol des Wieder-Aufstehens wörtlich nehmende Interpretation stützende Bibelstellen und insbesondere das Vorbild der Auferstehung Jesu. Doch übersah man dabei jene gewichtigen Aussagen des Neuen Testaments, mit denen sowohl Jesus als auch Paulus sehr wohl grundlegend zwischen der Auferstehung Jesu *innerhalb* des irdischen Zeitlaufs und der *allgemeinen* Auferstehung im Umbruch zur Ewigkeit unterschieden hatten. Von der Auferstehung der Toten im Zuge der universalen Neuschöpfung kann letztlich nur in Bildern und Symbolen gesprochen werden, die auf Gottes heilvolles Handeln an seiner *gesamten* Kreatur hinweisen – und damit dieses selbst statt menschliche Wunschprojektionen des „Wiederkommens" ins Zentrum der Hoffnung rücken.

Naiv-mythische Vorstellungen von Auferstehung denken mehr an die Reparatur des Vergangenen, an bloße Wiederherstellung statt an das biblisch anvisierte Kommen des Reiches Gottes, nämlich eines *neuen* Himmels und einer *neuen* Erde. Die vergleichsweise kleinere, mythologisch ausgemalte Hoffnung konnte die Gemüter denn auch nicht sonderlich fesseln. Viel interessanter war da doch der Ausblick auf das Jenseits, auf den Himmel, in dem die Seelen der Verstorbenen sich ihres unsterblichen Heils freuen würden. Auf Himmel, Hölle und Fegfeuer lag das Gewicht der Unsterblichkeitsgedanken, kaum aber auf der Auferstehungshoffnung. Insofern war Martin Luthers Theologie der Auferstehung damals ähnlich wenig attraktiv wie heute. Das hinderte den Reformator nicht, sie aus Treue zur biblischen Verheißung über Jahre hinweg auszuarbeiten und in Lehre, Verkündigung und Seelsorge zu entfalten.

Luthers ganzheitlicher Denkansatz

Natürlich verfolgte Luther sein Anliegen als ein Mensch seiner Zeit. Vieles an seinen Schriften erweist ihn dabei als einen von Perspektiven des ausgehenden Mittelalters wie der anhebenden Neuzeit gleichermaßen Geprägten. So sehr dem heutigen Menschen darum manches an Luther und seiner Theologie nach wie vor spontan ansprechen kann, so sehr wird ihm anderes fremdartig erscheinen. Beispielsweise finden sich noch bei Luther selbst einige mythologisch-anschauliche Formulierungen, denen zufolge die im Grab verfaulenden Leichen die Samenkörner für die Auferstehungsleiber bilden. Aber das beruht eben auf auf dem Zweck volkstümlicher, in der damaligen Predigt um der Anschaulichkeit willen kaum verzichtbarer Redeweise. Im Grunde jedoch liegt dem Reformator an einer wirklich ganzheitlichen Neuwerdung des Menschen im Zuge von Gottes Umgestaltung des vergehenden Kosmos zu seinem ewigen Reich universaler Gemeinschaft.

Indes – Luthers ganzheitliches Hoffnungskonzept haben selbst die meisten seiner Mitstreiter und die nachfolgenden „lutherischen" Generationen kaum akzeptiert. Sie hielten meist an einfacheren Vorstellungen einer Unsterblichkeit der Seele fest, die wiederum Luther keineswegs völlig in Abrede stellte. Doch er suchte sie intellektuell mit der Hoffnung auf die endzeitlich angesagte Auferstehung der Toten in Einklang zu bringen. Von daher hat er sich polemisch im Blick auf gängige Himmelserwartungen geäußert: Es müsste doch eine „närrische Seele“ sein, spottet er, die als eine völlig wache im Himmel noch den Auferstehungsleib begehren wollte. Mit anderen Worten: Der „Zustand“ zwischen dem Tod und der allgemeinen Auferstehung darf nicht schon mehr oder weniger das „Himmelreich“ der verheißenen Vollendungswelt bedeuten, denn sonst bedürfte es eigentlich keiner Totenauferstehung mehr.

Paul Althaus unterstreicht: Luthers „Gedanken über die Letzten Dinge sind nicht ein konventioneller Anhang, sondern ein im Ganzen seiner Theologie wesenhaft begründetes, unentbehrliches, ja entscheidendes Stück.“[526] Dabei war Althaus wie neben anderen Lutherforschern wie etwa Peter Meinhold, Carl Stange und Werner Elert[527] zunächst zu einer Fehlinterpretation gelangt: Man wollte dem Reformator fälschlicherweise eine Art „Ganztod-Theologie“ unterstellen oder die Seelenunsterblichkeit zumindest nur auf gläubige Christen beschränken. Luther habe die Überzeugung vertreten, zwischen Tod und allgemeiner Auferstehung gebe es nichts als die Erinnerung und Treue Gottes. Damit suchten diese und andere Theologen dem Denken des modernen Menschen entgegenzukommen[528]. Doch haben sie sich in dieser Hinsicht gewissermaßen in Luther ebenso wie in Gott getäuscht. Sie haben zwar verstanden, dass der Reformator entschieden theozentrisch dachte, aber verkannt: Er hat in der Folge des neu begriffenen Ja Gottes zum Menschen um Jesu Christi willen anthropologisch einen großzügigen Seelenbegriff vertreten und eine zwar nicht philosophisch oder (para-)psychologisch, wohl aber theologisch begründete, insofern ontologisch ernst gemeinte Unsterblichkeit der Seele gelehrt.

Daran kann heute angeknüpft werden – gerade in unserer spät- und postmodernen Epoche, in der neben und inmitten aller Säkularität die Frage nach einer Kontinuität im Tod wieder verstärkt aufbricht. Heinz Zahrnt kommt bereits in seinem Buch „Gotteswende“ (1989) zu der Überzeugung, dass das theologisch so verbreitete Modell vom „Ganztod“ des Menschen ausgedient habe. Die Theologie stehe vor der Aufgabe, „unter den neuen Vorzeichen das biblische Symbol der ‚Gottebenbildlichkeit‘ des Menschen im Zusammenhang mit dem Leib-Seele-Problem neu zu bedenken und wenn möglich ein zeitgemäßeres theologisches Denkmodell für den christlichen Unsterblichkeitsglauben herauszufinden.“[529] Ob nicht namentlich die protestantische Theologie zu diesem Zweck bei Luther selbst und seiner unverfälschten, noch weithin kaum entdeckten Hoffnungstheologie neu Anhalt suchen sollte? Und das nicht etwa deshalb, weil hier „Zeitgemäßheit“ gewährleistet wäre, sondern weil Luther in großer theologischer Konzentration die wesentlichen Zusammenhänge gesehen und insofern in beinahe zeitloser Gültigkeit skizziert hat. Sein Konzept kann noch heute im Diskurs der gegenwärtig gängigen Entwürfe einer christlichen Hoffnungslehre bestehen, ja entscheidende theologische Kriterien liefern. Das wäre übrigens nicht der Fall, wenn er nicht bereits Überlegungen angestellt hätte, die im Hinblick aufs Verhältnis der Toten zu Zeit und Ewigkeit bis heute modern anmuten. Seine Antwort auf die Frage nach der Zukunft der Toten und des Kosmos interessiert darum nicht nur aus geschichtlichen Gründen.

Luthers Erfahrung des Paradieses

„Vom Himmel hoch da komm ich her, ich bring euch gute neue Mär; der guten Mär bring ich so viel, davon ich sing'n und sagen will“: Text und Melodie dieses bekannten Weihnachtsliedes stammen von Martin Luther. Er hat die himmlische Offenbarung in Gestalt der Engelsbotschaft insbesondere in folgender Strophe zusammengefasst: „Was kann euch tun die Sünd' und Tod? Ihr habt mit euch den wahren Gott; lasst zürnen Teufel und die Höll, Gotts Sohn ist worden eur Gesell.“[530] Demnach verliert infolge der frohmachenden Botschaft von der Menschwerdung Gottes in Jesus Christus die Furcht vor dem Tod und der Hölle ihr Recht. Der Tod kann vergehendem Leben, kann Sterbenden im Wesentlichen nichts anhaben. Und was jenseits des Todes folgen wird, ist der Vorfreude wert.

Das klingt für viele Menschen unserer Zeit tatsächlich nur wie eine „gute Mär“ – im Sinne von „Märchen“, nicht im Sinne einer ernst zu nehmenden, begründeten Nachricht, was aber durchaus die Bedeutung des Wörtleins „Mär“ zu Luthers Zeit war. Der Tod gilt in unserer heutigen Gesellschaft weithin als natürliches Lebensende, über das hinaus nichts Feststellbares mehr zu erheben, das aber gerade deshalb mit bewusster oder unbewusster Angst verbunden ist. Wer „gute Mär“ etwa unmittelbar auf esoterischen Wegen sucht und angebliche Kundgaben jenseitiger Geister zu erheischen trachtet, setzt sich seinerseits dem Verdacht aus, schönen Märchen aufzusitzen. Denn erstens sind solche Kundgaben oft – wie im V. Kapitel gezeigt wurde – recht banal, inhaltlich leer oder kitschig, von Betrugsfällen einmal ganz abgesehen. Zwar sind „Offenbarungen“ durch Verstorbene oder jenseitige „Geistwesen“ meist ein Stück weit religiös gefärbt, doch lassen sie theologisch und philosophisch echten Tiefgang in der Regel vermissen. Obendrein sind sie nicht nur ihrer Herkunft nach psychologisch und parapsychologisch umstritten, sondern angesichts der Widersprüchlichkeit ihrer Aussagen bei Gegenüberstellungen mit anderweitigen Offenbarungsansprüchen aus vergleichbaren spiritistischen Quellen wenig glaubwürdig[531].

Insgesamt gilt: Entweder ist der Tod das letzte Ziel des Lebens – oder nicht! Wenn das Ziel nicht der Tod ist, dann ist es vielleicht auch nicht eine irgendwie beschaffene Über- oder Nebenwelt als solche, sondern jene erste und letzte Wirklichkeit, in der alles Geschaffene im Himmel und auf Erden gründet: Gott als der Schöpfer und Vollender von allem. Und von Gott her zu denken, insofern auch in biblischer Orientierung über das Leben nach dem Tode nachzudenken und dadurch verstärkt Hoffnung zu gewinnen, das war Luthers zentrales Anliegen. Auf anderen Wegen menschlichen Hoffens – das wurde seine Lebenserfahrung, die sich auch angesichts des Todes seiner Kinder bewährte – ist dem Tod nicht wirklich beizukommen.

In unserer Zeit bestätigt sich diese Erfahrung durch den Umstand, dass die im IV. Kapitel geschilderte „thanatologische Welle“ und auch die Begeisterung für Formen des Reinkarnationsglaubens keine wirkliche Enttabuisierung des Todes in unserer Gesellschaft mit sich gebracht haben. An Luther lässt sich demgegenüber ablesen, dass christliche Auferstehungshoffnung dazu befähigt, den Ernst des Todes zu akzeptieren – gerade aufgrund des Glaubens an dessen universale Überwindung durch Gottes neuschöpfendes Handeln an der Welt. Mit bisweilen brutal-realistischen Worten konnte der Reformator die Vergänglichkeit und Hinfälligkeit seines alten „Madensacks“ ausdrücken, sich der Vergänglichkeit des irdischen Lebens und der Verweslichkeit des Leichnams stellen, den einst die „lieben Würmer“ fressen werden. Denn er lebte aus dem Glauben an den Schöpfer, der sein Werk in Herrlichkeit zu vollenden und darum an dieser Welt in Gericht und Gnade zu handeln wissen wird. Die Auferstehung der Toten galt ihm wesenhaft als Gegenstand des Vertrauens auf Gottes biblisch tradierte Verheißung.

Im Folgenden soll er möglichst häufig selbst zu Worte kommen. Dabei werden allerdings seine Äußerungen hier um der besseren Verständlichkeit willen in heutigem Deutsch wiedergegeben. Die im Folgenden in Klammern angegebenen Fundorte beziehen sich immer auf die *Weimarer*

Ausgabe (WA, ab 1883). Dabei bezeichnet die erste Ziffer den Band und die zweite nach dem Doppelpunkt die Seitenzahl; bei nur einer Ziffer ist der zuletzt angegebene Fundort gemeint[532].

Luthers Hoffnung beruhte auf tiefstem Vertrauen auf den Gott und seinen auferstandenen Sohn Jesus Christus – womit er sich keineswegs fernab der Kategorie „Erfahrung" ansiedelte. Vielmehr war der Reformator auf seine Weise durchaus ein „Erfahrungstheologe"[533]. Es ist aber interessant zu sehen, wie er gerade im Blick auf transzendente Wirklichkeit „Erfahrung" im Laufe seiner eigenen Entwicklung unterschiedlich gewertet hat. Er, der Professor für biblische Theologie, hat zwar in seinem Streben nach rechter Erkenntnis bekanntlich die Autorität der Heiligen Schrift zunehmend an die Stelle der päpstlichen Autorität gesetzt. Weil er jedoch in leidenschaftlicher Weise auf die Erfahrung wahren, unvergänglichen Lebens aus war, ging es ihm weniger um das Bibelbuch als solches, sondern letztlich um dessen „Mitte". Der vom Evangelium gemeinte Inhalt musste mit nicht weniger zu tun haben als mit dem Sieg über den Tod und dessen Macht im Leben.

Charakteristisch ist deshalb Luthers religiöser Impetus, mit dem er sich wehrt, den als Herrn und Erlöser Erkannten in seiner Bedeutung durch irgendwelche innerweltlichen Erfahrungen in Frage stellen zu lassen. Nur wo „Erfahrungen" dem als tröstliche Wahrheit erkannten Deutungszusammenhang nicht widersprechen, werden sie kritiklos integriert. So weist Luther beispielsweise auf die bekannte Erfahrung von Epileptikern hin, dass sie es überhaupt nicht spüren, wenn sie ins Feuer fallen – um damit seine theologische Aussage zu illustrieren, dass die Seele den Tod weder spüre noch fühle[534].

Die zentrale Stellung, die der gekreuzigte und auferstandene Christus für Luther einnimmt, hängt damit zusammen, dass dieser Herr und Heiland ihm selber zur entscheidenden Erfahrung geworden ist. Es hat sich dabei nicht etwa um eine gleichsam spiritistische Erfahrung, nicht um eine Offenbarung aus einer obskuren Jenseitswelt gehandelt. Vielmehr kann man es eine spirituelle Erfahrung nennen, nämlich – so würde es Luther sagen – eine Offenbarung des Heiligen Geistes anhand des biblischen Wortes. Der werdende Reformator hatte tage- und nächtelang um das rechte Verständnis jener Stelle im 1. Kapitel des Römerbriefs gerungen, in der es um die Offenbarung der Gerechtigkeit Gottes geht. Plötzlich – man spricht von Luthers „Turmerlebnis" – war ihm dann Gottes Gerechtigkeit radikal als eine sich schenkende deutlich geworden, wonach vor Gott gerecht ist und bestehen kann, wer einfach ganz und gar auf seine Liebe vertraut, wie sie in Jesus Christus erkennbar geworden ist. Die Erfahrung dieser Entdeckung beschrieb er selbst im Rückblick mit den Worten: „Da fühlte ich mich völlig neugeboren und als wäre ich durch die geöffneten Pforten ins Paradies selbst eingetreten. Da zeigte mir sogleich die ganze Schrift ein anderes Gesicht. ... So ist mir diese Stelle des Paulus wahrhaft zu einer Pforte des Paradieses geworden.“[535]

Damit hatte Luther eine Heils- und Transzendenz-Erfahrung besonderer Art gemacht: Nicht nur sein Bibel-, sondern sein Gottesverständnis wandelte sich und öffnete ihm sozusagen das Zentrum der Ewigkeit, das Herz Gottes zur Verbindung unsterblicher Liebe. So ist ihm die christliche Hoffnung zur „reinsten Hoffnung auf den reinsten Gott“ (5:166) geworden. Jesus Christus hat er nun nicht mehr ängstlich als den großen Weltenrichter angesehen, sondern als den aus Liebe in unser menschliches Fleisch gekommenen Erlöser, durch den sich Gottes wahre Gerechtigkeit verwirklicht. Gott rechne die Gerechtigkeit Christi, der für uns gelebt und gelitten habe, aus Gnade uns Sündern an. Unsere eigene Ungerechtigkeit, all unsere Schuld, unsere ganze entfremdete Existenz habe sein eigener Sohn stellvertretend für uns auf sich genommen. Wer an diesen heilvollen Tausch glaube, verschmelze mit Christus gleichsam zu einer einzigen Person: „Du nennst dich sozusagen Christus, und umgekehrt spricht Christus: Ich bin jener Sünder, weil er sich auf mich verlässt“[536].

Von daher ist für Luther die Botschaft von der Rechtfertigung des sündigen und sterblichen Menschen durch Jesus Christus zur Mitte der Heiligen Schrift geworden[537] – und das Mittel des göttlichen Geistes, um Menschen auf Erden bereits die Pforten des Himmels zu öffnen[538]. Die Verbundenheit mit Christus im Glauben wird demnach zur Erfahrung ewigen Lebens, wahrer, unverlierbarer Identität im Leben und auch noch im Tod. Die Todesgrenze wird insofern transparent.

Der Tod als Geburt

Ganz im Sinne des Neuen Testamentes beginnt für Luther das Leben nach dem Tod schon vor dem Tod. Dies umso mehr, als nach seinem Verständnis das irdische Leben nichts anderes ist als „ein Vorlauf oder besser ein Anfang des zukünftigen Lebens“ (18:785). Und zwar meint er das nicht nur im Hinblick auf gläubige Christen, sondern auf jeden Menschen! So kann er in aller Deutlichkeit sagen: „Der Mensch ist hinsichtlich seines zeitlichen Körpers im gegenwärtigen Zeitraum, hinsichtlich der Seele aber im zukünftigen. Beide nämlich enthält er, und an beiden hat er teil“ (57/III:98).

Diese Aussage ist zum einen negativ gemeint: Wer nicht von der Versöhnung mit Gott durch Christus ergriffen ist, der hat jedenfalls Tod und göttliches Gericht noch vor sich. Schon lange, bevor Martin Heidegger über das „Sein zum Tode“ philosophiert hat, ist Luther bewusst gewesen, dass der Tod nicht nur äußerlich, sondern allemal innerlich über den Menschen herrscht – nämlich durch die Furcht vor ihm (135). Gleiches gilt vom göttlichen Gericht: Dieses greift, wie der Lutherforscher Albrecht Peters erklärt, „vom Ende der Tage über unseren Tod hinweg hinein in unser Leben“[539]. Dank der Erlösungstat Jesu Christi aber gibt es für den glaubenden Menschen zum andern auch die positive Perspektive: Die bedrückenden Mächte des Todes und des Gerichts sind entmachtet und dürfen das Gewissen nicht länger bedrücken, weil Christus sie auf sich genommen und als der Sohn Gottes stellvertretend durchlitten hat. „Während wir anfangen zu glauben“, sagt Luther, „fangen wir zugleich an, dieser Welt abzusterben und für Gott zu leben im zukünftigen Leben, so dass der Glaube eigentlich Tod und Auferstehung ist“ (6:534).

Die Zukunft hat also schon begonnen für den, der glaubt: „Wenn ich nun solches weiß und glaube, so ist mein Herz oder Gewissen und Seele schon auch durch den Tod und durchs Grab hindurch bei Christus im Himmel..., so dass nicht mehr als der linke Fuß zurückbleibt! Denn die Sünde ist schon vergeben und ausgetilgt, Gottes Zorn und die Hölle sind ausgelöscht; und der Glaubende lebt bereits in und bei Christus nach dem bestem Stück, nämlich der Seele, teilhaftig des ewigen Lebens.“[540] Weil der auferstandene Christus nicht nur das Haupt des Christen und der Christenheit, sondern der innerste Bezugspunkt der Seele im Glauben ist, kann Luther beteuern: „Wir sind schon über das Haupt, ja über den Rücken und Bauch, die Schulter und Beine aus dem Tod heraus; und der Tod hat nichts mehr an uns, das er halten kann, höchstens eine kleine Zehe – die soll auch bald hindurch kommen“ (36:563).

Bei all diesen drastisch-anschaulichen Formulierungen hat Luther die Wirklichkeit dieser Welt nie aus den Augen verloren: „Ich werde noch geplagt von Sünden und Tod; da sehe ich kein ewiges Leben. Das ist ja noch das alte Leben. Aber darüber hat Gott ein ewiges Leben gemacht, darin wir schon leben; aber wir sehen es noch nicht“ (37:74). Von daher kann der Reformator sagen: „Dass wir im Fleische leben, ... ist eine Verhüllung des Lebens“ (40/I:288).

Nach diesen Erklärungen versteht es sich bereits von selbst, dass das Sterben eines Menschen für Luther in keinem Fall einfach das Verlöschen des Lebens bedeutet. Trotzdem wird der Tod weder verharmlost noch beschönigt. Theologisch kann Luther das Sterben als eine Erfahrung des Gerichtshandeln Gottes werten: Es sei nicht wie beim Tier ein natürlicher Vorgang, sondern ein den Menschen als Sünder treffendes Verhängnis (36:557). Den göttlichen Zorn zu fühlen, mache das Sterben so furchtbar (19:225). Insofern sei der Tod von Christen sogar noch schrecklicher als der anderer Menschen, als sie ja auf Grund ihrer Gotteserkenntnis in besonderer Weise um den Aspekt des göttlichen Zorns wüssten (40/III:544). Von daher kann Luther sagen: „Ich sehe die Beispiele ungern, dass man gern stirbt... Hinsichtlich des Geistes stirbt man gern, hinsichtlich des Fleisches aber heißt es: ‚Ein anderer führt dich, wohin du nicht willst‘“ (Tischreden I:177).

So hat Luther für die Angst vor dem Sterben volles Verständnis. Er drückt es in existenziellen Bildern aus: Muss doch der Mensch am Ende durch eine enge Pforte gehen, ja vom bekannten Ufer dieses Lebens aus hinüberspringen in einen Abgrund (2:685; 19:217). Äußerungen dieser Art erinnern an den häufigen Beginn von Sterbeerfahrungen mit Dunkelheit und Enge, oft einem Tunnel vergleichbar. Auch für die keineswegs immer „schöne“ Fortsetzung solcher Sterbeerfahrungen hätte Luther eine Erklärung bereit, insofern er mit dämonischen Schrecknissen rechnet, mit denen der Teufel gerade im Sterbeprozess aufwarte[541]. Und er denkt an jene letzte Einsamkeit, die sich im Sterben breitmacht, wo doch keiner für den anderen einspringen kann (10/III:1)!

Wirklich keiner? Luther weiß um den Gekreuzigten und Auferstanden, diesen einen, der für uns Menschen eingesprungen ist und stellvertretend für uns einspringt, wo wir am Ende sind. Gott ließ, wie Luther seinem Zuhörer versichert, „deine Anfechtung des Todes, der Sünde, der Hölle auch über seinen Sohn ergehen ... und macht sie unschädlich, dazu erträglich“ (2:692). Die Schrecklichkeit des Todes ist darum für den Glaubenden doch überwunden, und übrig geblieben ist „ein kleines Tödlein, ja ein Zuckertod“ (22:101).

Daher betont Luther: „Das gehört zu einem friedlichen Tod, dass wir Christus sehen. Sehen wir ihn, so können wir fröhlich sterben; sehen wir ihn aber nicht, so ist er vergebens da“ (20:256). Wer Christus nicht im

Glauben ergreift, droht im Abgrund der Hölle zu ersaufen (45:500). Wer jedoch fest an den Erlöser und Heiland glaubt und auf sein Wort vertraut, wird im Sterben, wenn er vor dem Abgrund steht, nicht allein sein. Vielmehr wird ihm Jesus Christus gegenwärtig sein und sagen: „Ich will die Brücke sein und dich hinübertragen, so dass du in einem Augenblick aus dem Tod und der Höllenangst in jenes Leben kommen sollst" (499:3f).

Gern tröstete Luther in diesem Zusammenhang – schon 1519 in seinem „Sermon von der Bereitung zum Sterben" wie auch späterhin – mit dem Hinweis auf das Wirken der Engel. Vielleicht dachte er sogar an bereits im Mittelalter tradierte Visionen Sterbender, als er formulierte: „Damit wir uns ja nicht fürchten und denken, wir seien allein, bestellt Gott einen Haufen Engel" (34/II:283). Dabei konnte er den Vorgang des Sterbens mit dem der Geburt vergleichen: „Wenn das Kind geboren wird, weiß es nicht, wohin es kommt. Aber da sind Frauen, die haben Mulden und Windeln und fangen das Kind auf. Ebenso fängt uns Gott selbst auf im Tode, aber er braucht dazu seine Mitgehilfen, die lieben Engel – nicht dass sie das Leben geben oder aus dem Tode führen, sondern dass sie dazu helfen, dass die Seele aufgenommen und empfangen werde, wenn sie scheidet vom Leibe" (275). So verstand Luther die Engel lediglich als Gehilfen. Der eigentliche Retter und Geber des ewigen Lebens war für ihn kein anderer als Jesus Christus: Durch ihn allein wird der Tod das Tor zum Leben (6:118).

Seelenschlaf zwischen Tod und Auferweckung

„Mitten wir im Leben sind mit dem Tod umfangen..." Den Text dieses mittelalterlichen Kirchenliedes hat Luther revolutionär umgestülpt: „Mitten im Tode sind wir mit dem Leben umfangen"[542]. Insofern der Reformator von daher die Sterblichkeit der Seele geleugnet hat, hat er ihre Unsterblichkeit behauptet. Er betonte, der Christenmensch sei durch den Glauben in einem „unsterblichen Wesen" (17/I:346). Und in der Tat hat er die Unsterblichkeit der Seele weniger in einem allgemeinen, philosophischen Sinn vertreten als vielmehr von der Bibel[543] und von seinem Gottes- und Christusverständnis her gelehrt. Aber gerade weil er theologisch eine liebevolle Beziehung des Ewigen zu jedem Menschen im Blick gehabt hat, hat er niemals ein Aufhören dieser Relation in Erwägung gezogen. Völlig eindeutig hat er erklärt: „Die Person des redenden Gottes und sein Wort weisen darauf hin, dass wir solche Geschöpfe sind, mit denen Gott bis in Ewigkeit und auf unsterbliche Weise reden will." Schlussfolgerung: „Wo also und mit wem auch immer Gott redet – ob im Zorn oder in Gnade –, der ist mit Sicherheit unsterblich."[544] Nach Luthers Überzeugung redet Gott mit den Menschen durch die Heilige Schrift und den heiligen Geist, die aber beide hinweisen auf Jesus Christus als das eigentliche, entscheidende Wort Gottes in Person[545]. Deshalb wird die „dialogisch" verstandene Unsterblichkeit der Seele in ihrer Grundsätzlichkeit gerade von Christus her begründet. Auf dieser Grundlage kann Luther – ungeachtet aller begrifflichen Differenzierungen, zu denen er fähig ist – theologisch fragen: „Was ist's, dass wir viel Kummer haben um andere oder gleich selbst sterben und begraben werden? Stirbt doch nur ein Mensch und dennoch nicht der ganze Mensch, sondern ein Stück allein, der Leib" (241). *„Nicht der ganze Mensch"* – von daher hätte sich im Gefolge Luthers eine Ganztod-Theologie im Protestantismus auch 400 Jahre später keinesfalls entwickeln dürfen!

Wenn Luther die Toten als Schläfer bezeichnet, so ist das durchaus typisch für seine Anschauung – und keineswegs, wie Fritz Heidler[546] aus positionellen Gründen und unter Verkennung des Belegmaterials meint, nur eine undifferenzierte oder unreflektierte Bildrede. Den Zustand der Seele nach dem Tod bezeichnet Luther aus vier Gründen oft und gerne als „Schlaf". Zum ersten deshalb, weil er die entsprechende Redeweise häufig in der Heiligen Schrift vorfindet (11:130). In Verbindung damit steht der zweite Grund: Durchaus im Sinne biblischer Redeweise drückt seine Vorstellung vom Schlafen der Verstorbenen ein Stück Verachtung des Todes aus: Dessen Sieg ist kein echter. Wir Christen, so meint noch der alte Luther, „sollen uns üben und gewöhnen im Glauben, den Tod zu verachten und als einen tiefen, starken, süßen Schlaf anzusehen, den Sarg nicht anders denn als unseres Herrn Christi Schoß oder Paradies..."[547] Dem entspricht der dritte Grund, der sich in folgender, etwas frei wiedergegebener Aussage zusammenfassen lässt: „Die Bezeichnung Schlaf trifft nicht auf einen zu, der tot ist, sondern der mit Sicherheit wieder aufersteht" (46:470). Das bedeutet: Der Zustand der Seele nach dem Tode ist als leibloser Zustand jedenfalls nur ein vorläufiger und entsprechend der biblischen Verheißung auf die Auferstehung der Leibes am Jüngsten Tage bezogen. Diesen sogenannten „Zwischenzustand" zwischen individuellem Tod und allgemeiner Auferstehung der Toten hat Luther oft als „Schlaf" bezeichnet, um auf diese Weise den „wachen"

Zustand in der Vollendungswelt des Gottesreiches qualitativ davon abheben zu können.

Bleibt noch ein vierter Grund zu nennen: Mit dem gewiss im übertragenen Sinn zu verstehenden Wort „Schlaf" lässt sich auf geniale Weise ein postmortaler Bewusstseinszustand andeuten, der einerseits der Bewusstlosigkeit gleichkommt und andererseits doch wie im Traum inhaltlich gefüllt sein kann, ohne dabei mit den Raum- und Zeitgrenzen der im Wachzustand wahrgenommenen Diesseitswelt verrechenbar zu sein.

Nachdem diese vier Gründe für Luthers Vorstellung vom „Seelenschlaf" genannt und so in ihrem Zusammenhang überschaubar sind, ist es reizvoll, einige von ihnen im Folgenden noch näher zu betrachten. Luther hat den Zustand nach dem Tod mit dem Begriff des „Schlafs" mit Vorliebe umschrieben, weil er diese Redeweise in der Bibel vorgefunden hat. Ein Beispiel dafür ist etwa jene Stelle im 1. Korintherbrief, wo Paulus von Christus spricht als dem Auferstandenen, der „der Erstling geworden ist unter denen, die da schlafen."[548] In einem Brief aus dem Jahre 1522 erklärt Luther ausdrücklich, „dass die Seelen der Gerechten schlafen und bis zum Tag des Gerichts nicht wissen, wo sie sind. Zu dieser Überzeugung hin zieht mich die Heilige Schrift."[549] Schwierigkeiten bereiten ihm hinfort einige Bibelstellen, die nicht recht zur Lehre vom Seelenschlaf passen wollen. Dies ist auf der einen Seite der Fall bei Aussagen über das Schicksal Verdammter nach dem Tod, weshalb Luther an die Möglichkeit von wenigen Ausnahmen denkt, die Gott macht[550]. Beispielsweise gibt es in den synoptischen Evangelien jene Geschichte von der Verklärung Jesu, in deren Verlauf den Jüngern die alttestamentlichen, seit Jahrhunderten verstorbenen Gestalten des Mose und des Elia vor Augen treten. Solche Erscheinungen versucht er damit zu erklären, dass Gott ja die Macht habe, einzelne Gestalten „aufzuwecken" und erscheinen zu lassen[551]. Das jenseitige Gespräch des reichen Mannes in der Hölle mit dem einst so armen Lazarus, das Jesus in einem Gleichnis (Luk 16,19-31) schildert, deutet Luther als Sterbeerlebnis des Reichen und macht es damit zu einem Gewissenskampf, zu einer Nahtod-Erfahrung des gerade noch Lebenden[552]. In der Regel denkt er aber an empfindungslosen Schlaf der Seelen im Zwischenzustand. Die Überzeugung von der Seelenunsterblichkeit öffnet also bei ihm weder philosophischen noch spiritistischen Vorstellungen Tor und Tür, sondern gewährleistet die Identität und Kontinuität des Geschöpfes in Gottes Hand, der Hand der Schöpfers, der die Toten auferstehen macht.

Einer der Gründe für Luthers Annahme des Seelenschlafes im Zwischenzustand besteht wie dargelegt in der Notwendigkeit einer qualitativen Unterscheidung hinsichtlich des wachen Vollendungszustands in der Auferstehungswelt. Im Gegensatz zur Tradition des Mittelalters sowie zu den anderen Reformatoren in Deutschland und der Schweiz bestreitet Luther eine hellwache Bewusstseinsverfassung der Seele im Zwischenzustand. Welch „närrische Seele“ müsste das sein, die, wenn sie wach im Himmel wäre, noch den Auferstehungsleib begehren wollte[553]! Mit anderen Worten: Das Jenseits des Zwischenzustands ist noch nicht wirklich das Himmelreich der verheißenen Vollendungswelt – sonst bedürfte es ja keiner Auferstehung mehr. Nach Luther zielt aber der vorläufige Schlafzustand auf die Auferweckung sowohl des Leibes als auch der Seele. Die Seele wird freilich nur aus dem Schlaf, nicht aus dem Tod geweckt, während der sie in der vollendeten Schöpfung bekleidende Leib entsprechend neu geschaffen wird (43:147).

Was hat Luther näherhin über diese leibliche Auferstehung zu sagen gewusst? Nach seiner Perspektive ist unsere gegenwärtige Welt nur ein Gerüst für den eigentlichen Neubau und wird abgerissen, sobald der Bau vollendet ist. Die universale Auferstehung der Toten erfolgt im Kontext der Erneuerung der gesamten Schöpfung[554]. In Anlehnung an neutestamentliche Aussagen formuliert der Reformator: „Also werden Himmel und Erde am Jüngsten Tag, mit allen Elementen und was allenthalben ist, durchs Feuer zerschmolzen und zerpulvert werden, samt allen Menschenkörpern, so dass allenthalben nichts als lauter Feuer sein wird. Und bald darauf wird alles wiederum neu aufs Allerschönste geschaffen, dass unsere Körper hell leuchten werden wie die Sonne...“ (10/I.2:116).

Indem Luther die kosmische Dimension der Auferstehungsbotschaft zurück gewinnt, gelingt ihm die Überwindung naiv-mythologischen Beharrens auf der Identität des Auferstehungsleibes mit der Materie des irdischen Leichnams. „Wo der Leib nicht in der Erde verweste, so würde auch nimmer kein neuer Leib daraus. Soll er aber eine neue Gestalt kriegen, so müssen wir, eben wie das Körnlein, unter der Erde vermodern und zunichte werden..., dass nichts von diesem vergänglichen Leben bleiben soll – und doch derselbige Leib und Seele sei und bleibe, so ein jeglicher gehabt hat, mit allen Gliedmaßen.“ Dieses und die folgenden Zitate aus Luthers Reihenpredigten über 1. Korinther 15 zeigen, wie er in Aufnahme von Bildern des Apostels Paulus dessen Auferstehungstheologie so auslegt, dass ihr Niveau nicht wie so oft im Lauf der Dogmengeschichte verloren geht. Das gilt auch für sein Gleichnis von der Aussaat: Gott ist „ein großer Ackermann“, der vergängliche Kreatur sät auf das Ziel der Ewigkeitsernte hin: „Die Menschen sind Ackersaat für Gott, die ganze Welt, wie das Korn für den Bauern. Und wenn Pest herrscht und viele sterben, so ist dies für ihn wie für den Bauern, der aussät... Wenn ich zu ihm sagte: ‚Wie töricht, dass du es in die Erde wirfst!‘, so würde er antworten: ‚Nicht dazu, dass es zugrunde, sondern damit es zahlreicher, größer und schöner hervorgehe! Und des Korns, das da wachsen wird, bin ich sicherer als dessen, das daliegt. Sonst täte ich es nicht!‘“ (36:641). Vergehendes Leben als Gottes Aussaat – das ist eine Aussage, die sich auch dogmatisch oder religionsphilosophisch formulieren ließe, die aber als Bildwort ihren eigenen Reiz hat, ja um ihrer Anschaulichkeit willen dem Aussagegehalt womöglich angemessener ist als eine abstrakte Entfaltung.

Anschaulich und symbolisch zugleich malt Luther auch die Leiblichkeit der Vollendeten aus: „Wohl glaub ich, dass alles wird viel schöner werden, Wasser, Bäume und Gras, und gar eine neue Erde sein wird, wie Petrus sagt, dass es wird Lust anzusehen sein; aber Seele und Leib zu erhalten, das wird Gott selbst tun...“ Die Auferstandenen werden sich vom Gottesgeist selbst nähren, so dass sie „nicht allein nach der Seele von innen erleuchtet werden und ihn erkennen, sondern er wird auch durch den ganzen Leib gehen, dass der so klar und leicht sein wird wie die Luft und so scharf sehen und hören wird, so weit die Welt ist“ (660).

Insgesamt legt Luther also im Sinne des biblischen Menschenbildes Wert auf eine ganzheitliche Vollendung bei Gott. Unsterblichkeit der Seele und Auferstehung des Leibes sind ihm zufolge nicht etwa widersprüchliche, sondern zusammen gehörende Erwartungen. „Erlösung haben wir nach der Seele... Aber der arme Madensack ist noch Tod und Unglück unterworfen, der soll auch mit. Denn wir müssen völlig mit Leib und Seele selig werden“ (49:510). Diese progressiv-ganzheitliche Hoffnungsperspektive bildet ein Kontrastmodell zu monistischen Ausblicken auf eine mystische Auflösung aller kreatürlichen Konturen im Göttlichen. Obschon Luther in seiner Theologie durchaus mystische Elemente kennt, ist er nie in Versuchung gekommen, seine Hoffnungsperspektive sozusagen in ein regressives Fahrwasser abgleiten zu lassen. Wenn solches aber für viele Zeitgenossen im 21. Jahrhundert naheliegen mag, dann vielleicht nicht zuletzt deshalb, weil sie vom christlich-ganzheitlichen Hoffnungsmodell, wie Luther es entfaltet hat, bislang in Gottesdienst, Religionsunterricht oder Erwachsenenbildung viel zu wenig gehört oder verstanden haben.

Zum Verhältnis von Zeit und Ewigkeit

Einige wenige Aussagen Luthers legen die Annahme nahe, er habe den Gedanken der Totenauferstehung doch nicht eindeutig bevorzugt, sondern ebenso gut von der himmlischen Seligkeit unmittelbar nach dem Tode reden können. Hierzu zählt etwa der Nachruf Luthers auf seinen Freund Urbanus Rhegius (1541), der als Verstorbener „jetzt selbst lernt, sieht und hört, worüber er hier nach Gottes Wort gehandelt hat" (53:400). Es wäre wohl doch zu billig, derartige Aussagen allein mit dem Hinweis auf ihre besondere seelsorgerliche Funktion erklären zu wollen. Noch weniger aber kann es angehen, sie als Beleg für eine reine Unsterblichkeitsperspektive des Reformators anzuführen – und somit Ausnahmen als die Regel auszugeben, wie das etwa Fritz Heidler getan hat. Vielmehr lohnt sich die Mühe, Luther eine durchaus konsistente Sicht zu unterstellen und dieser intensiver nachzuspüren.

Die Beschreibung des Zustands zwischen Tod und Auferstehung als Schlaf eröffnet Luther die Möglichkeit, den besonderen Bewusstseinzustand der Seele näher zu charakterisieren. Er kommt hier interessanterweise zu abstrakten, recht modern anmutenden Überlegungen. Naivere Vorstellungen hinter sich lassend, erkennt er deutlich, dass nach dem Tode die irdischen Dimensionen von Raum und Zeit ihre Geltung verlieren. Auf die Frage, wo sich denn die schlafenden Seelen befänden, antwortet er: „Es ist genug, dass du weißt: Sie sind in Gottes Händen – und in keiner Kreatur Schoß oder Raum" (10/II:117). Im gleichen Sinne versucht er zu erklären: „Dort gibt es keine Zeit, darum auch keinen besonderen Ort und weder Tag noch Nacht" (12:597). Beinahe schon Erkenntnisse Immanuel Kants vorwegnehmend, bemerkt er: „Wir können durch unsere Vernunft die Zeit nicht anders ansehen als nach der Länge, müssen anfangen zu zählen von Adam ein Jahr nach dem anderen bis auf den Jüngsten Tag. Für Gott ist es aber alles auf einem Haufen... Darum sollt ihr gerüstet sein für den Jüngsten Tag, denn er wird für einen jeglichen nach seinem Tod bald genug kommen, dass er sagen wird: Siehe, bin ich doch erst eben gestorben" (14:71).

Das ist nun in der Tat die Folgerung, die Luther zieht: Der Schlaf der Seele nach dem Tode ist subjektiv ohne Zeitempfinden. So bemerkt er:

Das ist eine „subtile Frage... Denn hier muss man die Zeit aus dem Sinn tun... Wenn man auferstehen wird, so wird es Adam und den alten Vätern werden, als wären sie vor einer halben Stunde noch am Leben gewesen... Es ist vor Gott alles auf einmal geschehen. Es ist weder ‚vor' noch ‚hinter'; jene werden nicht eher beim Jüngsten Tag ankommen als wir."[555]

Luther postuliert damit die gleichzeitige Ankunft aller Toten am letzten, am „Jüngsten" Tag, am Ufer der Ewigkeit. Aber den Begriff der „Ewigkeit" fasst er weniger im philosophischen Sinn etwa des überkommenen Neuplatonismus auf. Vielmehr weiß er als christlicher Theologe sich der biblischen Hoffnungsperspektive verpflichtet, so dass er die der Kreatur verheißene Ewigkeit als die des künftigen Gottesreiches erkennt. Da nun diese ewige Auferstehungswelt das Ende der alten, vergänglichen voraussetzt, kann man sie keinesfalls einfach mit jener Ewigkeit Gottes gleichsetzen, welche die irdische Raumzeit umschließt. Der die Toten „auffangende" Gottesgeist ist als solcher für Luthers heilsgeschichtliche Sicht nicht schon identisch mit dem vollendeten Reich Gottes – wiewohl er der Geist ist, der diese Vollendungswelt dereinst gebiert. Vielmehr ist er „einstweilen" der Geist, in dem die Seelen der Toten sich sammeln und ruhen, in den sie also hineinsterben und durch den sie einst aufgeweckt werden[556]. Schließlich verlassen ja die Sterbenden die Zeitdimension nicht gleichzeitig, sondern zu verschiedenen Zeit-Punkten. Wenn nun jeder Tod nicht allein subjektiv, wie Luther es lehrt[557], sondern auch objektiv den unmittelbaren Übergang zum Jüngsten Tag bedeuten würde, so ergäbe sich eine unlogische Verquickung der irdischen Zeitlinie mit der Ewigkeitswelt. Beispielsweise interpretiert Jürgen Moltmann den Reformator unzutreffend, wenn er ihm die Ansicht unterstellt, die Toten würden sich, gemessen an unserer Zeit, „schon in der neuen Welt der Auferstehung" befinden[558]. Namentlich den Gedanken an gleichsam nach und nach stattfindende Auferstehungen lehnt Luther ganz im biblischen Sinn ab[559]. Aber auch eine Zeit-Ewigkeits-Dialektik, derzufolge die Auferstehung der Toten im Wesentlichen in einer neuen Beleuchtung der abgeschlossenen irdischen Zeit bestünde, ohne wirklich eine neue, vollendet herrliche Lebenswelt zu bringen, wäre mitnichten im Sinne Luthers. In solch verkürzenden Weise ist in der evangelischen Theologie des 20. Jahrhunderts vielfach vom „Ganztod" gesprochen worden, wie im nächsten Kapitel zu zeigen sein wird. Regelrechte Desinformation bildet anbei die Behauptung von Wolfgang

Trillhaas, der Reformator habe sich der Lehre vom Zwischenzustand verschlossen[560].

Vielmehr hat Luther tatsächlich zwischen individuellem Tod und allgemeiner Auferstehung einen eigenen Bereich angenommen, in dem sich die Gesamtheit der das Zeitliche verlassenden Seelen sammelt. Denn Christus werde „uns nicht eher auferwecken, als bis sie alle zusammenkommen, die ihm angehören."[561] Dieser jenseitige Zustand kann in seiner Vermittlungsfunktion nur überzeitlich, nicht aber absolut zeitlos gedacht werden. Eben von daher möchte Luther ihn als Schlaf umschreiben. Er gesteht, nicht zu wissen, wie dieser „Schlaf" genau vorzustellen sei (46:470). Im Hinblick auf eine Bibelstelle, die vom „Totenreich" handelt (1. Mose 42,38), spricht er von einem gewissen uns unbekannten Bereich, in dem es keine Unterscheidung von Orten, Zeiten und Personen gebe (44:516). Im Blick auf eine andere Bibelstelle, die das Jenseits der Seligen als „Abrahams Schoß" bezeichnet (Luk 16,23), formuliert er seine Vorstellung positiv: Wir dürfen wissen, dass des Menschen Seele keine Ruhe oder Stätte hat, wo sie bleiben möge, als das Wort Gottes – bis sie „am Jüngsten Tag zur hellen Gottesschau kommt" (10/III:191).

Gerade weil der Zustand der Seele nach dem Tod eben ein seelischer ist, lässt er sich nach Luther nicht in leiblich-räumlichen, sondern nur in seelisch-geistigen Kategorien beschreiben. Das Wort Gottes als Ruhestätte der Seele bedeutet im Sinn der Theologie Luthers die von Gott ausgesprochene, von ihm ausgehende Beziehung zum Menschen, wie sie durch das Wort der Schrift und ganz unmittelbar durch die Begegnung mit Christus als dem eigentlichen Wort Gottes gestiftet wird. Aufgrund dieser – oft wohl noch unbewussten – Beziehung im Geiste gilt für Luther der Mensch als unsterblich. Diese innere Beziehung ist sozusagen der Ort, der die leiblose Seele jenseits der irdischen Zeit bergen wird.

Steht schon im irdischen Leben dem Christusglauben geistig der Himmel offen, so ist der Seelenschlaf nach dem Tode in der Geborgenheit der Christus-Beziehung ein süßer, in diesem Sinn himmlischer Zustand. Christus selbst, sein Geist, nicht ein dinglicher Himmel, ist dann unsere Wohnstätte, unser Paradies (40/III:498). Hierbei unterscheidet Luther den auferstandenen, also wachen und regierenden Christus durchaus von den in seinem Herrschaftsbereich schlafenden Seelen (43:362). Insofern überlappen sich bei ihm aber auch gelegentlich die Beschreibungen des Zwischenzustands mit solchen der Auferstehungswelt. Ist es doch derselbe Frieden und Freude spendende Herr, in dessen Geist die

Toten ruhen und von dessen Geist die Auferstehungswelt getragen und geprägt sein wird! Ist es doch dasselbe Wort, in dem die Seelen gleichsam schlafen und von dem sie aufgeweckt werden zum Leben in Gottes vollendeter Schöpfung! Entscheidend ist für Luther von daher, „dass wir durch ihn sollen aus dem Jammertal geführt werden und dahin kommen, wo er ist“ (36:565).

In diesen gedanklichen Kontext lassen sich nun auch Aussagen wie die oben erwähnte im Nachruf auf Urbanus Rhegius sinnvoll integrieren. Keinesfalls dürfen sie gegen die Auferstehungshoffnung ausgespielt werden. Unterscheidend lässt der Reformator einmal Christus erklären: „Dahin sollen sie kommen, meine lieben Christen, dass sie nicht allein bei mir seien, sondern auch in ein klares und helles Anschauen meiner Herrlichkeit kommen“ (28:194). Dieses klare und helle Anschauen der ewigen Herrlichkeit Christi wird dann Luther zufolge auch ein gegenseitiges Sich-Anschauen der Menschen einschließen. Während es im Zustand des Seelenschlafs keine Unterscheidung von Personen gibt, ist mit dem Anheben der Auferstehung ein Wiedererkennen der Menschen untereinander zu erwarten. Und zwar wird es, wie Luther betont, durch den Geist Gottes ermöglicht sein[562]. Insofern wird man dieses gegenseitige Sich-Wiedererkennen nicht einfach nach irdischen Maßstäben ausmalen dürfen. Begegnen werden sich Menschen, die nicht nur nach dem Leib, sondern auch nach der Seele im Geiste neu geboren sind – neu geboren in die Wirklichkeit und glückliche Wahrnehmung der ewigen, vollendeten Gotteswelt hinein.

Luthers Denkmodell vom gefüllten Schlaf der unsterblichen Seele im Geist Gottes bis zur universalen kosmischen Vollendung gibt dank seiner Betonung der verheißenen Auferstehung anderslautenden Vorstellungen über das „Leben nach dem Tod“ so gut wie keinen Raum. Es bewahrt vor spiritistischen, dämonologischen, gnostischen und sonstigen sektierischen Spekulationen. In dieser Hinsicht ist es gewiss nicht „postmodern“, aber auch nicht „modern“ im Sinne neuzeitlicher Paradigmen oder Modeströmungen; dazu ist es viel zu sehr der Wahrheitsfrage verpflichtet. Und dennoch darf man es insofern „modern“ nennen, als es durchaus den Menschen von heute nahegebracht und intellektuell zugemutet werden kann. Seine theologische Spannung von Regression (Seelenschlaf) und letztendlicher Progression (Auferstehung) bietet ein heilsames Hoffnungspotenzial an, das im religiösen Pluralismus der Spät- und Postmoderne jedenfalls nicht fehlen sollte.

Luther vor der Frage der Allversöhnung

Es wird erzählt, dass der Schweizer Theologe Karl Barth gefragt wurde: „Herr Professor, ist die Hoffnung berechtigt, dass ich im ewigen Leben meine Lieben wiedererkenne und wiedersehe?“ Darauf soll er geantwortet haben: „Gewiss, aber nicht nur die!“ Damit hat er angedeutet, dass der Himmel nicht bloß denen offensteht, die nach unserem menschlichen Urteil oder gar Geschmack dazugehören sollen. Vielmehr ist hier einzig und allein von Gottes Entscheidung auszugehen; und wenn wirklich in Jesus Christus die Grundentscheidung Gottes von jeher gefallen und gültig offenbart ist, darf sogar auf eine Rettung aller Menschen fürs ewige Leben gehofft werden.[563]

Auch Luther hat im Rahmen seiner Theologie die Folgerung einer schlussendlichen Rettung aller Menschen zunächst ernsthaft in Erwägung gezogen. Eine Reihe von Bibelstellen, die von Hölle und ewigem Verderben reden, haben ihn jedoch schließlich annehmen lassen, dass Gott nur einen Teil der Menschen für die Erlösung vorherbestimmt habe – und den anderen Teil für die Verdammnis. Der Lutherforscher Erich Vogelsang schreibt: „Je mehr Luther die Wirksamkeit des Wortes und der Gnade betont, um so mehr drängt es ihn, entweder in die Richtung einer universalen Gnade ... oder andererseits in die Nähe einer unbedingten doppelten Prädestination.“[564] Nun wusste sich der Reformator freilich derart der Schrift verpflichtet, dass er sich um ihrer Höllen-Aussagen willen für die Lehre vom doppelten Ausgang entschied. Mit derselben Klarheit, in der etwa das Gleichnis Jesu vom Weltgericht die Menschheit am Jüngsten Tag in zwei Teile gespalten sieht, konnte er bekennen, dass im Gegensatz zu den guten Menschen „die bösen ewiglich sterben mit dem Teufel und seinen Engeln. Denn ich halte es nicht mit denen, die da lehren, dass die Teufel auch endlich zur Seligkeit kommen werden.“[565]

In der Tat wäre die Annahme einer Rettung des Teufels und seiner Dämonenschar theologisch inkonsequent: Solch böse Geister hätten ja dem Mythos vom Engelsturz zufolge im vollen Bewusstsein ihrer himmlischen Intelligenz gegen Gott rebelliert, während der Mensch als Sünder in einer gewissen Unfreiheit[566] gehandelt und gelebt hat – „hineingebannt in den Ungehorsam“ und von daher angewiesen aufs Erbarmen Gottes (Röm 11,32). Mit Recht lehnte Luther insofern die Annahme einiger Theologen und auch Kirchenväter ab, dass die aus freiem Willen von Gott abgefallenen Engel am Ende doch gerettet werden. Nicht ganz so sicher nahm er an, ein Teil der Menschen werde endgültig nicht gerettet – Menschen, die nicht etwa aus freiem Willen und höchst von Gott abgefallen, sondern von Gott zur ewigen Verdammnis vorherbestimmt worden seien.

Noch massiver hat darüber der Schweizer Reformator Ulrich Zwingli (1484-1531)[567] spekuliert. Für ihn steht die Erwählung als Ausdruck von Gottes frei, das soll hier heißen: willkürlich schenkender Liebe von Ewigkeit her fest. Solches aktive Erwählen ist da keinesfalls zu verwechseln mit passiver Vorhersehung: Es gründet nicht auf dem göttlichen Vorauswissen guter Werke oder Eigenschaften, sondern in einfach willkürlich gewährter Barmherzigkeit. Jenem Teil der Menschheit, der auf Grund dieser Prädestination im Endgericht verworfen werden soll, wird sein Schicksal mit Recht zuteil, denn es geschieht ihm nur, was er wegen der Sünde grundsätzlich verdient hat. Die Erwählung zum Himmelreich ist demgegenüber ein Akt reiner Gnade. Da wird nun freilich Gottes schenkende Gerechtigkeit nur noch partiell, nämlich im Blick auf die Erwählten als identisch mit Barmherzigkeit angesehen. Hätte Zwingli Jesus Christus nicht nur als Mittel der Heilsverwirklichung, sondern als Gottessohn innerhalb der göttlichen Dreifaltigkeit und somit als Subjekt des Gnadenwillens Gottes in Anschlag gebracht, so wäre ihm wohl der universale Charakter der Gnade deutlicher geworden. Die Erwählung hätte dann von Christus als dem „zweiten Adam" her das Heil der *gesamten* Menschheit bedeutet, wie das vier Jahrhunderte später der große reformierte Theologe Karl Barth verstanden und als „Gnadenwahl" dargelegt hat[568]. Die Bibel enthält ja deutliche Hinweise auf die Universalität des in Christus offenbar gewordenen Heilswillens Gottes (z.B. Kol 1,19f; 1. Tim 2,4), so dass eine Lehre von der ganz und gar positiven Vorherbestimmung theologisch keineswegs unmöglich gewesen wäre. Demgegenüber wirft Zwinglis Entscheidung für die Lehre einer *doppelten* Prädestination, die später der Schweizer Reformator Johannes Calvin geteilt hat, schwerste Fragen auf. Die Gotteslehre erhält durch sie einen düsteren Charakter: Wie kann das ein durch und durch liebender, barmherziger Gott sein, der auf Grund seiner willkürlichen Entscheidung einen Teil seiner Schöpfung in die ewige Hölle schickt[569]? Wie kann dieser Gott Glauben und Liebe im Sinne von Vertrauen und Hingabe erwarten?

Bei Luther sieht es vordergründig betrachtet so aus, als hinge die Rettung eines Menschen für den Himmel davon ab, ob er sich aus freiem

Willen für oder gegen den Glauben an Christus entscheide. Doch diesbezüglich muss man wissen, dass Luther den menschlichen Willen hinsichtlich der Gottesbeziehung als unfrei betrachtet und den rettenden Glauben als von Gott verursacht und geschenkt betrachtet hat. Demgemäß nimmt er an, dass sich im Leben vor dem Tod am Glauben oder Unglauben eines Menschen zeigt, ob er am Ende in Richtung Himmel oder Hölle fährt. In diesem Sinne formuliert er: Wer an Christus „glaubt, hat das Leben, wer nicht, ist verdammt. Das Urteil ist längst ergangen" (41:430). Und so meint er, dass die Taten eines Menschen nur dessen Glauben oder Unglauben bestätigen würden[570]. Von daher lehrt er die „Auferstehung aller Toten am Jüngsten Tage, beider, der Frommen und Bösen, dass ein jeglicher daselbst an seinem Leibe empfange, wie er es verdient hat" (26:509).

Insofern irritiert es, wenn Luther, der große Theologe der Gnade, derart von Verdienst und Werken reden kann. Verwickelt er sich hier in theologische Widersprüche? Weiß er nicht, dass Christus nach seinem Kreuzestod im Totenreich den Verurteilten das Evangelium verkündet hat[571]? Nach seiner Meinung fällt die Entscheidung für oder gegen den Glauben diesseits des Todes. Dennoch neigt er – zumal er in diesen schwierigen Fragen oft genug sein „Nichtwissen" bekundet hat – mitunter dazu, „die Frage, ob auch jemand, ohne Glauben verstorben, selig werden möge", ausdrücklich offen zu lassen[572]. Für Gott ist schließlich nichts unmöglich! Selbst ungetauft verstorbene Kinder hält er deshalb nicht für unbedingt verloren, wenn nur für sie vertrauensvoll gebetet werde[573]. Und er kann zugestehen: „Viele sind auf dem Sterbebett verzweifelt gewesen und trotzdem aus dem Tode ins Leben hinübergegangen" (41:577).

Dass er solche Zuversicht nicht aus den Augen verloren hat, verdankt er im Grunde den tiefsten Ansätzen seiner Theologie. Er war ja davon überzeugt, dass durch Christus „jedermann gesegnet, das heißt von Sünde und Tod und Hölle erlöst werden sollte" (10/III:191). Seine universalen, auf grundsätzlich alle Menschen bezogenen Aussagen, von denen hier schon mehrere zitiert worden sind, haben ihre Wurzel nirgends anders als in dem von Gott gewollten Christus-Geschehen. So weiß Luther, dass die Menschen „alle in Sünden empfangen und geboren werden. Durch die Sünde kommt Gottes Zorn über sie und der Tod... Danach kommt die Hölle und der Teufel, die verdammen ewiglich. Da soll nun Christus ... durch sein Sterben und Leiden die Sünde der ganzen Welt tragen und von Gottes Zorn, dem Tod, Hölle und Teufel gnädig erlösen und durch sein Auferstehen Gerechtigkeit, Vergebung der Sünden, Leben und Seligkeit und alles, was Adam und Eva im Paradies verloren haben, wiederbringen..." (20:331).

Solche unübersehbaren Ansätze zu einer christlichen Lehre von der Wiederbringung aller werden bekräftigt durch die Auffassung des Reformators von der Höllenfahrt Christi zwischen Kreuzestod und Auferstehung als einem großen, abschließenden Siegeszug. Demnach ist Christus zum Herrn über Tod und Teufel geworden, zum Herrn über alles im Himmel, auf Erden und unter der Erde (46:308f und 312; auch 20:382). So gesehen bleibt wenig Raum für eine künftige Hölle, wie denn auch Christi Erlösungstod nach Luthers Aussage den Tod aller Menschen zudeckt und zu einem bloßen Schlaf macht (36:241). Hierfür ist zudem bedeutsam, was Luther zu dem Jesus-Wort ausführt: „Gott ist nicht ein Gott von Toten, sondern von Lebendigen; denn sie leben ihm alle" (Luk 20,38). Er legt es folgendermaßen aus: „Ist aber das wahr, dass sie in Gott leben, so muss das zuvor wahr sein, dass sie Vergebung der Sünden haben. Haben sie keine Sünde, so haben sie gewiss den heiligen Geist, der sie heiligt" (31/I:155).

Wenn man nun fragt, wann denn die Toten den heiligen Geist bekommen haben sollen, so bleibt nur noch auf die bereits erläuterte Lehre Luthers zu verweisen, derzufolge die Seele nach dem Tode im Wort bzw. Geist Gottes ruht. Hier schließt sich der Kreis in einer Weise, wie Luther es selbst leider nicht wahrgenommen und in seiner Lehre wahr gemacht hat. Theologisch lässt sich nämlich annehmen, dass der Sterbeprozess eines jeden Menschen in die Tiefe eines vielleicht schlafähnlichen Bewusstseinszustandes mündet, der inhaltlich ein Eingehen in die ihn – verborgen immer schon und im Falle irdischen Christusglaubens offenkundig – tragende Gottesbeziehung der Liebe bedeutet. Demnach würde sich im Augenblick des Todes im Sinne eines ersten, persönlichen Gerichts, wie es die christliche Dogmatik von früh an postuliert hat, eine Art „Fegfeuer" ereignen, nämlich eine geistige Läuterung des nunmehr bloß „inneren Menschen", ein ahnungsvolles, vielleicht überzeitlich wachsendes Reinwerden seines in heiligem, heiligendem Geist gründenden, Christus erkennenden Selbsts. Und die Auferstehung im Aufgang des universalen Gottesreiches würde im Zuge des vollen Offenbarwerdens aller Dinge im Licht Gottes so etwas wie ein allgemeines Gericht implizieren, welches schmerzliche und zugleich heilsame Erkenntnis bringt, aber um der zugleich in ihrer ganzen Wahrheit offenbar werdenden allgemeinen Gnade willen eine ewige Hölle, eine unendliche Desintegration eines Teils der Schöpfung doch eher ausschließt.

Ansätze in dieser Richtung hat Luther nicht weiter verfolgt. Denn erstens war er wie gesagt auf Grund eines in dieser Frage unkritischen Schriftverständnisses auf den Höllengedanken festgelegt; zweitens hatte er sich geschichtlich zu einem streitbaren Gegner jeglicher römischer Fegfeuergedanken entwickelt, und drittens wären ihm als Volkserzieher vielleicht auch pädagogische Bedenken gekommen. Denn führt nicht jede Allversöhnungslehre zu moralisch untragbaren Konsequenzen nach dem Handlungsmotto: „Wenn mir am Ende sowieso nichts passieren kann...“? Aber solche Spekulation ist für Tieferschürfende ausgeschlossen. Denn wo auf das in Jesus Christus erkennbare, positive Ziel Gottes mit seinen Geschöpfen wirklich vertraut wird, dort ist ethisch nur ein dementsprechendes Handeln vertretbar. Ohnedies will christliche Ethik auf Liebe und Hoffnung, nicht auf Furcht vor Strafe gegründet sein – allenfalls auf Furcht davor, dem mitleidenden Gott Schmerz zuzufügen. Die Drohung des Gesetzes im biblischen Sinn hat freilich auch insofern ihr bleibendes Recht, als selbst Glaubende nach Luthers Überzeugung ja bis zum Tode von ihrem Sündersein nicht völlig loskommen. Solche Drohung bezieht sich aufs göttliche Gericht, das durch die Allversöhnungslehre keineswegs bestritten wird. Doch dieses Gericht steht nicht etwa im Zeichen göttlichen Rachezorns, sondern im Zeichen des Gekreuzigten, der laut Luther „die künftige Hölle besiegt hat“ (46:312).

Wo dies konsequent geglaubt wird, dort ist Liebe zur Welt, zu den Mitmenschen, ja zu den Feinden eine bleibende Grundhaltung, die sich auch im praktischen Leben auswirken will. Ganz positiv verstanden bildet die christliche Unsterblichkeits- und Auferstehungshoffnung eine wesentliche Motivation für ethisches Handeln aus dem Geist der Liebe Gottes. Gerade die von Luther so betonte „Freiheit eines Christenmenschen“ kann sich erst dort lebendig entfalten, wo sie genährt wird von jener Hoffnungsperspektive, die sich durch den auferstandenen Gekreuzigten aufgetan hat.

VIII. Ganztod als fragwürdiges protestantisches Denkmodell

Seit ungefähr einem Jahrhundert bevorzugt der moderne Protestantismus weitgehend die sogenannte, schon mehrfach erwähnte Ganztod-Theologie. Dieser Theorie zufolge stirbt der Mensch ganz und gar, und der traditionsreiche Gedanke einer Unsterblichkeit der Seele wird pauschal abgewiesen. Allerdings erinnert sich Gott – so immerhin die überwiegenden Varianten dieser Lehre – an die Verstorbenen und einst Lebenden, um sie am Jüngsten Tag von den Toten aufzuerwecken. Da aber dieser „St. Nimmerleinstag“ seit der Neuzeit aus dem Bereich des Vorstellbaren und Erhoffbaren vielfach verschwunden ist, läuft die Ganztod-Theologie auf einen Ausverkauf christlicher Hoffnung hinaus[574]. Emil Brunner hat zurecht gewarnt: „Eine Kirche, die nichts über das Zukünftig-Ewige zu sagen hat, hat überhaupt nichts zu sagen, sie ist bankrott.“[575] Hat insofern nicht der stärkere Rückgang der Mitgliedschaft in der evangelischen Kirche im Vergleich zur katholischen auch damit zu tun, dass das protestantisch hochgewachsene Ganztod-Modell dem menschlichen Hoffnungsbedürfnis zu wenig entspricht[576]?

Als biblischer Beleg für die Ganztod-Behauptung wird gern ein Vers aus dem ansonsten eher ungern zitierten 1. Timotheusbrief angeführt, wonach Gott „allein Unsterblichkeit hat“ (6,16). Dass dies jedoch kein geeigneter Beleg für die Bestreitung der Seelenunsterblichkeit ist, wird bei näherem Hinsehen rasch deutlich: Es handelt sich hier um einen Lobpreis Gottes, der den ewigen Herrn abhebt von den irdischen Herrschern namentlich der damaligen Zeit mit ihren Vergöttlichungstendenzen im Blick auf römische, eben doch allzu sterbliche Kaiser. Diese Bibelstelle hätte sonst ja auch jede Unsterblichkeit für die Engel in Abrede gestellt – und das lag mit Sicherheit ebenso wenig in der Intention des Briefeschreibers wie eine anthropologische Bestreitung der Seelenunsterblichkeit[577]. Auch der Verweis auf die tristen Totenreichvorstellungen aus früheren Zeiten des Alten Testaments[578] lassen sich nicht als biblischer Beleg für die Ganztod-Theorie anführen, zumal sie immerhin mit einer weitergehenden Schattenexistenz rechnen und im Übrigen durch andere, frohere Hoffnungsgehalte im Neuen Testament gewissermaßen „überholt“ sind.

Wie kam es zu dieser Ganztod-Theologie, und wie sehen ihre wichtigsten Varianten näher aus? Was macht sie attraktiv? Der dänische Philosoph Sören A. Kierkegaard hat bereits gewusst: „Die Verzweiflung der Unendlichkeit ist der Endlichkeit zu ermangeln.“[579] Er bildete aber auch die Antithese: „Die Verzweiflung der Endlichkeit ist der Unendlichkeit zu ermangeln.“ Nimmt darum nimmt Attraktivität der Ganztod-Lehre[580] auf die Dauer doch eher ab?

Wenn der Tod theologisch als absolutes Ende gilt

Im Hebräerbrief (6,19) wird betont, Christenmenschen hätten einen sicheren und festen Anker der Seele, „der hineinreicht in das Innere hinter dem Vorhang“ des himmlischen Tempels, also in jenes Allerheiligste, wo Christus als ihr Herr und Fürsprecher lebt. Sollte dieser Anker mit dem Tod abgeschnitten werden?

Etwa seit dem Beginn des 20. Jahrhunderts ist es um die christliche Hoffnung über den Tod hinaus gesellschaftlich zunehmend schlechter bestellt gewesen. Naturwissenschaft und Technik haben das Ihre dazu beigetragen, die Menschen mehr denn je ans Diesseits zu verweisen und jede Art von Jenseitstrost als „mythologisch“ obsolet werden zu lassen. Damit korrespondierte eine bisher so nicht dagewesene Verdrängung der Wirklichkeit des Todes, von der bereits im ersten Hauptteil die Rede war. Je mehr aber im Lauf der Moderne die traditionelle Hoffnung auf Unsterblichkeit, Auferstehung und Vollendung dem allgemeinen Säkularisierungstrend zum Opfer fiel, desto mehr meinte die Theologie des Kulturprotestantismus und analog zu ihr auch die Dialektische Theologie, kurz: fast die gesamte evangelische Schultheologie inclusive ihrer Nachfolger, dieser modernen Denkungsart entsprechen zu müssen. Daran konnte sie ja kein Unsterblichkeitsdogma hindern, wie es im Katholizismus seit langem gegeben war.

Es gehört zu den gravierenden Fehlentwicklungen in der protestantischen Theologie und Kirche des 20. Jahrhunderts, die Ganztod-Theologie entwickelt und zur Vorherrschaft gebracht zu haben. Damit hat in ihrem Raum eine Lehre die Lufthoheit errungen, die im Gegensatz zur Perspektive der Reformatoren selbst besagt, es gebe keine unsterbliche Seele oder dergleichen. Gleichwohl wollte man die Ewigkeitshoffnung keineswegs verabschiedet haben. Aber an dieser Stelle neigte man zur Anlehnung eines eher philosophisch geprägten Begriffs von Ewigkeit –

um so eine Zeit-Ewigkeits-Dialektik zu begründen, in der Welt und Gott ineinander aufgingen. Die Frage nach dem letzten Ziel aller Dinge macht nämlich deutlich, ob Gottes Schöpfung wirklich als sein Gegenüber verstanden wird oder in philosophischer Manier als Prozessmoment seiner Selbstverwirklichung. Von der Antwort hierauf lässt sich ablesen, ob und wie es theologisch gelingt, Welt als wirklich und auch noch im Zieldasein, wenn „Gott sein wird alles in allem" (1. Kor 15,28), bleibend Anderes von Gott zu unterscheiden – denn das zitierte Paulus-Wort besagt ja keineswegs verkürzt, dass Gott alles sein werde. Mit der Formulierung ist zwar volle Integration ins Göttliche in Aussicht gestellt, aber das Wörtchen „in" markiert doch zugleich die bleibende Unterscheidung von Gott und Welt, die allein dynamische Liebe bleibend möglich sein lässt. Das ist den Ganztod-Theologen nicht recht deutlich gewesen. Bedenkt man es aber, dann zeigt sich hier die Bedeutsamkeit christlicher Auferstehungshoffnung nicht etwa in einem mythologischen Sinn, sondern im Sinne eines einzigartigen Denk- und Hoffnungsmodell, dessen positive Entfaltung umgekehrt eine kritische „Entmythologisierung" religiöser und weltanschaulicher Orientierungsmuster ermöglicht. Kritisch deswegen, weil diese Alternativen selbst im Kern erstaunlich „mythologisch" auszufallen pflegen[581] – und weil sich sowohl der tiefsten Intention des biblisch aufgemachten Hoffnungshorizont als auch der tiefsten Sehnsucht des menschlichen Herzens verweigern, um sie vergleichsweise zu billig zu ersetzen.

Der billigste Ersatz auf Feld der Ganztod-Theologie besteht in jener Variante, die den Tod als absolutes Ende nimmt. Das funktioniert unter religiösem Vorzeichen nur in einem pantheistischen Schema. So meint auf der Basis eines billigen Wissenschaftspositivismus der Theologe Hans Groos: „Solange wir absolute Wunder nicht kennen, erscheint die allgemeine Auferstehung der Toten sachlich indiskutabel."[582] Im Hinblick auf die Frage universaler Vollendung überlegt er gleichzeitig: „Daß die allerbeste Möglichkeit Wirklichkeit wird, entspricht jedenfalls nicht der allgemeinen Erfahrung." Solch ein Satz gründet sich auf die naive Annahme, dass sich mittels naturwissenschaftlich-empirischer Methoden Wirklichkeit verlässlich und in ihren wesentlichen Grundzügen hinreichend beschreiben lasse[583]. So wird heutige Naturwissenschaft in ihrem Anspruch missverstanden oder missbraucht: Eine geschlossene Immanenz gilt ihr lediglich als pragmatische Hypothese, die als absoluter Satz geradezu mythologischen Charakter gewinnt[584], aber heute gerade von naturwissenschaftlicher Seite oft vehemente Kritik[585] erfährt. So erklärt Hansjörg Hemminger: „Nur durch eine Ideologisierung naturwissenschaftlichen Denkens kann dem ganzheitlichen naturalistischen Weltbild, das alles Übernatürliche ausschließen und alle Unerklärbarkeiten leugnen will, dieselbe Gewißheit und Realitätsnähe zugestanden werden, die nur die besten Einzelerklärungen der Naturwissenschaft haben. Nur von daher kann man meinen, man könne das naturalistische Weltbild den sonstigen Weltanschauungen gegenüberstellen und seine Aussagen als unmythologisch, alle anderen aber als ‚mythologisch' klassifizieren."[586]

Wo man mit der Germanistin und Theologin Dorothee Sölle „atheistisch an Gott glauben" will, dort werden Unsterblichkeit und Auferstehung der Toten zu Chiffren für die „immanenten" Möglichkeiten menschlicher Selbsttranszendenz. So schließt ihr gleichnamiges Buch mit den Worten: „Die Toten sind unversöhnt, sie sind für nichts und niemanden gestorben..., niemand hilft ihnen. Auch Gott kann ihnen nicht helfen, solange wir nichts für sie tun."[587] Auferstehung ist dann der politisch notwendige „Aufstand des Lebens gegen die vielen Arten von Tod."[588] Was soll auch anderes bleiben als solch neue Form von Werkgerechtigkeit, wenn der Gedanke an eine göttliche Gerechtigkeit jenseits dieser Welt negiert ist? In den Blick kommt dann tatsächlich ein ausdrückliches „Ja zum Mythos, wenn es sich um eine postnaive Zuwendung handelt, um einen dritten Schritt, der aus dem naiven Glauben über die befreiende entmythologisierende Kritik zur Wiederaneignung der im Mythos versprochenen Hoffnung für alle Menschen führt."[589] Gemeint ist ein „Ja zu einem Mythos der Liebe, der die Welt für versöhnbar und uns alle für heilbar erklärt." Von daher gilt dann immanentistisch: „Wir sind beteiligt daran, eine neue Erde zu schaffen."[590] Der Mensch hat die Aufgabe, die keinem Gott mehr zugetraut wird – in genau diesem kurzschlüssigen Geist schreitet heute, keine zwei Jahrzehnte nach Sölles Tod, die Digitalisierung voran...

Eine Hoffnungsreduktion auf das, wovon angeblich „sinnvoll nur in existentialer Deutung" gesprochen werden kann, findet sich bei dem protestantischen Dogmatiker Fritz Buri: „Sowenig als Jesus faktisch auferstanden ist, sowenig erwarte ich, faktisch aus dem Tode auferweckt zu werden. Auferstehung ist für mich ein Symbol für eine mögliche Deutung des Todes zur Sinngebung meines Lebens... ‚Es ist dem Menschen gesetzt, einmal zu sterben' – und darin ist ‚Leben und Auferstehung ewiglich'. Amen!"[591] Der Tod bildet für Buri als Totalschluss die „Vollendung“ des Lebens[592]. Insofern gibt es bezüglich nachtodlicher Hoffnung „keine Lehre, geschweige denn eine absolute Norm derselben, sondern nur Dichtung und deren Kriterien der inneren Wahrheit und ... nicht zuletzt auch des Geschmacks.“ Nach Buris Poesie und Geschmack klingt das so: „Seiner als einzelner – im wahrsten Sinn des Wortes – innezuwerden, ist Unsterblichkeit…“ So setzt sich Buri wie ein moderner Sadduzäer von jeglicher futurischen Eschatologie ab. Zugleich erklärt er aber, Zukunft gehöre so zum Wesen und zur Bestimmung des Menschen, dass dieser „in seinem Selbstverständnis, in seinem verantwortlichen Sich-Entscheiden, in seinem Glauben – wie ich das nenne – je erst noch darüber entscheidet, was er ist.“ Dass die Zukunft von Gott zu erwarten sei, wird dagegen als „Mythologie“ verworfen: „Eschatologie ereignet sich nicht vor und unabhängig von unserem Uns-in-ihr-Verstehen.“ Merkwürdigerweise kommt Buri nirgends auf den Gedanken, bei seiner existenzphilosophischen Perspektive, wonach sich „allein im Vollzug unseres Selbstverständnisses“ die Ewigkeit ereignet, könne es sich noch viel eher als bei der von ihm verworfenen Hoffnung um eine Form von Mythologie handeln[593].

Ähnliches begegnet beispielsweise bei dem Neutestamentler Günter Kegel, der den Tod als absolutes Ende mit epikureischer Gelassenheit hinzunehmen empfiehlt: „Auferstehung der Toten“ ist nach seiner Interpretation „nicht die zweifelhafte Erwartung, daß es irgendwann doch noch einmal von vorn losgeht, sondern das ist die durch nichts zu zerstörende unerschöpfliche Sinnhaftigkeit eines Lebens, dessen umfassendstes Bedürfnis die Heilung der Welt ist.“[594] Diese höchst fragwürdige „Heilung der Welt“ gilt ihm als „Chance der Menschheit“, Göttliches zu realisieren[595]. Kegels Auferstehungs- und Reich-Gottes-Verständnis stellt neutestamentliche Grundaussagen auf den Kopf.

Einen Agnostizismus in Sachen Hoffnung vertreten Theologen, wenn für sie alles Transzendente undurchdringliches Geheimnis bleibt: Was jenseits von Zeit und Geschichte liege, dürfe in keiner Weise objektiviert werden[596]. Hier wird Immanuel Kant gefolgt. Ein Beispiel dafür wäre auch der Neutestamentler Rudolf Bultmann, der jede inhaltliche Bestimmung der christlichen Hoffnung als Objektivierung von Transzendenz verworfen hat[597]. Erkenntnistheoretisch versteht sich freilich von selbst, dass mit dem Tod die Grenze des menschlich Vorstellbaren erreicht ist; aber ebenso sollte theologisch klar sein, dass er nicht die Grenze des christlich Aussagbaren bilden darf. Hoffnung transzendiert wesenhaft;

und der Glaube ist von Jesus Christus her zu universaler Hoffnung ermächtigt, welche besonnen formuliert und hinsichtlich theologischer Sachgemäßheit gewiss immer wieder überprüft werden muss[598]. Sie einfach „entmythologisieren“ zu wollen, könnte nur bedeuten, anderen Mythen oder Mysterien zu huldigen; nichts wäre gewonnen, aber viel verloren. Hat nicht Hans-Georg Geyer mit Recht zu bedenken gegeben, viele Theologen hätten „als absichtslose Agenten eines perniziösen Immanentismus das Dilemma des modernen Menschen in der Todesproblematik seines endlichen Daseins nicht unwesentlich mitverschuldet“[599]?

Rückkehr ins Göttliche?

Wird theologisch nicht alles Meta-Physische radikal gestrichen oder außen vor gelassen und dennoch der Tod als unbedingtes Ende des Menschen gedacht, so ergibt sich die schon erwähnte Möglichkeit einer Zeit-Ewigkeits-Dialektik, die auf eine letzte Identität von Zeit und Ewigkeit setzt. Die Relation von Ewigkeit und Zeit ist dabei aus philosophischen Gründen als „dialektisch“ bestimmt, weil das Denken von Zeit in ihrer Endlichkeit gegenüber der Ewigkeit doch bereits philosophisch den Gedanken der Unendlichkeit[600] implizieren kann (Descartes) – und weil gerade der Gegensatz von Endlichkeit und Unendlichkeit noch einmal von der „wahren“ Unendlichkeit umgriffen gedacht werden muss (Hegel)[601]. Diese dialektische Bestimmung mittels doppelter Negation führt in der Konsequenz zu einem Begriff von Ewigkeit, der dank dialektischer Vermittlung mit der Zeit und der Vielheit des Weltlichen auf einen monistischen Nenner gebracht ist. Die Erklärung für das Umschlagen von Ewigkeit in Zeit wird insgesamt rückgekoppelt mit dem Gedanken der Aufhebung von Zeit in Ewigkeit. Dabei wird das dialektische Prinzip selbst natürlich im Ewigen selbst festgemacht, was bei der Beschreibung Gottes als „Geist“ (Joh 4,24) theologisch nicht schwer fällt.

Das Problematische am Modell solcher Zeit-Ewigkeits-Dialektik und seiner Varianten ist freilich, dass es ursprünglich einen philosophischen Ewigkeitsbegriff entwickelt, der dann erst sekundär mit wesentlichen Bestimmungen christlichen Glaubens aufgefüllt wird. Läuft somit der biblisch intendierte Heilsinhalt eines Lebens auch und gerade jenseits des Todes unter der Hand auf die These von der göttlichen „Verewigung“ oder „Überhöhung“ des alten, zeitlichen, eben dem Tod unterworfenen Lebens, ja der ganzen irdischen, oft so leidvollen Welt hinaus? Ist dann nicht Gott mit der vergänglichen Welt in einer Weise dialektisch zusammengespannt, dass die skeptische Frage sich aufdrängt, was daran noch heilvoll sein soll?

Als ein erstes Beispiel hierfür sei Günther Keil genannt, der in seiner „Glaubenslehre“ ausführt: Jenseits des Todes gibt es nicht außer das „ewige Ganze Gottes“[602]. Christus integriere die Verstorbenen aufgrund seiner Liebe in die ewige Heimat, aus der alle gekommen seien; ja er stehe selbst „schon immer jenseits von Leben und Tod“[603]. Insgesamt ist diese Hoffnungslehre das Resultat einer dialektischen Entfaltung: „So vermannigfaltigt sich in der Schöpfung die Einheit der Wahrheit ... in die Vielheit der Welt hinein, und die Vielheit der Welt bedarf der Liebe Christi, um in ihrem eschatologischen Telos wieder zu ihrer vollen Einheit zu finden.“[604] Da werden in der Konsequenz geschichtsfremde Tendenzen sichtbar dergestalt, dass die göttliche „Einheit der Grund der Welt, der Grund ihres ständigen Entstehens und Vergehens ist...“ Gott und die „Seele“ gehören laut Keil „einem anderen ontologischen Bereich an, als die raumzeitliche Wirklichkeit ist.“[605] Wo Ewigkeit von dem die Vorfindlichkeit des Vielen metaphysisch überschreitenden Begriff des „Ganzen“ her definiert wird, kann Zeit nur Teil ihrer selbst sein. Sogar die Präexistenz der unsterblichen Seele liegt auf der Linie solcher Überlegungen. Die Verheißung eines neuen Himmels und einer neuen Erde hat keinen Platz mehr, wo das zu Erhoffende wesenhaft „über Himmel und Erde hinausliegt“[606]. Die christliche Hoffnung wird konsequent aufs „Ruhen in Gott“ reduziert – eine Wendung, die in der christlichen Tradition gewöhnlich nur auf den Zwischenzustand der Toten, nicht aber auf ihre Auferweckung und Vollendung bezogen worden ist[607]. Für Keil ist Gott jene übergreifende „Einheit“ der Ewigkeit, welche die Vielheit des Zeitlichen dialektisch umgreift – ein doch zu schlichter, unbefriedigender Gedanke, der alles Leid einfach vergöttlicht und das Individuum ohne Vollendungsaussicht zurück lässt.

Verwandt mit diesem Entwurf ist der von Paul Tillich, dessen Name in Keils „Glaubenslehre“ nicht zufällig der unter Theologen des 20. Jahrhunderts am häufigsten genannte ist. Tillichs theologische Grundbestimmung Gottes als das „Sein-Selbst“[608] wirft bereits die Frage auf, ob nicht das formale Sein vom endlichen Seienden und vom unendlichen Sein-Selbst gleichermaßen ausgesagt wird. In der Tat umschließt Gottes Sein bei Tillich auch das Andere als sein Anderssein, wobei die Andersheit der Schöpfung als realisierte Vielheit bereits Entfremdung bedeutet[609].

Zu deren Überwindung kommt es am Ende der Zeit, was Tillich freilich wie folgt erklärt: „Das Ende der Zeit im Ewigen ist kein bestimmbarer Augenblick innerhalb der physikalischen Zeit, sondern ein Prozeß, der sich in jedem Augenblick vollzieht, ebenso wie der Prozeß der Schöpfung. Schöpfung und Vollendung ereignen sich immerwährend.“[610] Man darf diese Zeit-Ewigkeits-Dialektik gewiss nicht einfach mit Geschichtslosigkeit gleichsetzen: Insofern Zeit und Geschichte ja dialektisch ins Ewige hinein aufgehoben werden, sind sie notwendig von konstitutiver Bedeutung für die Ewigkeit selbst[611]. Aber die Logik ist eher eine monistische als eine biblisch begründete, denn „die ewige Dimension dessen, was im Universum geschieht, ist das göttliche Leben selbst.“ Gegen solchen Monismus hat sich berechtigter Protest erhoben[612]. Denn letztlich geht es bei Tillich um eine Rückkehr, eine „Wiedervereinigung mit dem göttlichen Grund des Seins und Sinns“[613], was eine im Kern durchaus mythologische Bestimmung darstellt. So sehr Tillich auf „Geschichte“ Wert legen kann – er tut dies besonders im Kontext seines dialektischen Redens vom Reich Gottes –, so sehr hebt er ihre Relevanz auf ins übergeschichtliche Jenseits der Zeit, in den überzeitlichen Sinn des Weltprozesses[614]. Das Ende der Geschichte bedeutet demnach ihr doch immer schon gegenwärtiges Ziel: „Damit hat Tillich das Element der geschichtlichen Zukunft aus der Eschatologie weitgehend eliminiert.“[615]

Futurischer Heilshoffnung kommt infolgedessen bei Tillich bloß „mythologischer“ Charakter zu[616]. Sie wird reduziert auf ihren Symbolwert für ein „ewiges Leben“, wie es im Kontext einer Zeit-Ewigkeits-Dialektik verstanden wird. Tillich schließt zwar die Bewahrung individueller Identität dialektisch ein[617]; doch Unsterblichkeit oder Auferstehung bedeuten als „universale Symbole“ keinesfalls die Schöpfung einer neuen, anderen Wirklichkeit, „sondern die Verwandlung der alten, aus deren Tod sie sich erhebt.“[618]

Verewigung des Gewesenen

Auch bei Karl Barth – neben Tillich wohl der bekannteste Systematische Theologie des 20. Jahrhunderts – steht das Ganztod-Modell im Zeichen einer Zeit-Ewigkeits-Dialektik[619]. Die Unsterblichkeit des Menschen wird aufgehoben in die Unsterblichkeit Gottes. Dass der ewige Gott das Subjekt schlechthin sei, kennzeichnet Barths Offenbarungstheologie ebenso wie seine Hoffnungslehre mit ihrem ‚Ganztod‘-Zuschnitt: „Die

Erlösung stellt nach Barth die vollkommene Aufhebung des menschlichen Subjektes durch das Subjekt Gottes dar.“[620] Gott gilt insofern als das Jenseits des Menschen schlechthin. Vergänglich ist der Leib „mitsamt der Seele“[621] – diese stellt nichts anderes dar als den „Platzhalter des göttlichen Geistes Christi“[622]. Menschliches Hoffen rette ihn nur, insofern es sich um „*Gottes* Hoffnung“ im Menschen handele[623].

Zunächst stellte Barth eine Unsterblichkeit der Seele nicht völlig in Abrede, relativierte ihre Bedeutung aber: Die Seele sei ein kreatürlich Entsprechendes zu Gottes Wissen und Wollen, wenngleich keine „göttliche Substanz“ oder mystische Emanation Gottes[624]. Das aber bedeute: „Die Unsterblichkeit der Seele steht wie die Sterblichkeit des Leibes als Prädikat eines geschaffenen Wesens irgendwo tief unterhalb der Höhe, wo Gott wohnt.“[625] Obschon Gott für Barth das wahre und absolute Jenseits des Menschen ist, wird ein *relatives* Jenseits vorerst nicht abgestritten. Barth zeigt sich überzeugt von „der unsichtbaren Weltwirklichkeit“, zu der unter anderem auch Dämonen gehören.[626] Der Mensch sei „sterblicher Leib und unsterbliche Seele“ in Einheit; so gehöre er „der sichtbaren und der unsichtbaren Wirklichkeit an“[627]. Erst die Auferstehung der Toten werde die „Einheit von Leib und Seele jenseits des verheerenden Gegensatzes von Sterblichkeit und Unsterblichkeit“ wiederherstellen – ohne dass damit dann die Kreaturgrenze „aufgehoben“ werde[628].

In seiner vielbändigen „Kirchlichen Dogmatik“ kam Barth später aber zu einer klareren Ablehnung der Unsterblichkeitsidee. Der Tod an sich sei definitiv „des menschlichen Lebens Ende und Grenze“[629]. Es sei Gottes gute Schöpfungsordnung, dass „das Sein des Menschen in der Zeit *endlich*, daß der Mensch sterblich ist.“ Der Mensch als solcher sei „also endend und sterbend und wird also einmal nur noch gewesen sein, wie er einmal noch nicht war“[630]. Barth unterstreicht, es werde „auch im ewigen um dieses jetzt zeitliche, auch in jenem geschenkten um dieses jetzt geliehene Leben gehen.“ Die Auferstehung der Toten bestehe in der „Aufdeckung und Verherrlichung des in Christus *gewesenen Lebens* des Menschen in seiner Zeit“[631]. Verewigung und Verherrlichung des Zeitlichen – was hier Trost sein soll, könnten manche Menschen als Horror ansehen.

Der Gottmensch Jesus Christus allein ist für Barth „der ewig lebendige Mensch, der als solcher die Zukunft der Welt und jedes Menschen und die Hoffnung der Christen ist.“[632] Zwar ist beim Schema der Zeit-Ewigkeits-Dialektik Gott trinitarisch verstanden. Trotzdem gibt es da nichts mehr misszuverstehen: „Der Mensch lebt und stirbt im Ereignis der Lebendigkeit Gottes", denn „Gott allein lebt ‚ewiges Leben'". So sei es kein Widerspruch, dass „unsere *Zeit* nur für die *Ewigkeit*, aber eben die *Ewigkeit* nur für unsere *Zeit* gegeben ist"[633].

Damit aber nimmt Barth Gottes Schöpfung als dessen über alle Diskontinuität hinweg doch kontinuierliches Anderes nicht ernst genug[634]. So kritisiert Gotthard Oblau zurecht, „dass Barth die Beziehung Gottes zum Gewesenen und den Gewesenen selbst offensichtlich nicht als zwei selbständige Seinsgrößen behandelt"[635]. Zwar sind die Auferstandenen des vollendeten Gottesreiches auch für Barth nicht bloß die „Gewesenen" im Sinne reiner Erinnerung Gottes; vielmehr sind sie als diese Gewesenen in Gott lebendig – nämlich nach dem, was einst der göttliche Geist in ihnen mitlebte und erlebte, der das Geheimnis ihres Subjekts darstellte und auf ewig darstellen wird. Das heißt im Sinne Barths: Sie sind lebendig präsent und freuen sich im dreieinigen Gott, jedoch wiederum *als* die zeitlich Gewesenen. Aber das bleibt hinter der biblischen Verheißung deutlich zurück." Erweist sich nicht Barths Variante der Ganztod-Lehre als „eine gefährliche Aussöhnung mit dem Tod"[636]? Während Paulus bekanntlich den Tod als Gottes und des Menschen „letzten Feind" (1. Kor 15,26) ansieht, meint Barth die Befristung des Lebens als Gottes „Wohltat" deuten zu können[637]! Setzt denn nicht Gott als Liebe die Schöpfung wesensnotwendig aus sich als echt Anderes heraus, das für den Rest der Ewigkeit sein lebendiges Gegenüber bleiben, also am Ende als „neue Schöpfung"[638] gnädig Vergöttlichung gewährt bekommen soll? Ohne solche Partizipation wäre Gott am Ende mit sich wieder allein in der Betrachtung einer vorübergehend gewährten Liebe. Dagegen erwächst aus der biblischen Verheißung eine „lebendige Hoffnung" (1. Petr 1,3), die größer ist als alles, was der Mensch sonst hoffen könnte.

Zeit-Ewigkeits-Dialektik und die Zukunft des Kosmos

Der Münchener Systematiker Wolfhart Pannenberg hat gegenüber solchen Überlegungen betonen können, „daß Gott als Schöpfer die Selbständigkeit seiner Geschöpfe will und auch das ihnen zugedachte Heil als Vollendung ihres selbständigen Daseins will. Selbständigkeit aber ist nur möglich, wo Zeit gewährt wird..."[639] Aber dennoch werden ebenso bei Pannenberg Konturen einer Zeit-Ewigkeits-Dialektik erkennbar[640]. Für ihn „ereignet sich in der Totenauferstehung nichts anderes als das, was die ewige Tiefe der Zeit bereits jetzt ausmacht und was für die Augen

Gottes – für seinen Schöpferblick! – bereits jetzt Gegenwart ist." Denn „dieses gegenwärtige Leben selbst soll verherrlicht werden durch die Zukunft Gottes..."[641]

Ausdrücklich bezieht sich Pannenberg auf Plotin, dessen monistische Zeit-Ewigkeits-Relation er mit der biblischen Hoffnung in Einklang zu bringen versucht: „In der Zukunft der Gottesherrschaft wird das Leben der Schöpfung erneuert zur Teilhabe an der Ewigkeit Gottes. In ihr schließt die Ewigkeit sich mit der Zeit zusammen. Sie ist der Ort der Ewigkeit selbst in der Zeit, der Ort Gottes in seinem Verhältnis zur Welt..."[642] Im Unterschied zu Plotin sieht Pannenberg den geschichtlichen Gang der Weltzeit umgriffen von der trinitarischen „Ökonomie Gottes, für die die Weltgeschichte zum Weg wird, der auf die Zukunft seiner Herrschaft hinführt." Stärker noch als bei Barth ist die bejahte Zeit-Ewigkeits-Dialektik[643] hier zukunftsorientiert: Pannenbergs Entwurf von „Offenbarung als Geschichte"[644] greift auf das idealistische Konzept von Universalgeschichte zurück, korrigiert es jedoch „durch den Gedanken der Antizipation des Ganzen der Geschichte von deren Ende her", nämlich durch den strikten Bezug „auf das Ende der Geschichte als Bedingung ihrer Ganzheit"[645].

Demnach bringt die Vollendung der Weltgeschichte mit dem Gottesreich die allgemeine Offenbarung der Wahrheit, dass „die Herrschaft des einen Gottes als alles Geschehen umfassend zu denken" sei.[646] Nachdem mit der Vollendung der Geschichte und der Aufdeckung der Koinzidenz von Zeit und Ewigkeit „eine Auferstehung der Toten verbunden sein soll"[647], steht zu vermuten, dass diese von Pannenberg in gleicher Weise wie bei Barth interpretiert wird. Tatsächlich ist auch bei Pannenberg der göttliche Schöpfergeist „dem Menschen innerlich gegenwärtig, ohne ein ‚Teil' des Menschen zu werden."[648] Das Leben der Auferweckten sei „dasselbe wie das Leben, das wir jetzt auf Erden führen. Aber es ist unser jetziges Leben so, wie Gott es sieht aus seiner ewigen Gegenwart. Daher wird es auch wieder ganz anders sein, als wir es jetzt erleben. Und doch ereignet sich in der Totenauferstehung nichts anderes als das, was die ewige Tiefe der Zeit bereits jetzt ausmacht und was für die Augen Gottes – für seinen Schöpferblick! – bereits jetzt Gegenwart ist."[649] Diese Überlegungen ähneln stark denen Barths, nur der Akzent ist stärker ein futurischer: „Denn dieses gegenwärtige Leben selbst soll verherrlicht werden durch die Zukunft Gottes..."[650]

Dabei kann Pannenberg ebenso wie Barth von der Auferstehung der Toten in apokalyptisch gefüllten Bildern und Begriffen reden; ja er tut es häufiger und dezidierter als Barth. Die Hoffnung auf Gott dürfe sich „auf die Vollendung seiner Schöpfung“, also „auf einen neuen Himmel und auf eine neue Erde“ richten; die „neue Leiblichkeit der Totenauferstehung“ sei „nicht möglich ohne eine radikale Veränderung der gegenwärtigen Naturbedingungen menschlicher Existenz“[651]. Ausdrücklich legt Pannenberg sogar Wert auf die Wahrung menschlicher Individualität und der Differenz zwischen Gott und Geschöpf auch jenseits des Todes, weil sonst kaum mehr von einer Auferstehung der Toten die Rede sein könne[652]. Und doch bleibt zu fragen, ob derlei Aussagen Pannenbergs tatsächlich mehr implizieren als das auch innerhalb einer Zeit-Ewigkeits-Dialektik eventuell rhetorisch Aussagbare[653], ob und inwiefern er also seinen Anspruch wirklich einzulösen vermag, Barths „Verewigungs“-Perspektive inhaltlich zu überbieten[654].

Auch Jürgen Moltmann möchte über Barth hinauskommen, dem er vorwirft, die „kosmische Auferstehungshoffnung preisgegeben“ zu haben[655]. Diese bedeutet für ihn „Schöpfungsglaube nach vorn gerichtet“[656]. Es geht Moltmann um die „kosmische ‚Vernichtung des Todes‘“. Dabei versteht er die Vollendung nicht als *zukünftige Geschichte*, sondern als die *Zukunft der Geschichte* – nämlich als Ursprung und Quelle der geschichtlichen Zeit[657]. Das läuft dann aber doch aufs Schema einer Zeit-Ewigkeits-Dialektik hinaus: „Menschliches Leben und menschliches Sterben nimmt am göttlichen Leben teil und ist in ihm aufgehoben... Die Auferstehung schafft den Toten ein unsterbliches Leben, das gleichwohl endlich und geschaffen, nicht aber unendlich und göttlich ist.“ Die Ganztod-Theorie klingt deutlich an: „In der Hoffnung auf Auferweckung vom Tod kann der Mensch hier ganz leben und ganz sterben.“[658] Im Blick auf die Verstorbenen heißt es demgemäß: „Ihre vergängliche Zeit wird in ihre ewige Zeit verwandelt.“ Gemeint ist: „Im endgültigen Äon sind alle Wirklichkeiten der Zeiten zusammengefasst, die Gott in der Zeit der Schöpfung geschaffen hat.“[659]

Gleichwohl behält Moltmann bei diesen Formulierungen die Weite der biblischen Auferstehungshoffnung besser im Blick. Er erklärt, die Zeit der Schöpfung vollende sich als partizipatorische Ewigkeit der Geschöpfe in den äonischen „zyklischen Bewegungen der Verherrlichung des ewigen Gottes in der neuen Schöpfung.“[660] Und die Ganztod-Vorstellung weicht deutlich auf, sobald sich Moltmann explizit Fragen des individuellen Weges nach dem Tod widmet[661]. Gerade die Betonung des kosmischen Aspekts hat ihn beachten lassen, dass ja der Kosmos im Lauf der irdischen Zeit noch unvollendet ist und die Toten noch nicht auferstanden sind. Anders als Pannenberg, für den sich die Frage nach einer „Zwischenzeit" der Toten zwischen Tod und Weltvollendung im Kontext seiner Zeit-Ewigkeits-Dialektik erübrigt, postulierte Moltmann eine solche „Zwischenzeit" ausdrücklich: „Sie ist nicht leer, kein bloßer Wartesaal, sondern sie ist erfüllt durch die Herrschaft Christi und seine Gemeinschaft mit Toten und Lebendigen (Röm 14,9)."[662] Und doch definiert er sie wiederum deutlich nach dem Schema der Zeit-Ewigkeits-Dialektik, indem er den Geist oder die Herrschaft Christi selbst prozesshaft auch im Jenseits ansieht und folgert: „Die Toten sind ... zusammen mit den Lebenden in der gleichen Hoffnung und in der gleichen Gefahr."[663] Ist aber somit der Tod doch nur „eine andere Seinsweise und eine Metamorphose in eine andere Gestalt"[664], dann ergibt sich die alte Streitfrage, wie ernst die für die Toten behauptete Notwendigkeit universaler Vollendung überhaupt noch zu nehmen ist.

Nach dem Tod seiner Frau hat Moltmann im hohen Alter noch einmal theologisch über die „letzten Dinge" nachgedacht und davon in dem Büchlein „Auferstanden in das ewige Leben. Über das Sterben und Erwachen einer lebendigen Seele" (2020) Rechenschaft abgelegt. Wie er gleich im Vorwort unterstreicht, habe sich seine Perspektive verändert. Doch weiterhin zeichnen sich hier mitunter immer noch Reste einer Zeit-Ewigkeits-Dialektik ab. So spricht Moltmann bereits im Vorwort aufs Neue von der „Auferweckung des ganzen gelebten Lebens". Zwar wird – offenkundig gegen Karl Barth – betont, beim ewigen Leben könne es „nicht um die ‚Verewigung' des hier nur kurz gelebten Lebens" gehen, vielmehr sei von einer „ewigen Lebendigkeit" zu sprechen; und am Ende des Vorworts liest man gar: „Wir sterben in die Auferstehung hinein, und das ewige Leben ist das Leben der kommenden Welt."[665] Doch derlei konnte auch Barth im Kontext seiner Ganztod-Theologie mitunter in frommer Rhetorik formulieren[666].

Beim späten Moltmann kommt es aber dann tatsächlich zu Wendungen, die ein Transzendieren früherer Ganztod-Theologie bedeuten. Zwar heißt es anfangs, man müsse sich vor Augen halten: „Wir erleben unseren Tod gar nicht. Wir erleben das eigene Sterben, nicht aber unseren Tod" – und selbst Nahtoderfahrungen gehören demnach strikt „zu dem Leben vor dem Tod"[667]. Doch dabei bleibt es nicht. In die Auferstehung hineinsterben – solch eine vollmundige Formulierung überholt bisherige Aussagen über die Diskontinuität im Tod. Inbrünstig kann Moltmann nun sogar dazu auffordern, das Datum des Todestags als das der *Auferstehung* auf den Grabstein meißeln zu lassen[668]. Denn „unsere Todesstunde ist unsere Auferweckungsstunde.“[669] Der einstige Verfechter der Ganztod-Theologie ist zu ihrem erklärten Kritiker mutiert.

Innerprotestantische Kritik der Ganztod-These

Wie Moltmanns Beispiel zeigt, haben keineswegs alle modernen protestantischen Theologen Varianten der Ganztod-Theorie dauerhaft gepflegt. Er selbst ist zu der Einsicht gelangt: „Der Tod ist ein Ende und ein Anfang zugleich: ein Ende des Lebens in dieser Welt und ein Anfang des Lebens in der zukünftigen Welt.“[670] Die Diskontinuität im Tod sei nur noch etwas für den vordergründigen Blick; der Theologe wisse: „Die Treue Gottes verbürgt die Kontinuität unseres Lebens, auch wenn diese Kontinuität uns unter Diskontinuität verborgen ist…“ Darum könne er klar sagen: „Wenn wir sterben, erwachen wir zum ewigen Leben.“[671]

Heinz Zahrnt und Theodor Mahlmann haben ebenfalls schon vor Jahrzehnten umzudenken begonnen[672]. Auch Wolfgang Trillhaas hat ausdrücklich „eine fromme Leugnung der individuellen Unsterblichkeit“ getadelt[673]. Ähnlich der Regensburger Systematiker Hans Schwarz[674]: Er stand in engem Austausch mit der angelsächsischen Theologie, die ihrerseits den Unsterblichkeitsgedanken wieder verstärkt aufgegriffen hat.

Desgleichen sieht Wilfried Härle in seiner Dogmatik keinen Grund mehr für „ein abwertendes Urteil“ über ein dualistisches Todesverständnis; dennoch nennt er als „entscheidende Schwachstelle“ des Unsterblichkeitsmodells nach wie vor, dass es die Seele als „eigenständige Substanz“ denke und damit Leib und Seele trenne[675]. Härle meint demgegenüber einen Ansatz geltend machen zu müssen, der besagt, dass „das Wesen des Menschen selbst nichts anderes ist als ein Beziehungsgefüge oder Beziehungsgeschehen...“[676] Im Hintergrund solcher Überlegungen steht Hegels philosophische Umkehr des Verhältnisses von Substanz und Relation: Nicht die Relation sei etwas der Substanz Anhaftendes, sondern die Substanz hafte der Relation an. Indes – diese Alternative ist in sich problematisch. Wer den Vorrang der Substanz vor der Relation denkt, bewegt sich auf dualistischem Parkett; wer diese Priorität umkehrt, hat eine monistische Prämisse zur Grundlage. Beide Philosophien bedürfen theologischer Korrektur, weil es in biblischer Sicht nicht auf die Vor- oder Nachordnung der Relations- gegenüber der Substanz-Kategorie, sondern auf die Qualität von Relationen ankommt. Unter diesem Vorzeichen weicht die Frage einer Vor- oder Nachordnung der einen oder anderen Kategorie der einfachen Erkenntnis, dass es weder eine Substanz ohne Relation noch eine Relation ohne Substanz gibt und dass insofern von einer Gleichberechtigung beider Kategorien auszugehen ist. In der theologischen Tradition ist dementsprechend fast nie eine *rein* substanzialistische Unsterblichkeitsbegründung anzutreffen[677].

Angewandt auf die Unsterblichkeitsthematik heißt das: Wenn davon auszugehen ist, dass sich Gottes Relation zum Menschen aufgrund seiner Liebe auch im Tod durchhält – und eben dies ist dem kreuzestheologischen Wort von der Anwesenheit Gottes im Tod zu entnehmen –, dann schließt dies auch die einer Art Substanz auf Seiten der Kreatur ein[678]. Von Seiten katholischer Theologie ist das zumeist gesehen und festgehalten worden[679]. Ob man diese unsichtbare kreatürlich gehaltene, stets in Relation Gott stehende Substanz nun „Seele", „Geist" oder „Geistseele" nennt, ist theologisch nicht entscheidend. Vielmehr kommt es auf die Erkenntnis an: Es ist nicht der Geist Gottes für sich allein, der im Tod die Kontinuität ausmacht, sondern der Gottesgeist gewährt als der „Geist des Lebens" selbst kreatürliches Leben. Dieses kann freilich jenseits der Welt übergangsweise „nur" ein weltloses, geistseelisches[680] – und als solches noch einmal in anderer Weise als im irdischen Leben der verändernden, weil offenkundigeren Gottesbeziehung ausgesetzt sein[681].

Zugleich impliziert die als Subjekt gedachte Seele eine fundamentale Relation zur Welt – sowohl zunächst zur irdischen, vergehenden, in der sie entstanden ist, und sodann auch und vor allem zur künftigen Auferstehungswelt. Diesen Aspekt übersieht Härle, wenn er meint, die Leiblosigkeit im Konzept einer unsterblichen Seele kritisieren zu müssen. Schon frühzeitig hatte die christliche Tradition den hellenistischen Seelenbegriff in dieser Hinsicht korrigiert[682]; die wesenhafte Leibbezogenheit der Seele hat insbesondere bei Thomas von Aquin durch die Formel *anima forma corporis* einen klaren Ausdruck gefunden[683]. Damit aber zeigt sich: Gerade eine substanzhaft gedachte Seelenunsterblichkeit weist hin auf den durch und durch relationalen Charakter der mithin dialogisch zu denkenden „Seele"[684]. Umso mehr bleibt festzuhalten: Die im Tod sich durchhaltende Grundrelation zwischen Gott und Kreatur ist eine echte und keine einseitige, wie sie etwa in Gestalt einer bloßen Erinnerung Gottes zu denken wäre[685]. Mit Jesu Worten ausgedrückt: „Gott ist nicht der Toten, sondern der Lebendigen Gott; denn sie leben ihm alle" (Luk 20,38). Die relationsbetonte Aussage des Paulus „Keiner lebt sich selber, und keiner stirbt sich selber" (Röm 14,7) hat also gewissermaßen substanzhafte Implikationen, ohne die der Apostel schwerlich formuliert hätte, Sterben sei sein „Gewinn" (Phil 1,21).

Aus diesen Gründen greift jede Art von „Ganztod-Theologie" zu kurz[686]. Es ist ein spirituelles Unglück zu nennen, wenn sie in Kirchen und sogar an Gräbern verkündigt wird. Gerade weil das Leben nach dem Tod in der Beziehung zu Jesus Christus schon vor dem Tod beginnt, kann der Tod selbst keine absolute Diskontinuität bedeuten. Helmut Thielicke hat dies zurecht unterstrichen: „Unter diesem Aspekt verliert der Tod ebenfalls den Charakter einer absoluten Grenz-Zäsur, so daß die Scheidung zwischen einem Diesseits und einem Jenseits des Todes relativiert wird."[687] So aber kann die Frage nach der Qualität von Unsterblichkeit[688] als die nach dem ewigen Leben theologisch angemessen in den Blick kommen[689]. Und das heißt: Es darf nicht allein um die Kontinuität der Individuen im Tod gehen; vielmehr muss auch das Problem einer Kontinuität der Welt im Blick behalten werden, gerade wenn sie als Schöpfung verstanden wird[690]. Eben darum benennt das kirchliche Credo nicht die Unsterblichkeit der Seele, sondern die Auferstehung der Toten als Hoffnungsgut[691]. Obschon die Erwartung einer Vollendung der Schöpfung fast die gesamte Christentumsgeschichte hindurch den Unsterblichkeitsgedanken impliziert hat, ist er fast nie so in den Mittelpunkt gerückt, als wäre primär die individuelle Seelensubstanz das Zentralanliegen der Tradition gewesen[692]. Vielmehr hat christlicher Glaube seit jeher die Auferweckung des Leibes und überhaupt aller Toten im Sinne der Verortung jedes Erlösten im Ganzen der künftigen Vollendungswelt bezeugt. Insofern „braucht man beide einander ergänzenden Begriffe Auferstehung und Unsterblichkeit"[693]. Und deshalb ist theologisches Reden vom „Ganztod" jedenfalls verfehlt. Hampe hat den Vorwurf des Dualismus gegenüber dem Konzept einer unsterblichen Seele mit Recht auf die Ganztod-Theologie selbst angewendet: „Sie spaltet den Menschen und seine Welt. Der Tod soll ihn radikal, zu deutsch mitsamt seiner Wurzel, vernichten; die neue Geburt der künftigen Auferstehung soll ihn aus dem Nichts wiedererstehen lassen."[694] Solcher Spaltung gilt es entgegenzuarbeiten – im Interesse der Überzeugung von der sich effektiv auch im Tod durchhaltenden Liebe Gottes[695].

IX. Auferstehung im Tod: Unsterblichkeit ohne All?

Die Unsterblichkeitsidee ist in verschiedener Gestalt in den Kulturen der Menschheit präsent. Wie bereits erwähnt, wurde 1513 in der römisch-katholischen Kirche die „Unsterblichkeit der Seele" ausdrücklich zum verpflichtenden Glaubensdogma erhoben. Demgemäß steht auf katholischem Boden die Grundrichtung in dieser Frage nach wie vor kaum zur Debatte – auch wenn sogar hier mittlerweile vermehrt Einflüsse aus der modernen protestantischen Richtung erkennbar werden und die Ganztod-Theologie mitunter auch dort ansatzweise Fuß fassen kann[696]. An der Seelenunsterblichkeit intellektuell redlich festzuhalten, ist heutzutage aber nicht mehr so einfach möglich wie noch im ausgehenden Mittelalter. Zum einen ist verstärkte Auseinandersetzung mit konkurrierenden Denkmodellen gefordert, wie das die Kapitel des zweiten und dritten Hauptteils exemplarisch vorgeführt haben. Zum andern muss es gerade auch unter den Bedingungen modernen Denkens darum gehen, individuelle Unsterblichkeit und die Auferstehung der Toten im Horizont universaler Vollendung stringent zusammenzudenken. Entsprechende Bemühungen hat es nicht nur in katholischen Kontexten gegeben.

Protestantisches Ja zur Unsterblichkeit ohne Auferstehung

Im Kontext moderner evangelischer Theologie und Kirche gab und gibt es selbstredend neben den aufgezeigten Ganztod-Theologien auch Vertreter einer so oder so gedachten Unsterblichkeit der Seele. Wird aber eine Kontinuität im Tod angenommen, dann ist theologisch wie gesagt zu fragen, wie sie zum Credo einer „Auferstehung der Toten" (Apostolikum) bzw. zur deren Erwartung im Zusammenhang mit dem „Leben der kommenden Welt" (Nicäno-Konstantinopolitanum) ins Verhältnis zu setzen ist. Hier gibt es drei Grundmöglichkeiten, die allesamt ihre – im Folgenden nur exemplarisch aufzuführenden – Befürworter gefunden haben.

Das *erste* Denkmodell, das im Folgenden zu skizzieren ist, verzichtet schlicht auf den Einbezug der Frage nach dem endgültigen Schicksal des Universums. Unsterblichkeit wird gelehrt ohne Augenmerk für die eschatologische Zukunft der Schöpfung im Ganzen. Das kann kantianisch begründet sein. Was dann bleibt, ist eine blanke, abstrakte oder auch konkret-spekulative Jenseitskonzeption. Für dieses Modell steht insbesondere Hans Grass[697]. Er lässt den Menschen „im Tode" gerichtet, gerettet und „mit dem himmlischen Leben beschenkt“ werden. „Was wir zu verkündigen haben, ist Gott angesichts des Todes... Daß er... uns auch im Tode nicht läßt, das ist unsere Hoffnung; ja noch mehr, wir hoffen, daß die Gemeinschaft, die hier nur bruchstückhaft ist, sich im Tode vollendet.“[698] Die Diesseitswelt könne niemals das Reich Gottes werden[699]. Ausdrücklich versucht Grass das theologisch verstandene Jenseits *via negationis* zu erschließen und stößt dabei gut platonisch „auf eine Welt bleibender Werte“[700]: „Gott bereitet seine ewige Welt in unserer Welt vor. Es wird nicht jene realistische Wunderwelt der Apokalyptik sein, sondern eine geistige Welt, welche die Heimat seliger Geister zu sein vermag... Wenn aber die Geschichte ihr Ende findet oder wenn schon vor ihrem Ende ein vollkommener Atheismus in dieser Welt gesiegt haben sollte, dann wird die Kirche bis dahin so viele ihrer Glieder in jene Welt entlassen haben, daß es dem ‚Himmelreich‘ an einem Volk nicht fehlen wird.“ Grass versucht diese Himmelreich-Perspektive dadurch als „christlich“ zu legitimieren, dass er betont, Christus müsse „als die Mitte jener geistigen Welt seliger Geister gedacht werden, die nur in Gott ihren Herrn über sich haben.“ Einen platonischen „Leib-Seele-Dualismus“ bejaht Grass also um des Kontinuitätsgedankens willen, doch betont er: „Was nach dem Tode vor Gottes Angesicht treten muß, das ist weder die Seele noch Leib und Seele, sondern der Mensch, der nun den Bedingungen irdischer Existenz entnommen ist...“[701] Dass damit die versuchte Distanzierung von platonischem Denken misslingt, dürfte Kennern der Philosophie Platons deutlich sein. Indes – das stört Grass wenig; er nimmt es vielmehr als „unschöne Begleiterscheinung“ hin, dass der Eindruck aufkommen könne, bei seiner Hoffnungslehre hätten die platonische Unsterblichkeitsvorstellung und die Gnosis Pate gestanden[702]. Eine kosmische Relevanz des Gottessohnes verneint er: Christus werde zwar im Tode begegnen, aber dass er „der Herr der Welt, d.h. auch der unbelebten, vegetativen und animalischen Kreatur ist, wie er auch schon ihr Schöpfer war, das ist sowieso eher eine spekulative Ausweitung des Kyriosgedankens als ein echtes Glaubensanliegen.“[703] Insofern ist es kein Zufall, dass Grass der Forderung Bultmanns[704] nach „Entmythologisierung“ ausdrücklich zustimmt[705] – ohne sie etwa auf seine Sicht der letzten Dinge zu beziehen.

Auch Wolfgang Trillhaas lehnt eine kosmische Eschatologie und mit ihr eine Auferstehung der Toten als „Resteschatologie“ ab mit der Begründung: „Ewigkeit ist schon jetzt, oder sie ist nicht.“[706] Die christliche

Hoffnung sei nur in existentieller, nicht in objektivierender Aussage glaubhaft; das Reich Gottes habe wesenhaft mit dem „Innersten des Menschen zu tun“ und betreffe „die Innenseite der Geschichte“[707]. Von daher bestreitet Trillhaas, dass „der Schritt von der individuellen zur endgeschichtlichen Eschatologie in der Auferstehungslehre logisch zwingend sei und einem Heilsinteresse entspreche.“ Aber anders als Grass nimmt er den Begriff der Auferstehung für seine Hoffnungslehre doch in Anspruch: Damit bezeichnet er „nicht eine völlig neue Schöpfung, welche die Kontinuität mit dem Personsein des auf Erden lebenden Menschen aufheben würde“, sondern „eine Versetzung in Gottes Welt und in Gottes Leben in der Gestalt des Geistes.“[708] Zumal Trillhaas die Lehre vom Zwischenzustand zu den „eschatologischen Häresien“ rechnet, steht außer Zweifel, dass er der Sache nach an eine Auferstehung im Tod denkt. Dass diese wegen Missachtung der Zukunft der Schöpfung vielleicht selber unter das Verdikt einer „eschatologischen Häresie“ fallen könnte, daran denkt er nicht.

Um noch ein weiteres Beispiel anzuführen: Auch Hans-Georg Fritzsche plädiert wie Trillhaas für die „Unsterblichkeit der Seele“ unter ausdrücklichem Verzicht auf eine „universaleschatologische Kulisse“[709]. Den Umstand, dass im Apostolikum das Bekenntnis zur Auferstehung der Toten durch das zum „ewigen Leben“ erweitert ist, wertet er als Indiz für eine „Vergeistigung und Verdiesseitigung der rein zukünftigen Auferstehungshoffnung“[710]. So müssten sich beide Bekenntnisaussagen gegenseitig interpretieren. Damit schlägt Fritzsche die Brücke zu einer spiritualistischen Deutung der Auferstehungshoffnung. Der allein ewige und unsterbliche Gott biete in seinem treuen Andenken an den Menschen die Gewähr für dessen Identität und Kontinuität im Tod und sei selbst sein „Jenseits“, in das er beim Sterben hineingenommen werde. Das ewige Leben habe man sich indessen nicht einfach individualistisch vorzustellen, weil es „in diesem Leben einsetzt und jenes Ich, das im Tode in Gott aufgenommen wird, nicht ohne seine personalen Beziehungen zu anderen Menschen, nicht ohne eine gewisse Gemeinschaftlichkeit“ zu denken sei. Mit der altprotestantischen und eigentlich gnostischen Lehre vom Vergehen des Weltalls, der *annihilatio mundi* sympathisiert Fritzsche[711]. Sprechen Physiker unserer Tage davon, dass die Gesamtenergie des Universums exakt null sein dürfte[712], so fällt der biblische Gedanke, dass Himmel und Erde vergehen werden, in der Tat nicht allzu schwer. Ihm entspricht aber die Verheißung eines neuen Himmels und einer neuen Erde: Müsste nicht nur dem Tod des Menschen, sondern auch dem des Alls die Ansage der „Auferstehung“, der Vollendung durch Gottes Schöpferkraft gelten? Diese Frage behält ihr Recht auch dann, wenn man exegetisch realisiert, dass manche biblische Ausblicke über den Tod hinaus – und zwar nicht nur Alten, sondern auch im Neuen Testament – durchaus eher auch losgekoppelt vom gedanklichen Horizont der Schöpfungsvollendung begegnen können (z.B. 2. Kor 5,1ff).

Protestantisches Ja zum Ganztod mit Auferstehung

Die *zweite* Variante des Kontinuitätsmodells im Protestantismus ist selten anzutreffen: Sie nimmt die biblisch verheißene Weltvollendung und das Ganzheitsdenken ernster; um hier mit der angenommenen Seelenunsterblichkeit gedanklich vermitteln zu können, wird ein regelrechter Zwischenzustand zwischen Tod und Auferstehung postuliert[713]. Dieses Interim wird mehr oder weniger räumlich und zeitlich gedacht, womit sich hier recht spekulative Dimensionen eröffnen können[714]. Theologisch gilt es dann darum zu ringen, in welchen Bildern und Symbolen das Gehaltenwerden der Toten vom Geist Gottes bis zum „Jüngsten Tag“ mit der kosmischen Vollendung am besten ausgedrückt werden könnte. Wolfhart Pannenberg gibt zu bedenken, ein von wachem Erleben erfüllter „Zwischenzustand“ verbürge zwar die Kontinuität, aber kaum die Identität einer Person mit ihrer irdischen Geschichte, weil diese individuelle Geschichte ja eine jenseitige Fortsetzung erführe[715]. Insofern lege sich eigentlich das insbesondere von Martin Luther favorisierte[716] und von Oscar Cullmann[717] exegetisch untermauerte Bild des Seelenschlafs nahe, das im Übrigen auch der Weltlosigkeit der Seele nach dem Tod entspreche. Doch nachdem Pannenberg selbst – wie erwähnt – der Ganztod-Theologie nahesteht, argumentiert er am Ende dagegen: Das Bild vom Schlaf der Toten in Christus sei und bleibe unangemessen.

Das *dritte* Denkmodell, das im modernen Protestantismus unter der Prämisse einer Kontinuität im Tod entwickelt wurde, knüpft an den Gedanken des „Zwischenzustands“ an, transformiert ihn aber in Anlehnung an Luther so, dass die Kategorien von Raum und Zeit systematisch abgetan werden. Wie im VII. Kapitel dargelegt, ist dies Luther eben mittels der Vorstellung vom raum- und zeitlosen Seelenschlaf gelungen: Früher Verstorbene würden „nicht eher beim Jüngsten Tag ankommen als wir“[718]. Modern gedacht bedeutet das: Es kann – so Edmund Schlink in seiner „Ökumenischen Dogmatik" – „nicht vorausgesetzt werden, daß die Struktur der Zeit für die Verstorbenen dieselbe ist wie für das irdische Leben"[719]. Auferstehung findet insofern „im" Tod statt, und zwar eben nicht nur als individuelles Auferwecktwerden hinein in die tragende Gottesbeziehung, sondern mehr noch: als gemeinschaftliches Ankommen in der universalen Vollendung der Schöpfung unter anderen, neuen Bedingungen von Wirklichkeit.

Schon der Erlanger Dogmatiker Paul Althaus hat in diese Richtung gedacht. Von Anfang an hatte er die polare Spannung von übergeschichtlicher und endgeschichtlicher Eschatologie im Blick[720]. Obgleich sich durch die inhaltlichen Korrekturen in den ersten vier Auflagen seiner „Letzten Dinge" eine zunehmend konsequentere Ausarbeitung des universalen Aspekts beobachten lässt, ist die Überzeitlichkeit der Vollendung und deren Universalität nie aus dem Blick verloren worden[721]. Gegenüber Modellen, wie sie in der katholischen Theologie in Mode gekommen sind, hält Althaus fest: „Eine individualistische Auferstehungslehre ist wesentlich akosmisch; auch wenn sie die Erneuerung der Welt dann noch ‚nachbringt', so verletzt eben dieses Nacheinander die unlösliche Schicksalsgemeinschaft des Menschen und der Welt, die wesentliche Einheit der Leiblichkeit und der Weltlichkeit unseres Daseins."[722] Unter Berufung auf Luther überlegt er: „Grenzt und strandet unsere Zeit nicht überall an den jüngsten Tag? Liegt der jüngste Tag nicht gleichsam rings um uns herum, so dass unser aller Sterben uns in die Gleichzeitigkeit mit dem Ende der Geschichte, dem Kommen des Reiches, dem Gerichte stellt?"[723] Das Reich Gottes aber kommt als „Aufhebung dieser unserer Geschichte", und die Auferstehung ist keine „geschichtliche Wirklichkeit" mehr: Mit dieser Sicht, die eine dezidierte Ablehnung des Gedankens an einen „Zwischenzustand" impliziert, verbindet sich dann eine gewisse Nähe zur Ganztod-Theologie; doch hebt sich Althaus von ihr ab, indem er betont: Unter dem Aspekt der Ewigkeit gilt, dass „Gott das von seinem Geiste bestimmte Ich durchhält" – eben auch noch im Zerbrechen von Leib und Seele[724]. In diesem Sinn denkt Althaus am Ende doch eine „Auferstehung im Tod", aber ausdrücklich auf der Basis einer Synthese von end- und übergeschichtlicher Hoffnungslehre. Er zeigt sich überzeugt, dass „die zu erwartende neue Welt die Vollendung *dieser* unserer Welt bedeutet"[725]. Wie aber kann das Reich Gottes in die Weltgeschichte hereinbrechen und sie damit abbrechen, wenn dieses Reich selber bereits die vollendete Geschichte voraussetzt? Müsste nicht jeder Mensch, wenn er in seinem Tode in die neue, ewige Welt Gottes hinein aufersteht, dieser schon zuvor im Leben auf verborgene Weise angehören? Und hätte es demnach Gott selbst in solcher ewigen Gleichzeitigkeit *zugleich* mit zwei Auflagen seiner Schöpfung zu tun, nämlich mit der unvollendeten und der vollendeten Welt? Diese Vorstellung von Gottes Überzeitlichkeit hat etwas Mystisches und ist kein Ungedanke. Hat schon Albert Einsteins Relativitätstheorie Zeit und Raum relativiert, wie sollten dann nicht theologisch die genannten Überlegungen erlaubt, ja vielleicht sogar geboten sein? Sollte nicht Gott als Schöpfer in seiner Relation zur Schöpfung so etwas wie Zeit, ja Geschichte erfahren und doch zugleich der Ewige bleiben können[726]?

Auch Emil Brunner fasst das „Sterben als Beginn des ewigen Lebens“ und den Tod als „Durchgangsstation“ auf der Fahrt zum ewigen Leben[727]. Hinsichtlich der Einbeziehung des Kosmischen ins Geschichtliche betont er, hier gehe es „um nichts weniger als um das Ganze des christlichen Glaubens“[728]. Allerdings spricht er bezüglich der Vermittlung von individueller und universaler Hoffnungsperspektive von Nichtverrechenbarkeit „des Zeitlich-Irdischen und des Himmlisch-Ewigen“[729]: Wie soll sich die „Vollendung, die durch das Aufhören dieser jetzigen Weltgestalt hindurch allein geschehen kann“, zur hereinbrechenden Ewigkeitswelt in Gestalt von einem „neuen Himmel und einer neuen Erde“ näherhin verhalten? Brunner identifiziert hier Todesstunde und Jüngsten Tag und fragt: „Wenn unser Tod das diesseitige Geschehen ist, in dem sich das ‚jenseitige‘ Geschehen, das Zukommen des Herrn verbirgt, sollte nicht das vielleicht auch für die Menschheit und die Menschheitsgeschichte als ganzes gelten?“

Ähnlich denkt Wilfried Joest, der Lehrstuhlnachfolger von Althaus in Erlangen: „Vor Gott sind die vielen Sterbestunden der Menschen und sein ‚jüngster Tag‘ über dem Ganzen seiner Schöpfung *ein* Augenblick, und auch für die durch den Tod aus dieser Zeit Herausgerufenen wird das ein Augenblick sein. Sie werden aus ihrem irdischen Lebensende *vor*gerufen, ‚vorausgeholt‘ in die Zukunft Gottes für das Ganze. ... Gott erweckt uns in die Bruderschaft seiner versöhnten und aus all ihrem Streit erlösten Menschheit hinein.“[730] Zugleich kann Joest von der Glaubensgewissheit sprechen, dass der Mensch, obgleich vom Tod als ganzer betroffen, doch „in seinem Tod nicht ins Nichts versinken, sondern in die Hand Gottes kommen wird.“[731]

Ähnlich liest man es in der neuesten protestantischen Dogmatik, die Ulrich H. J. Körtner 2020 veröffentlicht hat: Was den Tod des Menschen überdauere, sei Gottes Beziehung zu ihm, die ja als Liebe zu bestimmen sei. Wenn man demgemäß von Verewigung des gelebten Lebens spreche, so müsse das bedeuten, „dass es sich um die Verewigung der Liebesbeziehung zwischen Gott und Mensch als einer lebendigen Beziehung handelt. Eine lebendige Beziehung aber besteht immer nur intersubjektiv, sodass folglich der Gedanke einer ewigen Beziehung der Liebe zwischen Gott und Mensch die Verewigung unserer immer nur relational zu denkenden Subjektivität impliziert.“[732] Nach wie vor denkt Körtner zwar erkennbar im Schema der Zeit-Ewigkeits-Dialektik, doch hat er vergleichsweise am präzisesten weiter reflektiert. Einerseits lehnt er eine Unsterblichkeit der Seele als angeblich unbiblisch ab, um zu unterstreichen, der Mensch sterbe als ganzer: „Die leiblich-seelische Einheit personaler Existenz zerfällt im Tod.“[733] Andererseits kritisiert er an der theologischen Ganztod-These, sie beachte zu wenig, dass Gottes lebendige Erinnerung an den Menschen keine einseitige Relation bedeuten könne: Die Toten seien nicht als bloße Objekte göttlicher Erinnerung zu denken, sonst führe der Gedanke der Verewigung des gelebten Lebens entgegen seiner Absicht zur Ratifizierung des Todes, und Gott wäre am Ende mit seiner Erinnerung an die vergangene Schöpfung allein[734]. Doch trotz der postulierten Subjektivität auch der Verstorbenen meint Körtner die Idee einer unsterblichen Seele als zu substanzhaft ausschließen zu müssen. Festhalten möchte er an einer relationsbetonten Auferstehungstheologie: Gott bleibe wesensmäßig in Beziehung zu seiner von ihm unterschiedenen Schöpfung: In seiner Treue rufe er die im Tod der Vernichtung Preisgegebenen neu ins Leben, nämlich in eine von seinem Geist geschenkte Subjektivität jenseits von Zeit und Raum. Und da der Mensch ganzheitlich zu denken sei, dürfe keineswegs von seinen leibhaften und welthaften Bezügen abstrahiert werden: „Die Individualeschatologie erfordert folglich die universal-kosmische Eschatologie.“[735] So richtig und erfreulich diese Überlegungen Körtners ausfallen, so wenig sind sie zu Ende gedacht: Kann es denn jenseits des Todes eine Leibhaftigkeit und Weltbezüge der verwandelten Subjektivität geben, wenn man „alle raumzeitlichen Kategorien hinter sich“[736] lassen soll? Wäre nicht vielmehr auf eine verwandelte Gestalt von Zeit und Raum in der vollendeten Schöpfung zu hoffen[737]? Und hätte von daher nicht gerade im Kontext beziehungsbetonter Eschatologie auch der Gedanke an eine Unsterblichkeit der Seele eine theologische Berechtigung? Zu vorschnell behauptet Körtner, „dass die vorneuzeitlichen metaphysischen Voraussetzungen hinfällig geworden sind, um eine postmortale Existenz des Menschen oder auch eine neue Welt im Sinne der biblischen Verheißung eines neuen Himmels und einer neuen Erde Denken zu können."[738] Lässt sich doch weder naturwissenschaftlich noch philosophisch die biblisch angedachte Möglichkeit ausschließen, dass der Schöpfer seine Schöpfung, die ja ohne seinen Willen gar nicht bestehen könnte, am Ende insgesamt transformieren, ihr sozusagen eine neue Formel unterschieben – und so im Tod eine unsere Vorstellungskraft freilich sprengende Wirklichkeit aufmachen wird. Im Gegenteil: Die Quantenphysik schafft solch christlicher Hoffnung wieder in ungeahntem Maße Raum[739].

Ganz abgesehen davon sollten Körtner und andere Zeit-Ewigkeits-Dialektiker unbedingt beachten: Wo eine Relation auf Dauer, ja auf Ewigkeit gestellt ist, nimmt sie gleichsam substanziellen Charakter an; insofern ist es kaum ratsam, hinsichtlich der Seelenunsterblichkeit Relation und Substanz gegeneinander auszuspielen.

Wie oben dargelegt, ist sogar der späte Moltmann zu entsprechend neuen Einsichten gekommen: „Die Seele, das Leben, entschwindet wie die Körperwärme aus dem Körper und lässt einen Leichnam zurück, weil sie zum ewigen Leben erwacht. Das Sterben geht über in ein Erwachen, das Erstarren hier verwandelt sich in die ewige Lebendigkeit dort."[740] Der Sterbende nimmt demnach sein gelebtes Leben unmittelbar mit in die Auferstehung zum ewigen Leben, nämlich ins Leben der kommenden Welt.

Ähnlich ist unter den protestantischen Theologen Hans Schwarz überzeugt: „Überschreiten wir durch den Tod die Grenzlinie der Zeit, begegnen wir Gottes ewiger Gegenwart. Wir sind dann gleich-ewig nicht nur mit Gott, sondern auch mit allen menschlichen Kreaturen."[741] Doch Schwarz fasst solche Überzeitlichkeit noch nicht als Auferstehungswirklichkeit auf, sondern zunächst als „Übergangszustand", der im Sinne Luthers mit dem Bild des Schlafes zu beschreiben sei und aus dem heraus erst die Auferweckung in kosmischer Weite erfolgen werde. Dieser Hoffnungsperspektive hatte sich übrigens auch Althaus im Alter angenähert und von daher eingeräumt: „Der Gottes-Ernst des Sterbens kann auch bei einem dualistischen Verständnis des Sterbens gewahrt bleiben."[742]

Auferstehung im Tod als typisch katholisches Hoffnungsmodell

Auf römisch-katholischer Seite haben Joseph Ratzinger und Gisbert Greshake betont, die übliche protestantische Polemik gegen eine „natürliche" Unsterblichkeit müsse im Grunde als überholt angesehen werden[743]. Überhaupt hat ja das Unsterblichkeitsdogma als solches die Annahme einer Kontinuität im Tod so nachhaltig fixiert, dass demgegenüber die Auferstehung der Toten als Zielgeschehen oft hintangestellt werden konnte – wie ja der Tod selbst zeitlich näher zu stehen scheint als die „letzten Dinge" am Weltende. Trotzdem wollte auch auf katholischem Boden selbstverständlich beides stets miteinander bedacht sein. Kompromisshaft konnte sich so unter modernen Bedingungen das Modell einer „Auferstehung im Tod" entwickeln, wobei im Katholizismus der Akzent gern stärker auf den Tod und seine geheimnisvollen Seite als auf die allgemeine Totenerweckung im traditionellen Sinn gelegt wurde. Der biblische Begriff „Auferstehung" gewann damit beinahe eine spiritualistische Farbe und bezeichnete vor allem das Offenbarwerden einer ganzheitlich gemeinten Seelenunsterblichkeit im Todesmoment[744].

Als ein führender Vertreter dieser Denkungsart ist exemplarisch Gisbert Greshake selbst zu nennen[745]. Für ihn impliziert die These von der Auferstehung im Tod die Auffassung, die Materie „in sich" sei ohnehin unvollendbar. Auferstehung des Leibes wird in diesem Sinn umgedeutet zur Unsterblichkeit der Seele: Laut Greshake „trägt die Seele in ihrer Vollendung den erweckten verklärten Leib (und damit den vergangenen welthaften Ausdruck) in sich."[746] Natur, Welt und Geschichte bleiben in fast gnostisch anmutender Manier vom Heil ausgeschlossen[747], werden aber doch dadurch dialektisch „aufgehoben", dass sie in und mit den menschlichen Subjekten, die in Gott hineinsterben, vollendet, ja zu Bedingungen der Vollendung werden. Was Greshake von daher vollmundig als „neue Schöpfung" und „neue Welt" bezeichnen kann[748], bedeutet eigentlich eine spiritualistische und insofern uneigentliche Interpretation dieser Begriffe. Wohl betont er: „Durch Leben, Sterben und Auferstehen des einzelnen kommt je und je ein Glied jenes ‚Leibes' zur Vollendung, der erst in der Vollendung aller sein *Pleroma* erreicht haben", also zur endzeitlichen Fülle gekommen sein wird[749]. Doch was da in die Transzendenz hinübergerettet wird, ergibt eben selbst in seiner alle Seligen umfassenden Summierung nicht jenes im Neuen Testament intendierte Alles-in-allem-Sein Gottes, sondern nur als Ernte aller „inneren Erfüllung" eine universale Interkommunikation von Geistern[750]. Tatsächlich hat Greshake seine Thesen später etwas abgemildert[751].

Sehr ähnliche Perspektiven wurden und werden häufiger im Bereich katholischer Theologie vertreten, zum Beispiel von dem Neutestamentler Gerhard Lohfink, der individuelle Auferstehung im Tod und allgemeine, endzeitliche Auferstehung als kongruent interpretiert[752], oder von dem Dogmatiker Bertram Stubenrauch[753]. Hier ist nicht der Ort, einzelne Varianten dieser Theorie vorzustellen – nur auf Ladislaus Boros wird unten nochmals näher einzugehen sein. Aus der innerkatholischen Diskussion[754] sei hier aber besonders Joseph Ratzingers Widerspruch hervorgehoben. Der spätere Papst[755] hat nämlich betont, dass „die Theorie einer Auferstehung im Augenblick des Todes weder logisch noch biblisch begründbar" sei – und dass ihre Vertreter „weniger der Unsterblichkeit der Seele als der Auferstehung ausweichen, die der wahre Skandal des Denkens geblieben" sei[756]. Man könne nicht das, was traditionell als „Zwischenzustand" vor der Auferstehung gegolten habe, bereits als Auferstehung auslegen.

Auf derselben Argumentationslinie weist Gerhard Nachtwei auf die Gefahr hin, dass man mit Greshakes Auffassung vom Auferstehungsleib leicht „bei einer nur subtileren Art einer gnostischen Seelenunsterblichkeit anlangt."[757] Das hören Greshake und ähnlich Denkende natürlich nicht gerne[758]. Der Vorwurf trifft aber in der Sache, wenn man den Gnostizismus nicht nur als Dualismus ansieht, sondern auch mit seinen gelegentlichen monistischen Zügen im Welt- und Seelenverständnis – etwa in der Valentinianischen Gnosis – berücksichtigt und nicht, wie es Greshake versucht, ein simplifiziertes Bild von der Gnosis zeichnet[759].

Dass die Annahme einer „Auferstehung *im* Tod" weniger mythologisch sein soll als die von Greshake verworfene einer Vollendung der gesamten Schöpfung durch Gottes Tat, ist Nachtwei zufolge nicht einzusehen[760]. So aber beweist die innerkatholische Kritik an diesem Modell ihrerseits die Notwendigkeit einer Gesamtperspektive der christlichen Hoffnung, die den reichen Traditionsgehalt um der Ganzheit des Horizonts nicht unterschlägt.

Auf evangelischer Seite hat Jürgen Moltmann kritisch zu diesem Modell angemerkt: Wenn man die „Auferstehung im Tod" als Vorwegnahme der universalen Auferstehung und diese die Vollendung der persönlichen Auferstehung im Tod bezeichne, habe man bereits jene Differenz wieder eingeführt, die man eigentlich überwinden wollte. Und die

Reduktion der Vollendung der Welt auf die persönliche Vollendung löse „die Gemeinschaft der Menschen mit dieser unerlösten Erde auf.“[761] Greift also die beliebt gewordene Rede von der „Auferstehung im Tod“ vielleicht zu kurz[762]?

Der geheimnisvolle Moment des Todes

Es lohnt sich, wenn schon näher von der „Auferstehung *im* Tod“ die Rede ist, die Ausführungen des einstigen Jesuitentheologen Ladislaus Boros (1927-1981) eingehender zu reflektieren. Denn in seinem Buch „Mysterium Mortis“[763] von 1959, das mit zahlreichen Auflagen (zuletzt 1993) in der katholischen Theologie einen bemerkenswerten Einfluss gehabt, allerdings auf protestantischer Seite fast völlige Ignoranz erfahren hat, wird der Moment des Todes selbst eindringlich beleuchtet – theologisch wie philosophisch.

Wie viele andere moderne Theologen hat sich Boros dazu durchgerungen, von einer Auferstehung nicht erst nur am Ende der Zeit, nämlich nach einem leiblosen jenseitigen Zwischenzustand der wartenden Seele zu sprechen, sondern von „Auferstehung im Tod“, um das Geheimnis des Lebensendes nach seinen transzendenten Aspekten hin zu durchdringen. Dabei ist ihm klar gewesen: Wenn im Todesmoment bereits Auferstehung erfolgt, dann muss der Tod als solcher eine enorme Wandlung des betreffenden Subjekts mit sich bringen. Er muss deshalb selbst zum reinigenden Fegfeuer des Gestorbenen werden, ohne dass dieses Purgatorium wie in der früheren katholischen Tradition zeitlich ausgedehnt gedacht wird[764]. Boros zufolge lässt sich der sozusagen auf einen Punkt konzentrierte Prozess theologisch „als die Begegnung des Menschen mit seinem eigentlichen Wesen definieren: das Verdichtetwerden der gesamten Existenz zur glühenden Eigentlichkeit, ein augenblicklicher Vorgang der Selbstwerdung im Abgrund des Todes, die anthropologisch-existentielle Dimension des Todesvorganges. Da aber der Mensch nicht derart restlos ‚er selbst‘ sein kann, ohne zugleich in seiner eigenen Menschwerdung die Wirklichkeit des Menschgewordenen zu erfahren, steigert sich die Selbstbegegnung des Menschen zu einer Begegnung mit Gott durch Christus. Dies ist nicht eine zusätzliche Dimension des Todesvorganges, sondern die Offenbarung des gnadenhaften Hineinintegriertseins der menschlichen Wirklichkeit in das Sein Christi.“[765] Dasselbe kann Boros auch ganz kurz ausdrücken: „Gott selbst, die Begegnung mit ihm, ist unser ‚Fegfeuer'“[766].

War der Mensch während seines Lebens in der Lage, der Wahrheitsfrage mehr oder weniger auszuweichen und die zentralen Wahrheiten des Lebens quasi nach Belieben zu konfrontieren oder auch nicht, so kulminiert im Todesmoment laut Boros die Begegnung mit der Wahrheit schlechthin. Nun geht der Seele vor allem die Sonne der Wahrheit des dreieinigen Gottes in so vollständiger Weise auf, dass darin auch die letzte Wahrheit übers eigene Selbst und seine Beziehungen zur Welt und zu den Mitmenschen eingeschlossen ist. Diese Offenbarung macht alles Letztgültige transparent. So ermöglicht sie eine letztgültige Entscheidung des Subjekts gegenüber dem plötzlich klar Gewordenen. Boros nennt diese Überlegungen seine *Endentscheidungshypothese*: „Die Geistseele gelangt im Tode zur Stelle, wo der gesamte Seinsbezug, sowohl der des eigenen Daseinsdynamismus als auch der des gesamten Kosmos, in die Gottheit mündet. Diese wesenhafte Seinssituation ist aber noch nicht die Gänze des Erreichbaren. Die Erfüllung kann erst einer in dieser Situation gefaßten Entscheidung entspringen.“[767] Diese End-Entscheidung fällt in eins mit der Auferstehung und Himmel- oder Höllenfahrt des eben Gestorbenen[768].

Mit seiner Hypothese fußt Boros auf Vordenkern: An erster Stelle wäre hier Johannes Damascenus (650-750) zu nennen, der den Tod des Menschen mit dem Engelsturz gleichgesetzt und damit als spirituellen Ort der freien Entscheidung gegenüber Gott markiert hatte. Sollte der Fall der Engel ins Dämonen-Dasein theologisch als allein der Willensfreiheit der Engel und nicht etwa der Willkür Gottes zu verdankendes Geschehen erklärt werden, so wollte Johannes analog dazu das ewig-endgültige Schicksal des Menschen über Himmel oder Hölle nicht Gott, sondern radikal der Eigenverantwortung der menschlichen Person zuschreiben. Der metaphysische „Ort“ dafür war nun aber anders als bei den Engeln der Endpunkt eines wie auch immer gelebten Lebens. Darin steckte ein noch kaum reflektiertes Problem, das die Diskussion um die Endentscheidungshypothese anhaltend bewegen sollte. Hier konnte sich Boros unter anderem auf Karl Rahners 1958 erschienene „Theologie des Todes“[769] beziehen. Während er selbst alles Gewicht auf den „Moment“ des Todes legte, betonte Rahner die existenzielle Gegenwart des Todes im ganzen Leben des Menschen, um zu unterstreichen, dass bleibende Entscheidungen vom Tod, dieser extrem zugespitzten Endsituation aus, ihn vorwegnehmend bereits mitten im Leben zu fallen pflegen, weshalb der Tod selbst dann geradezu der Tod des Todes sei. Für Boros aber wurde der Augenblick des Todes zum Höhepunkt – weniger zur Zusammenfassung aller Lebensentscheidungen im Rückblick[770] als vielmehr zur ultimativen Selbstfindung gerade im Erkennen der ewigen Wahrheit, die sich dem Gestorbenen auftut. Solche Verdichtung der gesamten Existenz im Todesmoment steigert die Selbstbegegnung des Menschen zu einer Begegnung mit Gott durch Jesus Christus.

So muss der Mensch in jenem mystischen Augenblick auf der neuen Basis des Allwissens um Gott, die Welt und sich selbst in einer Art Selbstgericht sich endgültig für oder gegen Gott entscheiden. Im Grunde wäre dieses ultimative Sich-selbst-Ausrichten im Tod dann in individueller Hinsicht nicht nur eine Art Fegfeuer, sondern gleichbedeutend mit dem biblisch angesagten, universalen Jüngsten Gericht[771]. Doch was ist von der Vorstellung zu halten, der Mensch könne in dem Moment, in dem ihm die intentional heilvolle Entscheidung Gottes über ihn und die ganze Schöpfung gänzlich offenbar würde, dieser Rechtfertigungserfahrung allen Ernstes inhaltlich widerstehen, sie also widerspenstig zur Kenntnis nehmen und analog zur freien Entscheidung der Engel in ihrem Sturz negieren? Käme es da im negativen Fall nicht zu einem tiefen, eigentlich unvorstellbaren Selbstwiderspruch? Ist nicht die ganze Wahrheit der Rechtfertigungsbotschaft nur im Nachvollzug ihres Gehalts erkennbar, also ihr Begreifen sachlogisch wie existenziell identisch mit göttlichem Ergriffenwerden? Offenbaren sich nicht gerade so das Konstituiertsein des Menschen in der Relation zu Gott selbst *und* die Unüberholbarkeit des Liebescharakters dieser vom dreieinigen Gott ausgehenden Relation? In diesem Sinne meint Boros: „Die Selbstoffenbarung Christi stiftet den Himmel“[772].

Gleichwohl schließt Boros nicht aus, dass es in dieser Endentscheidung doch auch zu einem Nein kommen, sich also ein wahrhaft dämonischer Nihilismus, nämlich pure Sinn-Verweigerung zeigen kann. Wäre das aber – mit einer bekannten Wendung Karl Barths ausgedrückt – nicht eine schier „unmögliche Möglichkeit“? Wenn der Mensch zur vollen Erkenntnis der Wahrheit kommt, sollte dann die göttliche Versöhnungsmacht sich nicht eben darin erweisen, dass sie das gewahr werdende Subjekt heilsam verwandelt und einen eventuell bis dahin aufrecht erhaltenen Widerstand zum Schmelzen bringt?

Doch wäre dann ein menschliches Nein nicht eine bloß *abstrakte* Möglichkeit, die nicht ernstlich in ewige Selbstquälerei oder Vereinsamung münden könnte? Und darf die Subjektivität des Menschen derart „maschinenhaft“ gedacht werden, als müsste sie gleichsam automatisch auf das Offenbarwerden der ganzen göttlichen Wahrheit positiv reagieren? Sollte die Selbstentscheidung im Tod ein bloßer Reflex sein? Wollte man hier anthropologisch doch eine eigene personale Letztinstanz veranschlagen, der auch die ernste Möglichkeit totaler Gottesverweigerung offensteht[773], so bliebe es theologisch nicht ausgeschlossen, dass Gott gerade in seiner Liebe eine gewisse personale Freiheit der Entscheidung seines geschöpflichen Gegenübers dauerhaft respektiert. Demnach dürfte der Gedanke einer anhaltenden Verstocktheit gegenüber der Wahrheit Gottes mit all ihrer Schönheit und Faszinationskraft nicht als obsolet gelten. Ohnehin kann sich ja niemand anmaßen, Gottes Endgericht vorwegnehmen zu wollen, selbst wenn im Namen Jesu Christi eine universale Hoffnung legitim erscheint (z.B. nach Kol 1,20). Behält insofern die biblische Rede von der ewigen Hölle (z.B. Mat 5,30; 25,41; Luk 16,23) ihr theologisches Recht und Gewicht[774]? Gehört sie zur Verkündigung des Evangeliums notwendig dazu? Wie sollte der Retter gepredigt werden, wenn es keiner Rettung aus ewiger Schuld und Verlorenheit bedürfte? Würde nicht jedes Rede von Gottes Gnade und dem Geschenk der Rechtfertigung überflüssig, wenn wir nicht alle jenem letzten Entscheid entgegen gingen, dessen Drohung freilich für Glaubende bereits der Vergangenheit angehört (Joh 5,24)?

Die biblisch verankerte Rede von der unendlichen Hölle ist nicht dem Menschen in seiner Erbärmlichkeit und Unfreiheit geschuldet, sondern der Unendlichkeit und dem Zorn Gottes[775]: Wer sich als zeitlicher Sünder, als irdische Sünderin dem *Ewigen* in seiner Liebe widersetzt, der bereitet eben dem *Ewigen* Schmerz – selbst wenn die Menschen dabei „nicht wissen, was sie tun“ (Luk 23,34). Es ist insofern sozusagen höllenrelevant; das ewige Feuer droht. Freisprechen hiervon kann nur Gott selbst. Und er tut es tatsächlich im Namen Jesu Christi, so dass der Glaube an den einen Sohn des ewigen Vaters versöhnt und jetzt schon erlöst – aber „wenn ihr nicht glaubt, dass ich es bin, werdet ihr in euren Sünden sterben“ (Joh 8,24; vgl. 14,6). Indes – solch heilloses Sterben muss keineswegs ewiges Unheil bedeuten: Barmherzig und gnädig ist der biblische Gott der Liebe, „geduldig und von großer Güte; er wird nicht für immer hadern noch ewig zornig bleiben“ (Psalm 103,8-9).

Jüngstes Gericht – im Tod?

Wirft der Gedanke einer Unsterblichkeit der Seele nicht durchaus düstere Schatten insofern voraus, als er eigentlich den Ausblick aufs göttliche Gericht impliziert? Aufgeklärte, also ihre Autonomie betonende Menschen pflegen dies ungern zu gewärtigen. Das mag mit ein Grund für die moderne Bestreitung der Unsterblichkeitsidee sein. Aber auch innerhalb von Theologie und Kirche wurde seit gut zwei Jahrhunderten das Ausblenden des Credo-Satzes von Christi Wiederkommen „zu richten die Lebenden und die Toten" betrieben.

Das begann vor allem mit dem Berliner Theologen und Philosophen Friedrich Daniel Ernst Schleiermacher (1768-1834), der vielen als „Kirchenvater" des 19. Jahrhunderts im modernen Protestantismus gilt. Er verdankte Kant sehr viel, indem er dessen erkenntnistheoretischen Ansatz bejahte – und darum den Glauben weniger im Nachdenken als vielmehr im Gefühl beheimatet sah. Anders als jener Königsberger Philosoph ging er also davon aus, dass der Glaube in seinem Vollzug Gott nicht nur zu postulieren habe, sondern ihn von vornherein im Gefühl schlechthinniger Abhängigkeit erfahre. Diese Sichtweise führte bei ihm zwangsläufig zu einer verunsichernden Dekonstruktion vieler dogmatischer Glaubensinhalte, die er als „mythische Darstellung des Übergeschichtlichen"[776] zu kritisieren, sprich: zu entmythologisieren suchte.

Das galt nicht zuletzt auf dem Gebiet der christlichen Hoffnung[777]. So überlegte Schleiermacher in seiner „Glaubenslehre" zur Unsterblichkeitsidee kritisch, dass es „eine Art giebt, die Fortdauer der Persönlichkeit zu verwerfen, wobei man mehr von Gottesbewußtsein durchdrungen sein kann als bei einer Art sie aufzunehmen…"[778]. Schon den Zeitgenossen fiel auf, dass er am Grabe – selbst an dem seines Sohnes – wenig Trostreiches zu sagen wusste. Ja er wurde gewissermaßen zum „Erfinder" der Ganztod-Theologie, indem er den Tod nicht mehr als Übel, sondern als gutes Charakteristikum der Geschöpflichkeit und nur noch als gleichsam äußeres Zeichen des ja eigentlich von Christus getragenen Gerichts deutete.

Seine dogmatischen Lehrsätze erweisen sich gemäß kantianischer Erkenntnistheorie als diesseitig orientiert und handeln also nicht „vom Gericht, von der Vergebung durch das Kreuz und vom Leben nach dem Tod, sondern von Gefühlen!"[779] In dem zweibändigen Werk „Der christliche Glaube" wird gerade auch das prophetische Lehrstück übers „Jüngste Gericht“ rationalistisch zerpflückt und als in sich schwierig, ja voller Widersprüche ausgegeben.

Schleiermacher machte bei seiner Entmythologisierung des Gerichtsgedankens allerdings verschiedene Fehler. Ein Grundfehler bestand darin, dass er mit seinem an Kant geschulten erkenntnistheoretischen Messer meinte, überhaupt erst einmal darüber aufklären zu müssen, dass menschliche Vorstellungen hinsichtlich der „letzten Dinge“ doch allenfalls Bilder und von daher zu relativieren seien. Als wäre nicht im Neuen Testament durchaus selbst schon entsprechende Vorsicht anzutreffen – weshalb Jesus vom kommenden Reich Gottes bewusst in Gleichnissen - redet, Paulus betont, er verkünde, was kein Auge gesehen und kein Ohr gehört habe (1. Kor 2,9), und Johannes schreibt: „Wir sind schon Gottes Kinder; es ist aber noch nicht offenbar geworden, was wir sein werden“ (1. Joh 3,2). All das klingt gar nicht naiv oder spekulativ!

Sodann beschreibt Schleiermacher die „Vorstellung vom jüngsten Gericht“ unter Berufung auf die „Reden Christi“ schlicht sachlich falsch, wenn er meint, sie wolle „die gänzliche Scheidung der Kirche von der Welt darstellen“[780], nämlich dass „Christus die Gläubigen und die Ungläubigen gänzlich voneinander scheiden“ werde[781]. Weder Jesu Gerichtsthematisierung in Mat 25,31ff noch die Verse übers Endgericht in Offb 20,12ff geben ein solches Verständnis her; vielmehr geht es da ganz klar um ein Gericht nach den Werken.

Und schließlich wirft Schleiermacher auf der Basis seiner verfehlten Darlegung das Problem auf, dass die äußere Scheidung ja noch nichts über die Vervollkommnung der Wiedergeborenen besage – und dass unklar sei, ob diese plötzlich oder allmählich erfolgen werde. Als hätte nicht schon Martin Luther gewusst: „Hier muss man die Zeit aus dem Sinn tun...“! Den Gedanken an eine plötzliche Vervollkommnung am Jüngsten Tag kritisiert Schleiermacher als „etwas zauberisches“[782], ohne gerade darin die Realisierung des göttlichen Gnadenaktes oder konkret – wie später namentlich Boros – die Folge ungehemmten Erkennens wahrzunehmen. Zwar erwägt er Letzteres, hält es aber nicht für stichhaltig, weil solches Erkennen sich doch allmählich und bei den unterschiedlichen Individuen nicht in gleichem Tempo vollziehe – ein erstaunlich naiver Einwand, der ganz unkantianisch irdische Zeitkategorien für den Anbruch der Ewigkeit mit ihren doch jedenfalls veränderten Koordinaten unterstellt – und darum auch bei einem Gericht „im Tod“ oder nachtodlich unangebracht wäre.

Aufgrund solcher und ähnlicher Klügeleien und Spitzfindigkeiten benennt Schleiermacher „Schwierigkeiten“, die eine „anschauliche Vorstellung“ von den letzten Dingen angeblich unmöglich machen[783] und deshalb bei „Aufgeklärten“ zwangsläufig Ungewissheit erzeugen[784]. Dass menschliches Denken unter anderem auf Bilder angewiesen ist, und zwar gerade auch auf dem Gebiet der Hoffnung, kommt dabei zu kurz.

In der Folge solcher angeblicher Aufgeklärtheit aber hat sich in der liberalen Theologie die bis heute wirksame Tendenz breitgemacht, christliche Zukunftshoffnung über den Tod hinaus weithin zu reduzieren auf gegenwärtige Hoffnungshaltung – mit allenfalls vagem futurischem Ausblick[785]. Solche Beschränkung aufs Existenzielle aber nimmt dem Glauben „potenziell die Hoffnung.“[786] Namentlich das Entmythologisierungsprogramm Bultmanns steht für diese Art von Theologie. Der Marburger Neutestamentler behauptete pauschal: „Für den Menschen von heute sind das mythologische Weltbild, die Vorstellung vom Ende, vom Erlöser und der Erlösung vergangen und erledigt.“[787] Das Jüngste Gericht wäre damit als mythische Vorstellung vom Tisch. Was bleibe, sei ein Gerufensein in die Verantwortung vor Gott und ein „Offensein für Gottes Zukunft angesichts des Todes und des Dunkels.“[788] Solch abstrakte Offenheit öffnet aber nicht zuletzt esoterischen Spekulationen Tor und Tür. So konstatiert Ernst Troeltsch in seiner „Glaubenslehre“ einerseits, das eschatologische Büro sei „heutzutage zumeist geschlossen“, um andererseits zu spekulieren: „Das Endziel eines Lebens nach dem Tode selbst kann aber nicht ein ewiges sein, das heißt ein Sein, das schlechthin Unendlichkeit, nie aufhörendes Sein bei Gott ist, sondern es kann nur die endgültige Rückkehr des gereinigten und geheiligten kreatürlichen Wesens in die Gottheit sein.“[789] Anstelle des Jüngsten Gerichts also ein Rückfall ins monistisch gedeutete Göttliche?

Am Ende machen derlei liberaltheologische Abstraktionen religiös mehr oder weniger sprachlos. So lautet aktuell die Auskunft Folkart Wittekinds in seinem „systematischen Grundriss“, das letzte Gericht, bezogen auf das Geschehen zwischen Tod und ewigem Leben, vergegenständliche „das symbolproduktive Selbstbewusstsein des Menschen, welches der Kultur insgesamt zugrunde liegt…“ Und die Hoffnung auf ewiges Leben sei „das Bild der Vorstellung einer möglichen Gleichzeitigkeit der religiösen Sprache in der Kultur, die ein gelungenes Leben im freien Wechsel der Sinnfelder ermöglicht.“[790] Wenn nicht mehr als solch aufklärende Worthülsen für die Hoffnungssuchende im 21. Jahrhundert übrig blieben, könnten sich Theologie und Kirche getrost verabschieden und das Feld irgendeinem Institut für Religionsphilosophie überlassen.

Schleiermacher hat in seinem Paragraphen übers „Jüngste Gericht" übrigens noch auf das Problem hingewiesen, dass die geretteten Seligen im Wissen um die Verfluchten in der Hölle nicht wirklich glücklich sein dürften. Deshalb könne die „Vorstellung einer ewigen Verdammnis selbst weder an und für sich betrachtet noch in Bezug auf die ewige Seligkeit eine genaue Prüfung" bestehen[791]. Dem halten biblizistisch orientierte Christenmenschen entgegen, dass doch etliche Schriftstellen unzweifelhaft von ewigen Höllenstrafen sprechen[792]. Hierzu bleibt mit Emil Brunner festzuhalten: Die Bibel liefert in dieser Frage keine wirklich „eindeutige" Auskunft, sondern lässt sowohl die Annahme einer ewigen Hölle als auch die einer schlussendlichen Allversöhnung zu[793]. Deshalb führt es kaum weiter, wenn beide Seiten einander einfach die jeweiligen Schriftstellen vorhalten. Vielmehr kommt es bei einer Positionsfindung auf gründliches theologisches Überlegen und Abwägen an. Dies gilt auch für den beliebten Versuch, die Frage bewusst und scheinbar besonders fromm „offen" zu lassen und Gottes dereinstigem Gericht anheimzustellen[794]. Denn tatsächlich nur scheinbar liegt bei dieser Haltung eine „neutrale" Positionslosigkeit vor: Wer in bescheidener Zurückhaltung eine irdische Unlösbarkeit des Problems vertreten wollte, hält immerhin eine ewige Hölle für theologisch *denkbar* – womit das Gottesbild sich jedenfalls dunkel färbt.

Mitnichten frei von jedem „Dunkel" ist allerdings auch die Allversöhnungsthese[795] insofern, als sie ihrerseits durchaus den Gerichtsgedanken stets doch irgendwie einzuschließen pflegt. Aber über alles Gericht nach den Werken stellt sie den tiefen biblischen Satz „Gott ist Liebe" (1. Joh 4,8.16): Ihn hält sie für unvereinbar mit der Annahme ewiger Qual für einen Teil der Geschöpfe Gottes. Würde es nicht eine schier unausdenkliche Grausamkeit des himmlischen Vaters bedeuten, zeitliche Sünden – noch dazu laut Luther begangen aus einem unfreien Willen heraus – ewig zu bestrafen? Ja wäre solche Grausamkeit nicht noch gesteigert anzunehmen, wenn man mit Zwingli und Calvin die Höllenstrafen auf den ewigen Ratschluss des Höchsten selbst zurückzuführen hätte? Müsste eine derart gefärbte Verkündigung nicht ganz selbstverständlich zur Folge haben, dass der Gedanke des Jüngsten Gerichts immer mehr in Verruf oder ins Abseits gerät? Will nicht das Evangelium überzeugen mit seiner Liebesbotschaft statt durch religiöse Angstmache[796]?

Dass die Frohbotschaft dennoch zugleich Drohbotschaft ist, hängt mit dem Ernst zusammen, der Gottes Heiligkeit geschuldet ist. Die alt- und neutestamentliche Rede vom Zorn Gottes hat freilich wiederum zuinnerst mit seiner Liebe zu tun. Wo der Eifer der Liebe lebendig ist, entspricht ihr durchaus so etwas wie Eifersucht, korrespondiert ihr ein göttliches Nein zu dem, was dieser Liebe zuwiderläuft.

In diesem inneren Zusammenhang gründet aber auch der Umstand, dass der Richter im Endgericht kein anderer ist als der Versöhner und Erlöser. Der Schmerz, den Gott zu empfinden und zu tragen hat, wo immer seine Liebe nicht zum Zuge, nicht zur Herrschaft kommt, wird schlussendlich nicht den Objekten seines Zorns, sondern seinem eigenen Sohn auferlegt (Röm 3,25f). Das bedeutet: Gottes Gerechtigkeit steht zwar zum einen dafür, dass der Maßstab seiner Heiligkeit allemal gilt und nach göttlichem Richten ruft; sie steht aber zum anderen seiner Liebe gemäß dafür, dass er in seinem Sohn Jesus Christus stellvertretend die Strafe auf sich selbst nimmt (Jes 53,5; 2. Kor 5,19)[797]. Beides bedingt einander. Es kann keine Evangeliumspredigt geben ohne Gerichtsbotschaft, denn sonst wäre nicht klar, wovon hier errettet und erlöst wird. Eben dies ist ein Desiderat in vielen Predigten unserer Zeit, die mit ihren verflachten Botschaften spirituell oft ins Leere laufen[798]. Es darf aber auch keine Gerichtsbotschaft ohne die Verkündigung der bedingungslosen Gnade Gottes geben. Deren Leuchtkraft ist es primär, die ethisch zur Umkehr ruft und die Herzen erneuert. Durch die Rechtfertigungsbotschaft errichtet der heilige Geist die Königsherrschaft Gottes bereits inmitten der vergehenden Weltzeit[799]. Und was wäre diese Botschaft ohne die Verheißung, dass das Gottesreich schlussendlich universal aufgerichtet und im Umbruch zur herrlichen Vollendungswelt göttlich gerichtet werden wird?

Tatsächlich kennt die Heilige Schrift ganz am Ende die trostreiche Aussage, es werde zu allerletzt keine Traurigkeit, keine Klage mehr und keine Qual (Offenbarung 21,4) mehr existieren, ja auch nichts Verfluchtes mehr (22,3). Dies deutet keineswegs auf ewige Höllenqualen *neben* dem himmlischen Schalom des ewigen Gottesreiches hin. Auch werden im Schlusskapitel der Bibel diejenigen seliggepriesen, die dann zu den Toren des neuen Jerusalems eingehen dürfen – aber „draußen sind die Zauberer, die Hurer, die Mörder, die Götzendiener und alle, die die Lüge lieben und tun" (15). Das klingt weder nach ewigem Straffeuer noch nach einfacher Gleichmacherei aller[800]. Worauf es ankommt und was auf uns zukommt, ist jedenfalls klar gestellt: Dem Gott der Liebe wird der Sieg gehören; das Chaotische, Nihilistische wird verbannt sein. Zum unbedingten Vertrauen darauf lädt das Evangelium hier und heute ein – nicht ohne dabei zu verhehlen, wie abgrundtief schade es wäre, diese ewigkeitsträchtige Einladung gering zu schätzen.

Der Frage nach der Unsterblichkeit der Seele wohnt jedenfalls ein tiefer Ernst inne. Die theologische Auseinandersetzung darüber, ob eine end-gültige Begegnung mit Gott „im" Tod oder in uns noch unbekannten Zeit-Räumen stattfinden wird, muss nicht in kirchlichen oder konfessionellen Streit ausarten. Doch es ist ein spiritueller Unterschied, an die kontinuierlich, also auch im Tod bleibende Verbundenheit mit dem Schöpfer und Erlöser zu glauben, die sich dank seines lebensspendenden Geistes bipolar und nicht nur einseitig durchhält, also als „dialogische Unsterblichkeit" gestaltet – oder alternativ an eine irgendwann nach dem Tod erfolgende Neuschöpfung. Wichtig bleibt am Ende das Grundsätzliche, dass Christenmenschen fest mit Gottes Gericht, aber noch fester mit seinem Versöhnungswillen und dem Geschenk der jetzt schon greifenden Befreiung aus dem Gericht rechnen. Im festen Vertrauen auf den auferstandenen Versöhner und Erlöser werden für sie womöglich bedrohliche Aspekte der Unsterblichkeit zur unendlich froh machenden Hoffnung und zur Gewissheit ewiger Liebe.

Epilog

Wenn Verstorbene zu lächeln beginnen

„Wer an einer Grenze steht, blickt auch schon über die Schranken hinweg in ein anderes Land.“

Adolf Portmann

Nicht selten hört man sagen, ein eben verstorbener Mensch sei endlich von seinen Leiden erlöst. Dass diesem Urteil von außen tatsächlich ein innerer Zustand entsprechen könnte, dafür spricht – immer noch diesseitig – ein merkwürdiges Phänomen: das Erscheinen eines Lächelns im Antlitz von Toten. Diese mitunter überraschend sichtbar werdende Veränderung im Tode ist seit uralten Zeiten geläufig. Erhalten ist das „letzte Lächeln“ auf mancherlei Totenmasken aus früheren Jahrhunderten. Noch heute mutet es den Betrachter an, als liege ein Hauch von Transzendenz auf den letzten Gesichtszügen Philipp Melanchthons († 1560), Filippo Neris († 1595) oder beispielsweise Felix Mendelssohn Bartholdys († 1847). Auch Ärzte, Krankenschwestern und Soldaten aus vergangenen Kriegen wissen gelegentlich vom Lächeln Verstorbener zu berichten, die bis zum Eintritt des Todes noch keineswegs gelächelt hatten. Und noch heute lassen sich diese seltsamen Grüße aus der Welt der Unsterblichkeit mitunter beobachten.

Naheliegend sind Versuche, solche Spuren innerer Erlösung als Folge einer rein physiologisch bedingten Muskelentspannung nach Eintritt des Exitus zu erklären. Die Berichte von Menschen, die aus einem Zustand extremer Todesnähe gerettet werden konnten, deuten jedoch darauf hin, dass das auftauchende Lächeln auf den Gesichtern Verstorbener nicht von einem innerlichen Erleben abgetrennt werden darf. Beispielsweise hatte der erwähnte Filippo Neri, der in der katholischen Kirche als Heiliger gilt, persönlich derartige Nahtod-Zustände wiederholt erfahren. Einmal war er nach vergeblichen Wiederbelebungsversuchen schon mit der Letzten Ölung versehen worden, als er aus dem vermeintlichen Tod wieder erwachte. Einer der Anwesenden sagte: „Pater, du hast wahrlich viel gelitten!“ Aber Neri erwiderte nur: „Mir ist nichts Übles begegnet außer dem, was ihr mir angetan habt.“ Diese Aussage entspricht der häufigen

Reaktion Reanimierter: Sie freuen sich über ihre Errettung keineswegs, sondern sind enttäuscht darüber, aus einer wunderbaren Erfahrung herausgerissen worden zu sein – davon hat das IV. Kapitel gehandelt.

Die Sterbeforscherin Kübler-Ross berichtet in einem Aufsatz von 1980 von ihrer häufigen Beobachtung, „dass unmittelbar nach dem Absterben die Gesichtszüge meiner Patienten einen nicht für möglich gehaltenen Ausdruck von Frieden, Ausgewogenheit und feierlicher Freude wiedergaben, was ich nicht verstehen konnte, zumal es sich oft um einen Todesfall handelte, in welchem der Sterbende sich noch kurz zuvor im Zustand des Zornes, des Rechtens oder der Depression befunden hatte." Auch die Parapsychologen Karlis Osis und Erlendur Haraldsson haben auf der Grundlage einer interkulturellen Untersuchung zu Sterbebett-Phänomenen festgestellt: Zu einem erstaunlich hohen Prozentsatz ereignet sich ein plötzlicher, durch den Krankheitsverlauf oder die medizinischen Verabreichungen nicht erklärbarer Stimmungsumschwung von Angst und Schmerz hin zu gelöster Heiterkeit; und das ist umso häufiger zu verzeichnen, je näher der Patient dem Tod jeweils kommt.

Namentlich die Thanatologen Raymond Moody und Michael Sabom haben an Beispielen gezeigt, dass die Visionen während visionärer Nahtoderfahrungen nicht nur vielfach von Harmonie und Frieden erfüllt sind, sondern gelegentlich sogar inhaltlich humorvolle Züge tragen. So weiß laut Moody ein Wiederbelebter von der Begegnung mit einem transzendenten Lichtwesen zu berichten: „Die Liebe, die es ausströmte, ist einfach unvorstellbar, überhaupt nicht zu beschreiben. Es war ein Vergnügen, sich in seiner Nähe aufzuhalten, und es war auch humorvoll auf seine Art, ganz gewiss."

Sofern derlei Erfahrungen in unmittelbarer Todesnähe den Anschein von Transzendenz-Erlebnissen haben, verwirren sie manche bibelorientierten Christen: Kann denn das Sterben eines sündigen Menschen in einen friedlichen Tod münden, in die Begegnung mit einer Liebe, aus deren Perspektive am Ende das eigene Leben gar mit Humor betrachtet wird? Warten da nicht Gottes Gericht und Zorn? Immerhin lassen sich ja auch in geringerer Zahl Nahtoderfahrungen nachweisen, die alles andere als „schön" verlaufen sind und eine jenseitige Hölle glauben machen könnten. Medizinisch wie theologisch fragt sich freilich, ob man aus solchen Grenz-Erfahrungen mit Recht auf einen Himmel oder eine Hölle schließen darf. Es könnte doch sein, dass sich in ihnen immer noch subjektive, auch soziokulturell bedingte Hoffnungen und Ängste spiegeln.

Und man darf angesichts des bewegenden Themas nicht übersehen, dass keineswegs jede(r) Tote am Ende ein Lächeln zeigt. Dennoch stimmt dieses immer wieder begegnende Phänomen nachdenklich. Der katholische Theologe Hans Küng überlegt: „Vielleicht ist jene Veränderung der Gesichtszüge nach schwerem Todeskampf, die so oft das Gesicht des nun wirklich – biologisch und nicht nur klinisch – Verstorbenen so friedlich, erlöst, gar lächelnd, ‚selig' erscheinen lässt, ein Zeichen dafür – ein Zeichen und nicht mehr –, dass ein neues Sein nicht von vornherein auszuschließen ist: ein Zeichen für eine Transzendenz im Tod."[801]

Kann man theologisch nicht noch einen Schritt weiter gehen? Wenn nach neutestamentlicher Perspektive der Mensch gewordene Gottessohn und in ihm die Konkretion der göttlichen Gnade die bestimmende Macht der transzendenten Wirklichkeit ist, dann liegt die Annahme durchaus nahe: Jenes letzte Lächeln dürfte bereits ein erster Anflug des verheißenen Lachens sein, das Jesus in Aussicht gestellt hat (Luk 6,21).

Max Picard hat in seiner Studie „Das letzte Antlitz" (1959) erklärt, das Gesicht des Toten habe nichts von der Leere, dem Ausgeleerten des Gesichts des Sterbenden; es sei vielmehr ausgefüllt, ganz – ein Neues sei durch den Tod hinzugekommen, ein Mehr. Oft findet man freilich einfach die Entspanntheit der Ruhe, wie das der Bildband „Der Ewige Schlaf" (1989) von Rudolf Schäfer veranschaulicht. Und auch längst nicht jeder Wiederbelebte oder „Zurückgekommene" weiß ja von Visionen oder Auditionen zu berichten. Man sollte insofern über das Phänomen des letzten Lächelns nicht zu sehr spekulieren, ihm nicht zu viel Gewicht beimessen.

Dennoch kann für Glaubende und Zweifler auch dieses Phänomen so etwas wie ein Indiz dafür sein, dass mit dem Abbruch der irdischen Leiblichkeit sich endgültig die Herrschaft der Liebe Gottes offenbaren und überraschend durchsetzen will. Es wird dies – so dürfen Christen hoffen – die Herrschaft der göttlichen Trotzdem-Liebe sein, die sich der Sünder erbarmt, wie Jesus das unter Menschen immer wieder vorgelebt hat. Jenes unvermutet sich einstellende Lächeln eben Verstorbener kann als Ausdruck eines entsprechenden, überraschten Trotzdem-Lachens gelten, mit dem Martin Luther einst die mittelalterlich überlieferte Weisheit „Mitten im Leben sind wir vom Tod umfangen" umgedreht hat: *Media in morte in vita sumus* – mitten im Tode sind wir im Leben! Unsterblichkeit ist demnach von dem Gott der Liebe zutiefst gewollte Wirklichkeit für seine Geschöpfe. Wenn sein Reich universal anbrechen wird, dann werden alle Angst und Qual „gleichwie ein Dampf verschwinden“ (Paul Gerhardt)[802]. Diese Hoffnung hat auch unter Berücksichtigung interdisziplinärer Forschungsergebnisse aus Natur- und Geisteswissenschaften viel für sich. Am Ende bleibt sie freilich Glaubenssache. Meine persönliche Überzeugung habe ich jenseits intellektueller Auseinandersetzungen in ein Gedicht gefasst[803]:

Du meine Seele fliege
In Gottes Reich empor
Erhebe dich und siege
Leg ab den Trauerflor
Lass hinter dir die Sorgen
Der alten toten Welt
Dir glüht der klare Morgen
Die Dunkelheit zerschellt

Mehr als du je erwartet
Erwartet dich am Ziel
Das neue Leben startet
Und bringt unendlich viel
Von Gottes Geist getragen
Wirst du in Ewigkeit
Zu Ende alle Plagen
Vergangen aller Streit

Vorbei das Weltgetriebe
Schon wird dir vieles klar
Tritt ein ins All der Liebe
Hier bleibst du immerdar
Schau wessen Hand dich halten
Und zu sich ziehen wird
Lass ihn dich neu gestalten
Es ist der Herr dein Hirt

ANHANG

Abkürzungsverzeichnis

Biblische Schriften:

Jes = Jesaja
Mat = Matthäusevangelium
Mark = Markusevangelium
Luk = Lukasevangelium
Joh = Johannesevangelium
Röm = Römerbrief
1./2. Kor = 1./2. Korintherbrief
Kol = Kolosserbrief
1. Tim = 1. Timotheusbrief
Hebr = Hebräerbrief
1./2. Petr = 1. oder 2. Petrusbrief
1. Joh = 1. Johannesbrief
Offb = Offenbarung des Johannes

Sonstiges:

a.a.O. = am angebenen Ort (verweist auf bereits zitierte Literatur)
Abt. = Abteilung
Art. = Artikel
Bd./Bde. = Band/Bände
BThZ = Berliner Theologische Zeitschrift
DtPfrBl = Deutsches Pfarrerblatt
ebd. = ebenda
EG = Evangelisches Gesangbuch

EKL = Evangelisches Kirchenlexikon (verschiedene Auflagen!)
EZW = Evangelische Zentralstelle für Weltanschauungsfragen
F.A.Z. = Frankfurter Allgemeine Zeitung
f (ff) = und folgende
GA = Gesamtausgabe
GdW = Grenzgebiete der Wissenschaft
GW = Gesammelte Werke
Hg. = Herausgeber (hg. = herausgegeben)
Kap. = Kapitel
KD = „Kirchliche Dogmatik“ von Karl Barth
KuD = Kerygma und Dogma
LThK = Lexikon für Theologie und Kirche (verschiedene Auflagen)
MdEZW = Materialdienst der EZW
NZSThRph = Neue Zeitschrift für Systematische Theologie und Religionsphilosophie
RGG = Die Religion in Geschichte und Gegenwart (verschiedene Auflagen)
s.o. / s.u. = siehe oben / siehe unten
ThLZ = Theologische Literaturzeitung
ThR = Theologische Rundschau
TRE = Theologische Realenzyklopädie (1976-2004)
u.a. = und andere
vgl. = vergleiche (bzw. siehe)
WA = Martin Luther: Kritische Gesamtausgabe, Weimar 1883ff
z.B. = zum Beispiel
ZEE = Zeitschrift für evangelische Ethik
Zit. = Zitiert / Zitat
ZPGP = Zeitschrift für Parapsychologie und Grenzgebiete der Psychologie
ZRGG = Zeitschrift für Religions- und Geistesgeschichte
ZThK = Zeitschrift für Theologie und Kirche

Hinweis:

Nur ein einziges Mal erwähnte Lexika und Handbücher sind im Text nicht abgekürzt und tauchen darum im hiesigen Verzeichnis nicht auf.

Literaturhinweise

Im Folgenden sind wichtige deutschsprachige Bücher zum Themenkomplex (ohne Vollständigkeitsanspruch) aufgelistet. Ausgewählte Aufsätze, Artikel und weitere Literatur sind den Fußnoten zu den jeweiligen Kapiteln zu entnehmen.

Ansgar Ahlbrecht: Tod und Unsterblichkeit in der evangelischen Theologie der Gegenwart, Paderborn 1964

Eben Alexander: Blick in die Ewigkeit. Die faszinierende Nahtoderfahrung eines Neurochirurgen, München 2013

Philip C. Almond: Jenseits. Eine Geschichte des Lebens nach dem Tode, Darmstadt 2017

Günter Altner: Tod, Ewigkeit und Überleben. Todeserfahrung und Todesbewältigung im nachmetaphysischen Zeitalter, Heidelberg 1981

J. Audretsch/K. Nagorni (Hg.): Was wissen wir vom Ende? Theologie und Naturwissenschaft im Gespräch, Karlsruhe 2005

Jan Badewien: Reinkarnation – Treppe zum Göttlichen? Konstanz 1994

Julius Bahle: Keine Angst vor dem Sterben. Zur Psychologie des angstfreien und schönen Sterbens, Hemmenhofen 1963

Georges Barbarin: Der Tod als Freund, Stuttgart 1938

H. Becker u.a. (Hg.): Im Angesicht des Todes, 2 Bde., St. Ottilien 1987

Philipp von Becker: Der neue Glaube an die Unsterblichkeit. Zur Dialektik von Mensch und Technik in den Erlösungsphantasien des Transhumanismus, Wien 2018[2]

Adam Beckermann: Die Wahrheit der Unsterblichkeit, Frankfurt a.M. 2005

H. Bedford-Strohm (Hg.): „…und das Leben der zukünftigen Welt". Von Auferstehung und Jüngstem Gericht, Neukirchen-Vluyn 2007

Friedrich Beißer: Hoffnung und Vollendung, Gütersloh 1993

Hans Bender: Zukunftsvisionen, Kriegsprophezeiungen, Sterbeerlebnisse, München 1983

Klaus Berger: Ist mit dem Tod alles aus? Stuttgart 1997

Gerhard Bergmann: … und es gibt doch ein Jenseits, Gladbeck 1974

Pierre-Antoine Bernheim/Guy Stavrides: Das Paradies. Verheißungen vom glücklichen Jenseits, Düsseldorf 2004

Helmut Blatt: Sehnsucht nach dem Ewigen. Eine himmlische Entdeckungsreise, Marburg 2013

Uwe Bork: Paradies und Himmel. Eine Reise an die Schwellen des Jenseits, Stuttgart 2004

Ladislaus Boros: Mysterium Mortis. Der Mensch in der letzten Entscheidung, Freiburg i.Br. 1959

Ladislaus Boros: Was kommt nachher? Das Leben nach dem Tode, Salzburg 1982
Michael von Brück: Ewiges Leben und Wiedergeburt. Sterben, Tod und Jenseitshoffnung in europäischen und asiatischen Kulturen, Freiburg i.Br. 2007
G. Brüntrup u.a. (Hg.): Auferstehung des Leibes – Unsterblichkeit der Seele, Stuttgart 2010
Emil Brunner: Das Ewige als Zukunft und Gegenwart, München/Hamburg 1965
Stephen Cave: Unsterblich. Die Sehnsucht nach dem ewigen Leben als Triebkraft unserer Zivilisation, Frankfurt a.M. 2012
Jean-Jacques Charbonier: 7 Gründe für ein Leben nach dem Tod. Wissenschaftliche Studien eines Mediziners, Petersberg 2020[2]
Oscar Cullmann: Unsterblichkeit der Seele oder Auferstehung der Toten? Antwort des Neuen Testaments (1962), Neuausgabe: Stuttgart 1986
Ralf Dahmen: Menschen sterben – Seelen nie. Die Existenz und Unsterblichkeit der Seele, Berlin 2014
Paul Davies: Die Unsterblichkeit der Zeit. Die moderne Physik zwischen Rationalität und Gott, Bern u.a. 1995
Peter Dinzelbacher: An der Schwelle zum Jenseits. Sterbevisionen im interkulturellen Vergleich, Freiburg i.Br. 1989
Hoimar von Ditfurth: Wir sind nicht nur von dieser Welt, Hamburg 1981
Eugen Drewermann: Von Güte und Unsterblichkeit, Oberursel 2013
Günter Ewald: Die Physik und das Jenseits, Augsburg 1998
Günter Ewald: Gehirn, Seele und Computer. Der Mensch im Quantenzeitalter, Darmstadt 2006
Günter Ewald: Auf den Spuren der Nahtoderfahrungen. Gibt es eine unsterbliche Seele? Kevelaer 2011
Arnold G. Fruchtenbaum: Das Jenseits. Was sagt die Bibel über die Zukunft von Seele und Leib? Düsseldorf 2013
Ottmar Fuchs: Das Jüngste Gericht. Hoffnung über den Tod hinaus, Regensburg 2019
George Gallup/William Proctor: Begegnungen mit der Unsterblichkeit. Erlebnisse im Grenzbereich zwischen Leben und Tod, Augsburg 1994
Christof Gestrich: Die Seele des Menschen und die Hoffnung der Christen, Frankfurt a.M. 2009
Christof Gestrich: Die menschliche Seele. Hermeneutik ihres dreifachen Weges, Tübingen 2019
Alfred Gierer: Die Physik, das Leben und die Seele, München 1985[2]
Felix Gietenbruch: Höllenfahrt Christi und Auferstehung der Toten. Ein verdrängter Zusammenhang, Wien u.a. 2010
Carl Friedrich Göschel: Der Mensch nach Leib, Seele und Geist diesseits und jenseits, Leipzig 1856

Gisbert Greshake: Tod – und dann? Ende – Reinkarnation – Auferstehung, Freiburg i.Br. 1988
R. Göllner (Hg.): Auferstehung und ewiges Leben. Zwischen Projektion und Glaube, Berlin 2010
Bruce Greyson: Nahtod. Grenzerfahrungen zwischen den Welten, München 2021
Fritz Heidler: Luthers Lehre von der Unsterblichkeit der Seele, Erlangen 1983
Friedrich Heiler: Unsterblichkeitsglaube und Jenseitshoffnung in der Geschichte der Religionen, München/Basel 1950
Christian Hermann: Unsterblichkeit der Seele durch Auferstehung. Studien zu den anthropologischen Implikationen der Eschatologie, Göttingen 1997
Uwe Herrmann: Zwischen Hölle und Paradies. Todes- und Jenseitsvorstellungen in den Weltreligionen, Gütersloh 2003
Mark Hitchcock: Himmlische Belohnungen. Leben im Licht der Ewigkeit, Dillenburg 2020
H.-J. Höhn (Hg.): Krise der Immanenz, Frankfurt a.M. 1996
Ole Martin Høystad: Die Seele. Eine Kulturgeschichte, Köln 2017
Paul Hoffmann: Die Toten in Christus. Eine religionsgeschichtliche und exegetische Untersuchung zur paulinischen Eschatologie, Münster 1978[3]
Lothar Hollerbach: Es gibt keinen Tod. Warum wir unsterblich sind, Berlin 2013[4]
B. Janowski/Chr. Schwöbel (Hg.): Gott – Seele – Welt. Interdisziplinäre Beiträge zur Rede von der Seele, Neukirchen-Vluyn 2013
J. Christine Janowski: Allerlösung. Annäherungen an eine entdualisierte Eschatologie, 2 Bde., Neukirchen-Vluyn 2000
Bernard Jacoby: Die Brücke zum Licht. Nahtoderfahrung als Hoffnung, München 2004[4]
H.-J. Klimkeit (Hg.): Tod und Jenseits im Glauben der Völker, Wiesbaden 1978
H. Knoblauch/H.-G. Soeffner (Hg.): Todesnähe. Interdisziplinäre Zugänge zu einem außergewöhnlichen Phänomen, Konstanz 1999
H. Kochanek (Hg.): Reinkarnation oder Auferstehung. Konsequenzen für das Leben, Freiburg i. Br. u.a. 1992
Adolf Köberle: Das geheimnisvolle Reich der Seele. Erfahrungen der Psyche in den Grenzbereichen des Lebens, Freiburg i.Br. 1984
Ulrich H. J. Körtner: Die letzten Dinge, Göttingen 2014
K.-L. Koenen/J. Schuster (Hg.): Seele oder Hirn? Vom Leben und Überleben der Personen nach dem Tod, Münster 2012
P. Koslowski (Hg.): Fortschritt, Apokalyptik und Vollendung der Geschichte und Weiterleben des Menschen nach dem Tode in den Weltreligionen, München 2002

Jacob Kremer: Die Zukunft der Toten. Hoffnung auf persönliche Auferstehung im Wandel der Zeiten, Stuttgart 1988

Oliver Krüger: Virtualität und Unsterblichkeit. Die Visionen des Posthumanismus, Freiburg i.Br. 2004

Hans Küng: Ewiges Leben? München/Zürich 1982

Johannes Kuhn: Wir werden erwartet am letzten Ufer, Stuttgart 1992

Bernhard Lang/Colleen McDannell: Der Himmel. Eine Kulturgeschichte des ewigen Lebens, Frankfurt a.M. 1990

M. Labahn/M. Lang (Hg.): Lebendige Hoffnung – ewiger Tod?! Jenseitsvorstellungen im Hellenismus, Judentum und Christentum, Leipzig 2007

R. Lachner/D. Schmelter (Hg.): Nahtoderfahrungen. Eine Herausforderung für Theologie und Naturwissenschaft, Berlin 2013

Alexander Lahl: Hoffnung auf ewiges Leben. Entscheidung und Auferstehung im Tod, Freiburg i.Br. 2009

Wladimir Lindenberg: Über die Schwelle. Gedanken über die letzten Dinge, München 1972

S.-H. Lee-Linke (Hg.): Auferstehung oder Reinkarnation? Die Frage nach Gnade und Karma im christlich-buddhistischen Dialog, Frankfurt a.M. 2006

Gerhard Lohfink: Am Ende das Nichts? Über Auferstehung und Ewiges Leben, Freiburg i.Br. 2017[5] (Darmstadt 2018)

Gerhard Lohfink: Der Tod hat nicht das letzte Wort, Freiburg i.Br. 1978[6]

Jeffrey Long/Paul Perry: Neue Beweise für ein Leben nach dem Tod, München 2017

Pim van Lommel: Endloses Bewusstsein. Neue medizinische Fakten zur Nahtoderfahrung, München 2013

G. Maier (Hg.): Zukunftserwartung in biblischer Sicht. Beiträge zur Eschatologie, Wuppertal/Gießen 1984

Hans Martensen-Larsen: Vom Tode und von den Toten, 3 Bde., Berlin o.J.

Fridolin Marxer/Andreas Traber: Wiedergeburt. Hoffnung oder Illusion? Freiburg/Schweiz 1995 (Tb Ostfildern 2016)

Ernst Meckelburg: Wir alle sind unsterblich. Der Irrtum mit dem Tod, München 2001[4]

Ervin Lászlo/Anthony Peake: Unsterbliches Bewusstsein. Kontinuität des Selbst jenseits vom Gehirn, Immenstadt 2016

Th. Möllenbeck/B. Wald (Hg.): Tod und Unsterblichkeit. Erkundungen mit C. S. Lewis und Josef Piper, Paderborn 2014

Jürgen Moltmann: Auferstanden in das ewige Leben. Über das Sterben und Erwachen einer lebendigen Seele, Gütersloh 2020

Jürgen Moltmann: Das Kommen Gottes. Christliche Eschatologie, München 1995

Raymond A. Moody: Das Licht von drüben. Neue Fragen und Antworten, Reinbek 1989

Josef Mühlbauer: Jenseits des Sterbens. Die Forschung und die Ewigkeit, Bonn 1978
Joachim Müller u.a.: Kontakte mit dem Jenseits? Spiritismus – aus christlicher Sicht, Freiburg/Zürich 1989
J. Nicolay (Hg.): Nahtoderfahrung – Religion und christlicher Glaube, Goch 2019
Karlis Osis/Erlendur Haraldsson: Der Tod – ein neuer Anfang. Visionen und Erfahrungen an der Schwelle des Seins, Freiburg i.Br. 1978
Sam Parnia/Josh Young: Der Tod muss nicht das Ende sein. Was wir wirklich über Sterben, Nahtoderlebnis und die Rückkehr ins Leben wissen, Berlin/München 2013
Josef Pieper: Tod und Unsterblichkeit, München 1968
Enno Edzard Popkes: Erfahrungen göttlicher Liebe. Bd. 1: Nahtoderfahrungen als Zugänge zum Platonismus und zum frühen Christentum, Göttingen 2018
Joseph Ratzinger: Eschatologie – Tod und ewiges Leben, Regensburg 1977
O. Reinke (Hg.): Ewigkeit? Klärungsversuche aus Natur- und Geisteswissenschaft, Göttingen 2004
Moritz Riesewieck/Hans Block: Die digitale Seele. Unsterblich werden im Zeitalter Künstlicher Intelligenz, München 2020
Kenneth Ring: Den Tod erfahren – das Leben gewinnen, Bern u.a. 1985
Hans-Jörg Ronsdorf: Und die Toten leben doch. Die Unsterblichkeit der Seele, Bielefeld 1992
Milan Rýzl: Der Tod ist nicht das Ende. Von der Unsterblichkeit geistiger Energie, Kreuzlingen/München 2002
Milan Rýzl: Der Tod und was danach kommt, München 1983
Hans-Jürgen Ruppert: Durchbruch zur Innenwelt, Stuttgart 1988
Michael B. Sabom: Erinnerung an den Tod. Eine medizinische Untersuchung, München 1986[2]
Georg Scherer: Sinnerfahrung und Unsterblichkeit, Darmstadt 1985
Werner Schiebeler: Der Tod, die Brücke zu neuem Leben. Beweise für ein persönliches Fortleben nach dem Tod, Melsbach/Neuwied 1988
Karlheinz Schneider-Janessen: Zumutung Tod. Annäherungen an das Undenkbare, Freiburg i.Br. 2012
Matthias Schreiber: Was von uns bleibt. Über die Unsterblichkeit der Seele, Hamburg 2008
Kai-Uwe Schroeter: An der Grenze des Jenseits. Nahtoderfahrungen und die Unsterblichkeit der Seele, Norderstedt 2010
Hans Schwarz: Die christliche Hoffnung, Göttingen 2002
Hans Schwarz: Wir werden weiterleben. Die Botschaft der Bibel von der Unsterblichkeit im Lichte moderner Grenzerfahrungen, Freiburg i.Br. 1984
Reinhard Slenczka: Ziel und Ende, Neuendettelsau 2008

Franz Splittgerber: Schlaf und Tod oder Die Nachtseite des Seelenlebens nach ihren häufigsten Erscheinungen im Diesseits und an der Schwelle des Jenseits. Eine psychologisch-apologetische Erörterung, Halle 1881[2]
Hartmut Sommer: Unsterbliche Seele? Antworten der Philosophie, Kevelaer 2016
Hildegard Steingießer: Was die Ärzte aller Zeiten vom Sterben wußten, Greifswald 1938
Bertram Stubenrauch: Was kommt danach? Himmel, Hölle, Nirwana oder gar nichts, Augsburg 2007
Wilhelm Heinrich Carl Tenhaeff: Kontakte mit dem Jenseits? Berlin 1973
Werner Thiede: Auferstehung der Toten – Hoffnung ohne Attraktivität? Göttingen 1991
Werner Thiede: Der gekreuzigte Sinn. Eine trinitarische Theodizee, Gütersloh 2007
Werner Thiede: Lust auf Gott. Einführung in die christliche Mystik, Münster 2019
Werner Thiede: Theologie und Esoterik, Leipzig 2007
Günter Thomas: Neue Schöpfung. Systematisch-theologische Untersuchungen zur Hoffnung auf das „Leben in der zukünftigen Welt", Göttingen 2009
Frank J. Tipler: Die Physik der Unsterblichkeit. Moderne Kosmologie, Gott und die Auferstehung der Toten, München 1994
Klaus Thomas: Warum Angst vor dem Sterben? Erfahrungen und Antworten eines Arztes und Seelsorgers, Freiburg i.Br. 1980
Herbert Vorgrimler: Hoffnung auf Vollendung. Aufriß der Eschatologie, Freiburg i.Br. 1980
Herbert Vorgrimler: Und das ewige Leben. Amen. Christliche Hoffnung über den Tod hinaus, Münster 2006
H. Waldenfels (Hg.): Ein Leben nach dem Leben? Die Antwort der Religionen, Düsseldorf 1988
Ulrich Warnke: Quantenphilosophie und Interwelt. Der Zugang zur verborgenen Essenz des menschlichen Wesens, München 2020
Hanspeter Weigl: Auf der Suche nach der unsterblichen Seele, München 1999
Eckart Wiesenhütter: Blick nach drüben. Selbsterfahrungen im Sterben, Gütersloh 1974
Hermann Wohlgschaft: Erfülltes Leben. Was aber bleibt nach dem Tod? Würzburg 2011
Hermann Wohlgschaft: Schuld und Versöhnung. Das Letzte Gericht und die größere Hoffnung, Würzburg 2019
Jörg Wunderli: Vernichtung oder Verwandlung? Der Tod als Verhängnis und Hoffnung, Stuttgart 1976
Carol Zaleski: Nahtodeserlebnisse und Jenseitsvisionen, Frankfurt/Leipzig 1993
Jörg Zink: Auferstehung. Und am Ende ein Gehen ins Licht, Stuttgart 1999

Anmerkungen

1 Vgl. z.B. Renold Blank: Zehn brennende Fragen zu Leben und Tod, Zürich 2020; Ulrich Berner: Art. Unsterblichkeit. I. Religionsgeschichtlich, in: TRE 34 (2002), 381-386.

2 Vgl. Werner Thiede: Auferstehung der Toten – Hoffnung ohne Attraktivität? Grundstrukturen christlicher Heilserwartung und ihre verkannte religionspädagogische Relevanz, Göttingen 1991, bes. 272ff; ferner Katrin Krafczyk: Jenseitsvorstellungen heutiger Grundschulkinder, Berlin 2018.

3 Sigmund Freud: Zeitgemäßes über Krieg und Tod (1915), in: ders.: Kulturtheoretische Schriften, Frankfurt a.M. 1986, 33-60, hier 56.

4 Vgl. insgesamt G. Jüttemann u.a. (Hg.): Die Seele. Ihre Geschichte im Abendland, Weinheim 1991; Paul Devereux: Die Seele der Erde entdecken, München 2001.

5 Vgl. z.B. Hartmut Sommer: Unsterbliche Seele? Antworten der Philosophie, Kevelaer 2016.

6 Dazu s.u. Kap. III, sowie Werner Thiede: Parapsychologie und Theologie. Reflexion einer gemeinsamen Geschichte, in: GdW 52 (2003), 57-81.

7 Zum religionswissenschaftlichen Aspekt vgl. Hans-Peter Hasenfratz: Die Seele. Einführung in ein religiöses Grundphänomen, 1986.

8 Vgl. Carl Gustav Jung: Psychologie und Religion, München 1991, 66f. Nächstes Zitat: 87.

9 Ebd. 129. Im dreibändigen „Lexikon der Psychologie“ (1991 hg. von W. Arnold u.a.) betont auch Ludwig J. Pongratz im Artikel „Seele“: „Die Psychologie, sofern sie sich als ‚reine‘ empirische Wissenschaft versteht, kann das Seelenproblem nicht entscheiden…“ (Bd. 3, 2018).

10 Viktor E. Frankl: Der unbewußte Gott. Psychotherapie und Religion, München 1974[3], 69. Nächstes Zitat: 55.

11 Vgl. W. Thiede (Hg.): Glauben aus eigener Vernunft? Kants Religionsphilosophie und die Theologie, Göttingen 2004.

12 Dazu Olaf Briese: Wie unsterblich ist der Mensch? Aufklärerische Argumente für Unsterblichkeit in der Zeit von 1750 bis 1850, in: ZRGG 47 (1995), 1-16.

13 Vgl. Volker Gerhardt: Immanuel Kant, Stuttgart 2002, 340. Thematisch siehe Werner Thiede: Weltseele reloaded? Zur Renaissance und Legitimität der Weltgeist-Spekulation, in: KuD 65 (2019), 316-336.

14 Näheres dazu in meinem in der vorigen Fußnote genannten Aufsatz sowie in meinem Buch „Der gekreuzigte Sinn. Eine trinitarische Theodizee“ (Gütersloh 2007, 225ff). Vgl. auch Andreas Resch: Anima mundi. Weltseele, in: GdW 62 (2013), 195-221; ferner Alfred Gierer: Die Physik, das Leben und die Seele, München 1985[2]; T. Müller/H. Watzka (Hg.): Ein

Universum voller ‚Geiststaub'. Der Panpsychismus in der aktuellen Geist-Gehirn-Debatte, Paderborn 2011; Tobias Kläden: Mit Leib und Seele... Die mind-brain-Debatte in der Philosophie des Geistes und die anima-forma-coroporis-Lehre des Thomas von Aquin, Regensburg 2005.

15 Günter Ewald: Gehirn, Seele und Computer. Der Mensch im Quantenzeitalter, Darmstadt 2006, 132. Vgl. ders.: Die Physik und das Jenseits, Augsburg 1998; ders.: Auf den Spuren der Nahtoderfahrungen. Gibt es eine unsterbliche Seele? Kevelaer 2011; ders.: Du musst noch einmal zurück, in: ideaSpektrum 47/2012, 17f.

16 Ewald: Gehirn, a.a.O. 126. Vgl. auch Werner Thiede: Thanatologie und Theologie, in: Glaube und Denken. Jahrbuch der Karl-Heim-Gesellschaft 14, Frankfurt a.M. 2001, 111-137; ferner Hanspeter Weigl: Auf der Suche nach der unsterblichen Seele, München/Zürich 1999; Matthias Schreiber: Was von uns bleibt. Über die Unsterblichkeit der Seele, Hamburg 2008.

17 Emily W. Kelly, Bruce Greyson und Ian Stevenson beklagen demgemäß, dass die Nahtod-Forschung es weitgehend aufgegeben habe, die Frage nach dem Überleben des Todes bzw. einer Kontinuität im Tod überhaupt noch zu stellen (Beweisen Todesnäheerfahrungen das Überleben der menschlichen Persönlichkeit nach dem Tod?, in: H. Knoblauch/H.-G. Soeffner [Hg.]: Todesnähe. Interdisziplinäre Zugänge zu einem außergewöhnlichen Phänomen, Konstanz 1999, 101-128).

18 Hubert Knoblauch u.a. in der Einleitung zu: ders./Soeffner (Hg.): Todesnähe, a.a.O. 29.

19 Vgl. Johannes Gerrit Funke: Ganz tot, halbtot, oder wie? Anmerkungen zu einer unseligen Debatte, in: DtPfrBl 11/2020, 678-681.

20 So die Schlussworte des Liedes „Du meine Seele singe" (EG Nr. 302).

21 So Hans Bender: Umgang mit dem Okkulten, Freiburg i.Br. 1984, 96.

22 Vgl. Werner Thiede: Trotz der Plage keine Umkehr. Die Corona-Krise im Licht theologischer Ethik, in: Informationsbrief der Bekenntnisbewegung „Kein anderes Evangelium" Nr. 322 (Juni 2020), 14-16.

23 Blaise Pascal: Gedanken, Bremen o.J., Nr. 176.

24 Vgl. Fulbert Steffensky: Mut zur Endlichkeit. Sterben in einer Gesellschaft der Sieger, Stuttgart 2007; Karlheinz Schneider-Janessen: Zumutung Tod. Annäherungen an das Undenkbare, Freiburg i.Br. 2012.

25 Vgl. Horst Bürkle: Todeserfahrung und Todesbewältigung in anderen Religionen als Frage an die Christen, in: A. H. Graf Henckel-Donnersmarck/St. Graf Bethlen (Hg.): Vom menschlichen Sterben und vom Sinn des Todes, Freiburg i.Br. 1983, 69-81, bes. 70.

26 Das versucht exemplarisch Albert Camus: Der Mythos von Sisyphos. Ein Versuch über das Absurde (1942), Reinbek 1997: „Übrig bleibt ein Schick Schicksal, bei dem nur das Ende verhängnisvoll ist" und „eine Leidenschaft ohne ein Morgen" (121).

27 So Wolfhart Pannenberg: Tod und Auferstehung in der Sicht christlicher Dogmatik, in: ders.: Grundfragen systematischer Theologie. Gesammelte Aufsätze Bd. 2, Göttingen 1980, 146-159, bes. 146 und 158.

28 In meinem Buch „Das verheißene Lachen. Humor in theologischer Perspektive“ (Göttingen 1986) spreche ich von der Variante „timiden Humors“, der im Grunde aus tiefer Furcht geboren ist.

29 Vgl. bes. Armin Nassehi/Georg Weber: Tod, Modernität und Gesellschaft. Entwurf einer Theorie der Todesverdrängung, Opladen 1989; Hans-Joachim Höhn: Zeit zu leben – Zeit zu sterben. Beobachtungen über den gesellschaftlichen Umgang mit dem Tod, in: Arzt und Christ 35 (1989), 61-67; Friedrich-Ebert-Stiftung (Hg.): Der gesellschaftliche Umgang mit Sterben und Tod. Humane, medizinische und finanzielle Aspekte, Bonn 1995.

30 Richard David Precht: Tiere denken, München 2018, 301.

31 Einen Literatur-Überblick gab Jürgen Hübner: Ethik an der Grenze des Lebens. Von „Euthanasie“ über „Sterbehilfe“ zur kommunikativen Sterbebegleitung, in: ThR 65 (2000), 455-481. Wenig überzeugend ist insofern das Argument, die verbreitete, von Euthanasiegegnern indirekt beflügelte Angst vor leidvollem Sterben trage zur Tabuisierung des Todes bei (so Peter Singer: Praktische Ethik, Stuttgart 1990, 125ff). Vgl. auch R. Jung u.a. (Hg.): Tabuthema Tod?, Wetzlar 2004.

32 Siehe Chr. Drolshagen (Hg.): Lexikon Hospiz, Gütersloh 2003.

33 Vgl. auch Werner Thiede: Geordneter Abgang in Frieden? Was Nahtod-Erfahrungen über das Innenleben Suizidaler verraten, in: Die Tagespost Nr. 9 vom 3.3.2022, 25.

34 Herbert Maisch: Patiententötungen. Dem Sterben nachgeholfen, München 1997, 400. Vgl. auch Aurel von Jüchen: Das Tabu des Todes und der Sinn des Sterbens, Stuttgart 1984; M. Hartmann/V. Stanciu (Hg.): Das Leben als Geschenk Gottes. Christliche Verantwortung im Angesicht des Todes, Bonn/Sibiu 2018.

35 Katalog zur Ausstellung: G. von Hagens (Hg.): Körperwelten. Die Faszination des Echten, Heidelberg 2000.

36 Schließlich führen die plastinierten Bänder, Sehnen und Muskeln dieser Ausstellung den Besuchern „ihre Vergänglichkeit aufs deutlichste vor Augen und gemahnen sie so, sich nichts über die eigene Existenz, die Zerbrechlichkeit und Hinfälligkeit ihres Körpers vorzumachen“ (Jürgen Bräunlein: Tod dem Sensenmann, in: MUT 390 [2000], 69-73, hier 73).

37 Diese in verschiedener Hinsicht gültige These hat ihre Evidenz unter anderem im Blick auf *Aids* (denn „diese Krankheit hat den Tod vor allem jenen gebracht, die das Leben noch vor sich hatten, und viele, die mitten im Leben stehen, hat sie frühzeitig zu Zeugen des Todes gemacht“ – so W. Schmid: Philosophie der Lebenskunst. Eine Grundlegung, Frankfurt a.M. 1999[3], 349) und auf die Corona-Pandemie. Aber es wäre nicht zuletzt an

die enorme Zunahme von Schlafstörungen zu denken (vgl. Werner Thiede: Besser schlafen ohne Funkstrahlung. Warum naheliegende Ursachen für den zunehmenden Schlafmangel noch immer ignoriert werden, in: Bayerische Staatszeitung Nr. 41 vom 13.10.2017, 26).

38 Vgl. meinen Art. „Unsterblichkeit, III. Christentum, 3. Praktisch-theologisch“, in: RGG[4], Bd. 8, Tübingen 2005, 800f.

39 Das zeigt sich nicht zuletzt in der herrschenden Bestattungskultur: Vgl. Klaus Dirschauer: Der totgeschwiegene Tod. Theologische Aspekte der kirchlichen Bestattung, Bremen 1973; Rainer Volp: Der unverfügbare Tod. Todesanschauungen und Bestattungsrituale zwischen Aufklärung und Industriekultur, in: H. Becker u.a. (Hg.): Im Angesicht des Todes, Bd. 1, St. Ottilien 1987, 621-636; Regina Faerber: Der verdrängte Tod. Über die Unkultur im Umgang mit unseren Toten, Genf 1999.

40 Wolfgang Tress: Tief innen brodelnder Feuerofen. Bemerkungen zur Anthropologie aus der Sicht eines Psychoanalytikers, in: zeitzeichen 4 (2003), 43-45, hier 45.

41 Vgl. Werner Thiede: Wiederkehr der Religion in Westeuropa? in: Materialdienst 74 (2011), 3-15; ders.: Evangelische Kirche – Schiff ohne Kompass? Impulse für eine neue Kursbestimmung, Darmstadt 2017, 13ff.

42 Siehe https://www.stuttgarter-nachrichten.de/inhalt.der-glaube-der-deutschen-jesu-ja-bitte-auferstehung-nein-danke.938b8758-71b9-4586-bb22-97c93c16bcea.html (Zugriff 18.3.2020).

43 https://hpd.de/artikel/glaube-an-leben-nach-dem-tod-sinkt-17342 (Zugriff 17.3.2020).

44 Insofern trägt auch die moderne Medizin zur Todestabuisierung bei: Sie „zerstört die Fähigkeit der Menschen, Schmerzen, Krankheit oder sogar den Tod anzuerkennen“ (Jörg. Blech: Die Krankheitserfinder. Wie wir zu Patienten gemacht werden, Frankfurt a.M. 2003). „Daß unsere moderne Gesellschaft einem Kult der Todesverleugnung huldigt“, betont Till Bastian: Krankheit auf Rezept? Die populären Irrtümer der Medizin, Reinbek 2001, 221 und bes. 35ff.

45 Vgl. Werner Thiede: Tod, in: G. Orth/B. Hübener (Hg.): Wörter des Lebens. Das ABC evangelischen Denkens, Stuttgart 2007, 226ff.

46 Vgl. Werner Becker: Das Dilemma der menschlichen Existenz. Die Evolution der Individualität und das Wissen um den Tod, Stuttgart 2003; ferner Bernhard Welte: Die Würde des Menschen und die Religion, Mainz 1993.

47 Ernst Becker: Dynamik des Todes. Die Überwindung der Todesfurcht – Ursprung der Kultur, Olten/Freiburg i.Br. 1976, 9.

48 Vgl. Hermann Vogt: Todesangst prägt die Kultur mit. Entdeckungen amerikanischer Psychologen, in: Lutherische Monatshefte 29 (1990), 402-404.

49 Zit. nach: Günther Lanczkowski: Zur ägyptischen Religionsgeschichte des Mittleren Reiches II, in: ZRGG 6 (1954), 1-18, hier 7.

50 Vgl. Martin Euringer: Epikur. Antike Lebensfreude in der Gegenwart, Stuttgart 2003.

51 Vgl. näherhin Jürgen Becker: Auferstehung der Toten im Urchristentum, Stuttgart 1976; Gisbert Greshake/Jacob Kremer: Resurrectio mortuorum. Zum theologischen Verständnis der leiblichen Auferstehung, Darmstadt 1986; Thiede: Auferstehung der Toten, a.a.O. 60ff.

52 Vgl. Jürgen Moltmann: Der gekreuzigte Gott. Das Kreuz Christi als Grund und Kritik christlicher Theologie, München 1976[3], 162.

53 Dazu H.-J. Eckstein/M. Welker (Hg.): Die Wirklichkeit der Auferstehung, Göttingen 2019 (5., veränderte Aufl.); Matthias Kreuzer: „Auferstanden am dritten Tag". Christologie als Modell der Eschatologie, in: St. Schreiber/St. Siemons (Hg.): Das Jenseits. Perspektiven christlicher Theologie, Darmstadt 2003, 119-142; Werner Thiede: Warum zur Auferstehungsbotschaft die Rede vom leeren Grab gehört, in: Informationsbrief der Bekenntnisbewegung „Kein anderes Evangelium" 321 (April 2020), 8-16.

54 Dietrich Bonhoeffer: Widerstand und Ergebung, Gütersloh 1976[9], 167. Vgl. auch Karl Barth: Die Kirchliche Dogmatik III/2, Zürich 1979[4], 467.

55 Zur religiösen Strömung der *Gnosis* in der Spätantike und darüber hinaus vgl. z.B. Hans Jonas: Gnosis und spätantiker Geist. Erster Teil: Die mythologische Gnosis, Göttingen 1988[4]; Werner Thiede: Lust auf Gott. Einführung in die christliche Mystik, Münster 2019, 57f; ders.: Der gekreuzigte Sinn, a.a.O. 198ff.

56 Vgl. Peter Dinzelbacher: Angst im Mittelalter, Paderborn u.a. 1996.

57 Vgl. Philipp Ariés: Studien zur Geschichte des Todes im Abendland, München 1982[2], 32f.

58 Vgl. Hellmut Rosenfeld: Der mittelalterliche Totentanz, Köln 1974[3]; G. Kaiser (Hg.): Der tanzende Tod. Mittelalterliche Totentänze, 1982; Horst Janssen/Joachim Fest: Der tanzende Tod. Über Ursprung und Formen des Totentanzes vom Mittelalter bis zur Gegenwart, Lübeck 1986. Einschlägige Holzschnitte von Hans Holbein dem Jüngeren sind in diversen Buchausgaben zu bestaunen (z.B. Hans Holbein/Franz Winzinger: Totentanz in 49 Bildern, München 1948); vgl. etwa auch M. J. Friedländer (Hg.): Des Dodes Dantz (Lübeck 1489), Berlin 1910; M. Lemmer (Hg.): Der Heidelberger Totentanz von 1485, Frankfurt a.M. 1991.

59 Doris Lier: Totentanz. Bilder einer magersüchtigen Zeit, Zürich 2001, 17.

60 Anschaulich geschildert in Ludwig Ganghofers Roman „Das neue Wesen" (1902), jetzt unter dem Titel „Bauerntrutz", Rastatt o.J., 231. Vgl. auch: Tanz der Toten. Der Monumentale Totentanz im deutschsprachigen Raum. Ausstellungskatalog Museum für Sepulkralkultur Kassel, Dettelbach 1998.

61 Zitiert nach: Walter Hartinger: ...denen Gott genad! Totenbrauchtum und Armen-Seelen-Glaube in der Oberpfalz, Regensburg 1979, 190. Folgende Zitate ebd. 192.

[62] Vgl. insgesamt J. A. Aertsen/M. Pickavé (Hg.): Ende und Vollendung. Eschatologische Perspektiven im Mittelalter, Berlin/New York 2002; Norbert Ohler: Sterben und Tod im Mittelalter, Düsseldorf 2003^2.

[63] Zur modernen These, dass mit zunehmendem Schmerz sich dieser umso mehr relativiere, siehe Gerd Neuhaus: Frömmigkeit der Theologie. Zur Logik der offenen Theodizeefrage, Freiburg i.Br. 2003, 19f.

[64] Vgl. z.B. Werner Goez: Luthers „Ein Sermon von der Bereitung zum Sterben" und die mittelalterliche ars moriendi, in: Lutherjahrbuch 48 (1981), 97-114; Arthur E. Imhof: Die Kunst des Sterbens. Wie unsere Vorfahren sterben lernten. Impulse für heute, Stuttgart 1998.

[65] Lier verweist treffend auf das mittelalterlich feststehende Sinngefüge (a.a.O. 53), zu dem auch die kirchliche tradierte Hoffnungsgestalt gehörte.

[66] Vgl. Werner Thiede: Von der Fortschrittsambivalenz zur digitalen Fortschrittsfalle, in: Biblisch erneuerte Theologie 3 (2019), 89-118; ders.: Die digitale Fortschrittsfalle, Bergkamen 2019^2.

[67] Vgl. Christian Kiening: Das andere Selbst. Figuren des Todes an der Schwelle zur Neuzeit, München 2003.

[68] Ariés, a.a.O. 57.

[69] Vgl. Wolfhart Pannenberg: Die Erfahrung der Abwesenheit Gottes in der modernen Theologie, in: ders. (Hg.): Die Erfahrung der Abwesenheit Gottes in der modernen Kultur, Göttingen 1984, 9-24, hier 9.

[70] Vgl. dazu Eugen Biser: „Gott ist tot". Nietzsches Dekonstruktion des christlichen Bewußtseins, München 1962; Werner Thiede: „Wer aber kennt meinen Gott?" Friedrich Nietzsches „Theologie" als Geheimnis seiner Philosophie, in: ZThK 98 (2001), 464-500.

[71] Sigmund Freud: Das Unbehagen in der Kultur, in: Kulturtheoretische Schriften, Frankfurt a.M. 1986, 191-270, hier 222.

[72] Vgl. Werner Thiede: Mythos Mobilfunk. Kritik der strahlenden Vernunft, München 2012; ders.: 5G-Hype versus 5G-Skepsis. Wie problematisch ist die Mobilfunkstrahlung?, in: Schattenblick (12.2.2022), URL: http://www.schattenblick.de/infopool/medizin/fachmed/m1um0247.html.

[73] Wie kann etwa Joachim Müller-Jung in der F.A.Z. vom 18.3.2020 unter der Überschrift „Strahlend" (in der Rubrik „Natur und Wissenschaft"!) ernsthaft die Internetseite der *Internationalen Kommission zum Schutz vor nichtionisierender Strahlung* (ICNIRP) als „eine Art Insel der Unbedenklichkeit" empfehlen, wo doch jede gründlichere Recherche darauf stoßen muss, wie umstritten deren industrienahe Forschungsergebnisse sind? Die von ihr großzügig ausgelegten Grenzwerte orientieren sich vor allem an thermischen Befunden und bedeuten mit dieser reduktionistischen, erkennbar interessengeleiteten Herangehensweise eigentlich einen Anachronismus – als müsste menschliches Gewebe nur vor zu starker Erwärmung durch die elektromagnetische Strahlung geschützt werden und nicht auch

vor deren biologisch wirksamen, riskanten Effekten! Überfällig ist eine „Kritik der strahlenden Vernunft", wie ich sie mit dem Untertitel meines Buches „Mythos Mobilfunk" (s. vorige Anm.) bereits vor Jahren anregte.

74 Vgl. Klaas Huizing: Schluss mit Sünde! Freiburg i.Br. 2017; anders Julia Knop: Sünde – Freiheit – Endlichkeit. Christliche Sündentheologie im theologischen Diskurs der Gegenwart, Regensburg 2007; Ingolf U. Dalferth: Sünde. Die Entdeckung der Menschlichkeit, Leipzig 2020.

75 Vgl. Lier, a.a.O. 13 und 104; Werner Thiede: Bedenken first – Digitalisierung second! Zu den ethischen Herausforderungen eines ambivalenten Fortschritts, in: R. Haupt/St. Schmitz (Hg.): Digitalisierung: Datenhype mit Werteverlust? Ethische Perspektiven für eine Schlüsseltechnologie, Holzgerlingen 2019, 121-142. Und s.u. II.

76 René Descartes: Abhandlung über die Methode, seine Vernunft richtig zu leiten und die Wahrheit in den Wissenschaften zu suchen, in: Werke, 1. Abt., hg. von A. Buchenau, Leipzig 1905, 49. Vgl. bes. seine „Meditationen über die Grundlagen der Philosophie" (1641), 6. Meditation, c. 17.

77 Indem er nämlich Tiere ausschließlich zu den *res extensae* rechnete, galten sie ihm als kunstvolle, seelenlose Maschinen. Von da war der Schritt nicht mehr allzu weit, auch den Menschen als Maschine zu interpretieren, wie es ein Jahrhundert später Julien O. de La Mettrie in seinem berühmten Werk „L'Homme machine" konsequent tat – wenngleich mit dem Seufzer, der Gedanke an die schlichte Naturnotwendigkeit des Todes sei ihm nicht eben angenehm!

78 Dass Nietzsche allerdings auf keine absolute Gottesleugnung hinaus wollte, sondern auf eine Umdeutung Gottes, zeigt das 3. Kapitel meines Buches „Der gekreuzigte Sinn" (a.a.O. 63ff).

79 Dazu Werner Thiede: Kant und die Stoa. Zum weltanschaulichen Hintergrund seiner Philosophie, in: MdEZW 67 (2004), 97-100.

80 Vgl. vor allem Thomas J. J. Altizer, ...daß Gott tot sei, 1968; Dorothee Sölle: Atheistisch an Gott glauben, Olten/Freiburg i.Br. 1969^2; Sigurd Daecke: Der Mythos vom Tode Gottes. Ein kritischer Überblick, Hamburg 1969.

81 Hans Küng: Theologie im Aufbruch, München 1987, 241. Zum Religionsbegriff vgl. Martin Hailer: Dogmatische Erwägungen zum Begriff der Religion, in: BThZ 21 (2004), 157-171.

82 Vgl. Werner Thiede: Die Wahrheit ist exklusiv. Streitfragen des interreligiösen Dialogs. Erweiterte Neuausgabe im Selbstverlag, 2022, 21ff.

83 So Harvey Cox: Licht aus Asien – Verheißung und Versuchung östlicher Religiosität, Stuttgart 1978, 125.

84 Gerhard Ebeling: Dogmatik des christlichen Glaubens, Bd. II, Tübingen 1979, 205.

85 Vgl. Max Scheler: Tod und Fortleben, jetzt in: ders.: Die Zukunft des Kapitalismus und andere Aufsätze, hg. von M. S. Frings, München 1979, 7-71, bes. 28ff; ferner auch bereits Max Weber: Gesammelte Aufsätze zur Religionssoziologie, Bd. 1, Tübingen 1920, 569f, wo deutlich wird, wie wenig die Erinnerung an den Tod ins Schema innerweltlicher Selbstvervollkommnung auf technisch-industrieller und soziokultureller Basis passt.

86 Aus tiefenpsychologischer Sicht bestätigen das Paul Matussek: Metaphysische Probleme der Medizin, Berlin u.a. 1950^2, 130ff, sowie Lier, a.a.O. 29. Scheler selbst spricht von der „metaphysischen Verzweiflung“ des modernen Menschentyps (a.a.O. 31).

87 Alois Hahn: Einstellungen zum Tod und ihre soziale Bedingtheit, Stuttgart 1968, 89; Werner Fuchs: Todesbilder in der modernen Gesellschaft, Frankfurt a.M. 1969, 8.

88 Joachim Wittkowski: Tod und Sterben. Ergebnisse der Thanatopsychologie, Heidelberg 1978, 132.

89 Fuchs, a.a.O. 7 und 228. Nächste Zitate ebd. 71f. Vgl. auch Horst Eberhard Richter: Umgang mit Angst (1992), München 2000^5, 33ff und 43ff.

90 Reinhard Emmrich: Zwischen Leben und Tod. Ärztliche Probleme der Thanatologie, in Bd. 110 der Sitzungsberichte der Sächsischen Akademie der Wissenschaften zu Leipzig, Berlin 1974, Heft 7, 3-22, bes. 19f. Man hat ärztlicherseits bereits vermutet, dass der Begriff des „natürlichen Todes“ als ein neuer „euphemistischer Ausdruck“ die moderne Todesverdrängung letztlich unterstütze statt beseitige (Joachim-Ernst Meyer: Tod und Neurose, Göttingen 1973, 91).

91 An die Stelle eines „seligen“ Todes tritt nunmehr der „schöne“ Tod – optisch und sprachlich verschönt. In den 60er Jahren des 20. Jahrhunderts trieb das Geschäft mit dem „schönen Tod“ namentlich in den USA derartige Blüten, dass dagegen erste Proteste vernehmbar wurden (vgl. Jessica Mitford: Der Tod als Geschäft. The American Way of Death, Olten/Freiburg i.Br. 1965).

92 Detlef B. Linke: Wie alt sollen Menschen werden? Gütersloh 1993, 24.

93 Vgl. z.B. Ulrich Schnabel: Die Vermessung des Glaubens, München 2008; Hans-Dieter Mutschler: Halbierte Wirklichkeit. Warum der Materialismus die Welt nicht erklärt, Darmstadt 2014.

94 Martin Heidegger: Sein und Zeit, Tübingen 1967^{11}, 254f. Vgl. auch Klaus P. Fischer: Tod sicher – Ende ungewiss? Vergewisserung im Glauben angesichts des Todes, Münster 2017.

95 Vgl. zu Heidegger Georg Scherer: Art. Unsterblichkeit III. Philosophisch, in: TRE 34 (2002), 392-397, hier 393.

96 Jean-Paul Sartre: Das Sein und das Nichts (1943), Hamburg 1974.

97 Vgl. Alexander Lohner: Der Tod im Existentialismus. Eine fundamentaltheologische Analyse unter besonderer Berücksichtigung des philosophiegeschichtlichen Hintergrundes, Frankfurt a.M. 1998.

98 Jean-Paul Sartre: Ist der Existentialismus ein Humanismus? Zürich 1947², 66f.

99 Zit. nach: Marx-Engels-Gesamtausgabe, 1. Abt., Bd. 3, Berlin 1932, 117.

100 Vgl. Konrad Löw: Die Lehre des Karl Marx. Dokumentation – Kritik, Köln 1982, 199.

101 Ludwig Marcuse: Unverlorene Illusionen. Pessimismus – ein Stadium der Reife, München 1953, 4.

102 Peter Sloterdijk weiß: „Seit der Mensch sich in keiner Hinsicht mehr als Partner eines Jenseits zu denken vermochte, verdunkelte sich sein Blick auf die gegebene Welt. Düster mußte er jede Art Sinn*gebung* aus sich selber nehmen..." (Kritik der zynischen Vernunft, Bd. 2, Frankfurt 1983,637).

103 Zu den gesellschaftlich-politischen Gefahren psychischer Todesverdrängung vgl. Christian von Ferber: Soziologische Aspekte des Todes, in: ZEE (1963), 338-360, bes. 360.

104 Werner Siemens: Das naturwissenschaftliche Zeitalter, in: Tageblatt der 59. Versammlung Deutscher Naturforscher und Ärzte, Berlin 1886, 92-96, hier 95f.

105 Eduard Kaeser weiß: „Forschungsprojekte trumpfen gern mit überspannten Verheissungen auf, das gehört zum Schwulst der Fortschrittsrhetorik" (Trojanische Pferde unserer Zeit. Kritische Essays zur Digitalisierung, Basel 2018, 114).

106 Siemens, a.a.O. 94.

107 Deshalb breitet sich den Maschinen gegenüber Skepsis aus, wie ein Psychologie-Team 2019 an den Universitäten Würzburg und Linz heraus fand (https://www.deutschlandfunk.de/arbeitsplatz-skepsis-gegenueber-robotern-waechst.2850.de.html?drn:news_id=971351 - Zugriff 29.1.2019). Vgl. auch Peter Lysi: Digitalisierungstrends in Wirtschaft, Gesellschaft und Politik, in: R. Pelikan/J. Rehm (Hg.): Arbeit im Alltag 4.0. Wie Digitalisierung ethisch zu lernen ist, Münster 2018, 163-171.

108 Dazu meine Broschüre „Die digitale Fortschrittsfalle" (Bergkamen 2019²) sowie die von Jörn Gutbier/Peter Hensinger: Fortschritt 5G? Mythen für den Profit, Berkamen 2020; ferner Klaus Müller: Das 21. Jahrhundert hat längst begonnen. Philosophisch-theologische Beobachtungen zur Cyber-Kultur, in: M. N. Ebertz/R. Zwick (Hg.): Jüngste Tage. Die Gegenwart der Apokalyptik, Freiburg i.Br. 1999, 379-401; S. J. Lederhilger (Hg.): Gott und die digitale Revolution, Regensburg 2019; Wilfried Kühling: „...denn das Erste ist vergangen." Die Übel dieser Zeit mit der Johannes-Offenbarung gesehen, Hamburg 2020.

109 Vgl. Thiede: Fortschrittsfalle, a.a.O. 5ff; Lars Jaeger: Supermacht Wissenschaft. Unsere Zukunft zwischen Himmel und Hölle, Gütersloh 2017, 234ff und 261f. Jörn Gutbier von der Verbraucherorganisation *Diagnose:Funk* erklärt im Interview: „Ich bin immer wieder erstaunt, mit welcher Arroganz die Verursacher dieser Entwicklung, und das sind nun mal die Industrie und ihr zu Diensten stehende Mietmäuler, die eine Vorsorgepolitik aktiv verhindern, uns Kritiker in die Ecke der Fortschrittsfeinde stellen wollen. Auf diesen Fortschritt, der zerstört, muss die Menschheit verzichten, wenn sie weiter bestehen will" (https://www.diagnose-funk.org/publikationen/artikel/detail?newsid=1333 – Zugriff 15.4.2020).

110 Vgl. Werner Thiede: Digitaler Turmbau zu Babel. Der Technikwahn und seine Folgen, München 2021[2].

111 Vgl. Al Gore: Die Zukunft, München 2014; Harald Lesch/Klaus Kamphausen: Die Menschheit schafft sich ab. Die Erde im Griff des Anthropozän, München 2018; Werner Thiede: Internet und Mobilfunk sind Feinde des Klimas!, Gastkommentar in: Die Welt, 28.8.2019, 2.

112 8. Bericht der Bundesregierung über die Forschungsergebnisse in Bezug auf die Emissionsminderungsmöglichkeiten der gesamten Mobilfunktechnologie und in Bezug auf gesundheitliche Auswirkungen (Bundestagsdrucksache 19/6270: http://dip21.bundestag.de/dip21/btd/19/062/1906270.pdf – Zugriff 14.4.2020).

113 Siehe näherhin den Online-Artikel „Unendlicher Progress": https://de.wikipedia.org/wiki/Unendlicher_Progress (Zugriff 14.4.2020).

114 Carl Friedrich von Weizsäcker: Zum Weltbild der Physik, Stuttgart 1976[12], 264. Nächstes Zitat ebd.

115 Karl Hecht: Gesundheitsschädigende Effekte der Strahlung von Smartphone, Radar, 5G und WLAN. Wissenschaftlich begründete Warnung eines Arztes vor den Todsünden der digitalisierten Menschheit, Online-Publikation, St. Ingbert 2019, 8. Vgl. auch Joseph Mercola: EMF. Elektromagnetische Felder, Rottenburg 2020; Joachim Mutter: 5G: Die geheime Gefahr. Wie uns der neue Mobilfunk krank macht und wie wir uns schützen können, München 2020.

116 Ronald N. Kostoff u.a. analysieren in einem 5G-Review, dass es das Zusammenspiel vieler Umweltbelastungen sei, also einer toxischen Gesamtsituation, die Menschen immer anfälliger für äußere Einflüsse mache; zu 5G erklären sie: „Die Überlagerung einer bereits vorhandenen toxischen drahtlosen Strahlungsumgebung mit 5G-Strahlung wird die bereits nachgewiesenen nachteiligen Auswirkungen auf die Gesundheit noch verstärken. Weit mehr Forschung und Tests von potenziellen 5G-Gesundheitseffekten unter realen Bedingungen sind erforderlich, bevor eine weitere Einführung gerechtfertigt ist" (Adverse Health Effects of 5G Mobile Networking Technology Under Real-Life Conditions, in: Toxicology Letters

[2020], siehe https://doi.org/10.1016/j.toxlet.2020.01.020 - Zugriff 23.3. 2020).

117 Siehe https://www.welt.de/wirtschaft/article204818460/SpaceX-Elon-Musk-gehoert-jetzt-die-weltgroesste-Satellitenflotte.html – sowie https://5gunplugged.com/6-die-ganze-erde-soll-vom-weltraum-aus-durch-5g-satelliten-verstrahlt-werden/ (Zugriffe 7.4.2020).

118 Vgl. Werner Thiede: Zwanghaft vernetzt. Droht die künstliche Dauerbestrahlung? in: NEXUS Magazin Nr. 89 (Juni/Juli 2020), 18-21.

119 Siehe https://www.emfdata.org/de/dokumentationen/detail?id=247 (Zugriff 21.4.2020).

120 Dazu https://www.tagesspiegel.de/gesellschaft/mobilfunk-ein-internationales-forscherteam-kommt-zu-beunruhigenden-ergebnissen/23852384-2.html (Zugriff 22.4.2020).

121 https://www.5gspaceappeal.org/the-appeal. Kompetent zeigt auch Martin L. Pall die Gefahren auf: 5G als ernste globale Herausforderung. Beweise für acht große Gesundheitsgefahren durch elektromagnetische Felder (EMF) und ihre Wirkmechanismen, St. Ingbert 2019. Vgl. auch Werner Thiede: Desinformationen über 5G – Richtigstellungen zu Gesundheitsrisiken beim neuen Mobilfunk-Standard, in: Die Naturheilkunde 3/2019, 13-17.

122 Vgl. Martin Virnich: 5G in fünf Kapiteln, in: Baubiologie Magazin (https://baubiologie-magazin.de/5g-in-fuenf-kapiteln/), 14.7.2020.

123 Vgl. Christine Aschermann/Cornelia Waldmann-Selsam: Elektrosensibel. Strahlenflüchtlinge in der funkvernetzten Gesellschaft, Aachen 2018.

124 Karl Hecht: Gesundheitsschädigende Effekte der Strahlung von Smartphone, Radar, 5G und WLAN. Wissenschaftlich begründete Warnung eines Arztes vor den Todsünden der digitalisierten Menschheit, St. Ingbert 2019 (Online-Publikation), 74. Vgl. auch Werner Thiede: Cloud frisst Erde. Die Illusion einer umweltverträglichen Digitalisierung, in: Salzkorn 4/2020, 34-36.

125 https://www.swissre.com/media/news-releases/nr-20190522-sonar2019.html; siehe auch https://www.diagnose-funk.org/publikationen/ artikel/detail&newsid=1412 (Zugriffe 22.4.2020).

126 Vgl. Werner Thiede: Baumschäden durch Mobilfunk-Strahlung. Forscher entdecken Beunruhigendes, in: Bayerische Staatszeitung Nr. 14 (7.4. 2017), 18; Helmut Breunig/Cornelia Waldmann-Selsam: 2G, 3G, 4G, 5G… Was zeigen die Bäume? in: kompakt 4/2019, 26-32.

127 https://www.vilp.de/treaty_full?lid=en&cid=196 (Zugriff 3.3.2020).

128 https://www.unoosa.org/res/oosadoc/data/documents/2018/aac_1052018crp/aac_1052018crp_20_0_html/AC105_2018_CRP20E.pdf (Zugriff 2.4.2020).

[129] Vgl. Daniel Lingenhöhl: Freisetzung der Starlink-Satelliten war womöglich rechtswidrig (https://www.spektrum.de/news/freisetzung-der-starlink-satelliten-war-womoeglich-rechtswidrig/1699698 - Zugriff 18.4.2020).

[130] Vgl. Werner Thiede: Die digitalisierte Freiheit. Morgenröte einer technokratischen Ersatzreligion, Berlin 2014[2]; Marie-Luise Wolff: Die Anbetung. Über eine Superideologie namens Digitalisierung, Frankfurt a.M. 2020.

[131] Vgl. Philipp von Becker: Der neue Glaube an die Unsterblichkeit. Transhumanismus, Biotechnik und digitaler Kapitalismus, Wien 2018[2]; Thomas Schulz: Zukunftsmedizin. Wie das Silicon Valley Krankheiten besiegen und unser Leben verlängern will, München/Hamburg 2018, 206ff; Moritz Riesewieck/Hans Block: Die digitale Seele. Unsterblich werden im Zeitalter Künstlicher Intelligenz, München 2020; Caroline Helmus: Transhumanismus – der neue (Unter-)Gang des Menschen? Das Menschenbild des Transhumanismus und seine Herausforderung für die Theologische Anthropologie, Regensburg 2020.

[132] Jaron Lanier: Wem gehört die Zukunft? Du bist nicht der Kunde der Internet-Konzerne, du bist ihr Produkt, Hamburg 2014[2], 288.

[133] So Wolfgang Bergmann: Abschied vom Gewissen. Die Seele in der digitalen Welt, Asendorf 2000, 49.

[134] Miriam Meckel: NEXT. Erinnerungen an eine Zukunft ohne uns, Reinbek 2011, 169.

[135] Friedrich Rapp: Fortschritt. Entwicklung und Sinngehalt einer philosophischen Idee, Darmstadt 1992, 186.

[136] Hinweis am Rande: Dutzende digitalisierungskritische Bücher habe ich gesammelt besprochen in der ThR 3/2019 und 2/2022.

[137] Siehe Oliver Krüger: Virtualität und Unsterblichkeit. Die Visionen des Posthumanismus, Freiburg i.Br. 2004; Philipp von Becker: Der neue Glaube an die Unsterblichkeit. Zur Dialektik von Mensch und Technik in den Erlösungsphantasien des Transhumanismus, Wien 2015; Kaeser, a.a.O. 146ff; Werner Thiede: Mensch, Maschine und Gott. Zur Transhumanismus-Debatte, in: Deutsche Wirtschaftsnachrichten 12/2021, 16-18.

[138] Vgl. Heike Buchter/Burkhard Strassmann: Die Unsterblichen, in: Die Zeit Nr. 14/2013, 23; Jörg Uwe Albig: Die Sehnsucht nach dem ewigen Leben, in: GEO Wissen 51/2013, 154-161; Karsten Huhn: Wie das Silicon Valley nach ewigem Leben sucht, in: idea Spektrum 47/2017, 16-18; Michael Plato: Die Unsterblichkeitsmaschine, in: Salzkorn 2/2019, 80-83; Thomas Lachenmaier: „Habe nicht vor zu sterben“. Digitalkonzerne wollen dem Menschen ewiges Leben bescheren, in: factum 4/2020, 12-15.

[139] Vgl. dazu Christof Gestrich: Die Seele des Menschen und die christliche Hoffnung, Frankfurt a.M. 2009, 120ff; ders.: Die menschliche Seele. Hermeneutik ihres dreifachen Weges, Tübingen 2019; Werner Thiede: „Du

meine Seele…", in: P. Schulze (Hg.): Beffchen, Bibel, Butterkuchen. Expeditionen in die evangelische Welt, Frankfurt a.M. 2009, 62-70.

140 Siehe seine Äußerungen in: J. Brockman (Hg.): Das Wissen von morgen, Frankfurt a.M. 2008^2, 139.

141 Andreas Eschbach: Das Buch von der Zukunft, Berlin 2005^2, 82.

142 Vgl. http://www.pressetext.com/news/20120824001 (Zugriff 19.3.2013). Auch der Zukunftsforscher Andreas Eschbach unterstreicht: „Dass unser Geist, das Bewusstsein letztlich eine Art Software sei, die zufällig auf der Hardware Gehirn abläuft, aber genauso gut auf jede andere Hardware übertragbar sein soll, ist ein moderner Mythos, aber keinesfalls gesicherte Tatsache" (Das Buch von der Zukunft, Berlin 2005^2, 82).

143 Umberto Eco: Über Gott und die Welt, München/Wien 1985, 97.

144 Ulrich H. J. Körtner: Die letzten Dinge, Göttingen 2014, 13.

145 Frank J. Tipler: Die Physik der Unsterblichkeit. Moderne Kosmologie, Gott und die Auferstehung der Toten, München 1994, 24.

146 Tipler, a.a.O. 270-282. Nächstes Zitat ebd. 282.

147 Vgl. Stanislaw Lem: Die phantastischen Erzählungen, hg. von W. Berthel, Frankfurt a.M. 1988, 343-361.

148 Vgl. Paul Davies: Die letzten drei Minuten. Das Ende des Universums, München 1996; ders.: Die Unsterblichkeit der Zeit. Die moderne Physik zwischen Rationalität und Gott, Bern u.a. 1995.

149 Wilhelm Schmid: Unglücklichsein. Eine Ermutigung, Berlin 2012, 8 und 92.

150 Vgl. Thiede: Evangelische Kirche, a.a.O. 33ff.

151 Vgl. Gregor Taxacher: Apokalypse ist jetzt. Vom Schweigen der Theologie im Angesicht der Endzeit, Gütersloh 2012.

152 Siehe Erik H. Erikson: Jugend und Krise. Die Psychodynamik im sozialen Wandel, Stuttgart 1970, bes. 116. Erikson spricht hier nicht nur von „basic trust", sondern auch von „Urhoffnung" (dazu Thiede: Auferstehung der Toten, a.a.O. 201ff).

153 Zitiert nach EKD-Dossier Nr. 6/2014, 2.

154 Der namhafte Psychoanalytiker Arno Gruen zeigt in seinem Buch „Wider den Gehorsam" (Stuttgart 2014): In allen Lebensbereichen erzwingt unsere Zivilisation einen reflexartigen Gehorsam und belohnt ein Gruppendenken, das selbstbestimmtes, freies Denken verunmöglicht. Scharfsinnig entlarvt Gruen die Pathologie der freiwilligen Knechtschaft: Menschen erkennen oft nicht, dass die Idealisierung des Unterdrückers (bzw. des Systems) ihm Macht über uns verleiht.

155 Vgl. Heike Knops: Quo vadis, „homo s@piens"? In: DtPfrBl 4/2020, 221-224. Die neuen Technologien „transportieren eine Entwertung von menschlichem Leben, wie wir es bisher in seiner Vielfalt und Prozesshaftigkeit kennen und durch Art. 1 des Grundgesetzes schützen. Dies ge-

schieht … durch Angebote der Optimierung und Anpassung des Menschen an gesellschaftliche, wirtschaftliche oder militärische Erfordernisse" (224).

156 Vgl.Schulz: Zukunftsmedizin, a.a.O. 11ff.

157 Vgl. Bergmann: Abschied, a.a.O. 132.

158 Peter Leppelt: Der supersüße Spion im Wohnzimmer, in: F.A.Z. Nr. 175 vom 30.7.2012, 23.

159 Götz Hamann: Wir sind so frei, in: Die Zeit Nr. 36/2012, 25.

160 Marcus Rohwetter: „Smart Home", in: Die Zeit Nr. 38/2012, 27.

161 McKinsey & Company: Digitalisierung in deutschen Haushalten, Düsseldorf 2016, 33.

162 Vgl. Philip N. Howard: Finale Vernetzung, Köln 2016, bes. 257ff.

163 https://www.diagnose-funk.org/publikationen/artikel/detail?newsid=1192 (Zugriff 12.4.2020).

164 Laut der *Blikk*-Studie des Bundesgesundheitsministeriums nutzen 70 Prozent der Kinder im Kita-Alter das Smartphone ihrer Eltern täglich über eine halbe Stunde: „Die Folge sind Sprachentwicklungs- und Konzentrationsstörungen, körperliche Hyperaktivität, innere Unruhe bis hin zu aggressivem Verhalten. Auch Säuglinge leiden unter Essens- und Einschlafstörungen, wenn die Mutter, während sie das Kind betreut, auch digitale Medien nutzt" (ZDF-Text vom 29.5.2017).

165 Vgl. z.B. Ralf Lankau: Digitalisierung als De-Humanisierung von Schulen oder: Vom Unterrichten und Vermessen. Bildungseinrichtungen unter dem Diktat von Betriebswirtschaft und Datenökonomie, Bergkamen 2019.

166 http://www.faz.net/aktuell/politik/inland/gauck-rede-zum-tag-der-einheit-datenschutz-muss-so-wichtig-werden-wie-umweltschutz-12602021.html (Zugriff 15.4.2020).

167 Siehe https://www.heise.de/newsticker/meldung/Smart-Home-Pionier-Ich-kann-die-Leute-im-Haushalt-komplett-ueberwachen-3274071.html - Zugriff 20.3.2017.

168 Vgl. Werner Thiede: Akzeptanzzwang zu funkbasierten Messsystemen? Ein No-Go für Freiheitsliebende, Gesundheitsbewusste und Elektrosensible, in: Umwelt – Medizin – Gesellschaft 2/2017, 33-41.

169 Yvonne Hofstetter: Der unsichtbare Krieg, München 2019, 84. Vgl. auch Werner Thiede: Smarte Technologien und christliches Menschenbild. Plädoyer für eine Analogisierungsoffensive, in: P&S (Magazin für Psychotherapie und Seelsorge) 4/2019, 24-27.

170 Manfred Spitzer: Digitale Demenz, München 2012, 290.

171 https://www.sonntagsblatt.de/artikel/digitalisierung/medien/ekd-synode-kirche-im-digitalen-wandel-fahrplan-2019); siehe auch: https://www.ekd.de/kirche-und-digitalisierung-33392.htm (Zugriffe 28.1. 2019).

172 Dazu meine Artikel „Godspot, Gottspott" in: zeitzeichen 7/2016, 23, und: „Godspot". Kirchliche Zeitgeist-Anbiederung jetzt bundesweit" in: Pfälzisches Pfarrerblatt 3/2018, 147-149.

173 https://www.ekd.de/Ratsvorsitzender-rede-beim-johannisempfang-2018-35932.htm (Zugriff 7.9.2018) sowie idea Spektrum 27/2018, 8.

174 Edmund Schlink unterstreicht: „Die Erwartung eines neuen Himmels und einer neuen Erde ist zwar nur am Rande der urchristlichen Verkündigung laut geworden, und doch ist diese Erwartung eine über die Auferweckung der Toten hinausgehenden neuen Schöpfung von großer grundsätzlicher Bedeutung" (Ökumenische Dogmatik, Göttingen 1993, 718).

175 https://www.handelsblatt.com/unternehmen/it-medien/kuenstliche-intelligenz-pentagon-warnt-vor-digitalen-diktaturen/23922376.html?ticket=ST-1512941-I9l0ajKIc4OFDLHdUbdt-ap6 (Zugriff 31.1.2019). Wer bei der KI „die Führung übernimmt, wird Herrscher der Welt" – so wird Wladimir Putin zitiert. Demgegenüber soll Außenminister Heiko Maas angekündigt haben, Deutschland wolle sich für weltweite Standards einsetzen, um die Persönlichkeitsrechte jedes Einzelnen zu schützen; denn „autoritäre Regime könnten Gesichtserkennung, Massendatenauswertungen und Künstliche Intelligenz nutzen, um Menschen zu überwachen, Repression auszuüben und Freiheit zu beschneiden." Vgl. auch Richard David Precht: Künstliche Intelligenz und der Sinn des Lebens, München 2020.

176 Vgl. Kai Strittmatter: Die Neuerfindung der Diktatur. Wie China den digitalen Überwachungsstaat aufbaut und uns damit herausfordert, München 2018; Stephan Scheuer: Der Masterplan. Chinas Weg zur Hightech-Weltherrschaft, Freiburg i.Br. 2018.

177 Vgl. Werner Thiede: Am Ende keine Gerechtigkeit? Probleme neuzeitlicher Resonanz auf die Vorstellung vom Endgericht, in: Chr. Raedel u.a. (Hg.): Die biblische Rede vom Gericht Gottes (Biblisch erneuerte Theologie 4), Holzgerlingen 2020, 35-58; ders.: Fortschrittsambivalenz, a.a.O. 117f.

178 Papst Franziskus: Enzyklika *Laudato si'* (2015, Nr. 111). Vgl. auch Werner Thiede: Kirche und Dataismus. Zeitgeistkonform oder widerständig unterwegs in der Gigabit-Gesellschaft? in: DtPfrBl 8/2018, 463-467.

179 Vgl. D. Vaitl (Hg.): An den Grenzen unseres Wissens. Von der Faszination des Paranormalen, Freiburg i.Br. 2020; Werner Thiede: Art. Parapsychologie, in: EKL^3 3 (1992), 1047f.

180 Vgl. Eberhard Bauer: 100 Jahre parapsychologischer Forschung – die Society for Psychical Research, in: ders./W. von Lucadou (Hg.): Psi – was verbirgt sich dahinter? Freiburg i.Br. 1984, 51-75.

181 Vgl. Rudolf Tischner: Geschichte der Parapsychologie, Tittmoning 1960; John Beloff: Parapsychology. A Concise History, London/New York 1993.

182 Vgl. Werner Thiede: Parapsychologie und theologisches Interesse, in: ZPGP 2002-2004, 218-231.

183 Vgl. Rudolf Tischner: Franz Anton Mesmer. Leben, Werk und Wirkungen, München 1928; Ernst Benz: Franz Anton Mesmer, München 1976; H. Schott (Hg.): F. A. Mesmer und die Geschichte des Mesmerismus, Stuttgart 1985.

184 Vgl. Arthur Christopher Benson: The Life of Edward White Benson, sometime Archbishop of Canterbury, Bd. 1, London 1900, 98.

185 Vgl. Ariès, a.a.O. 584.

186 Das betont auch Winfried Rorarius: Parapsychologie – im Dienste der Religion?, in: ZPGP 18 (1976), 21-50, bes. 47f.

187 „Report on Spiritualisme of the Comittee of the London Dialectical Society" (vgl. Johannes Kreyher: Die mystischen Erscheinungen des Seelenlebens und die biblischen Wunder, Stuttgart 1880, 23 und 249).

188 Vgl. Eberhard Bauer: Art. Parapsychologie, in: G. L. Eberlein (Hg.): Kleines Lexikon der Parawissenschaften, München 1995, 123-133, bes. 123.

189 Vgl. Janet Oppenheim: The other world. Spiritualism and psychical research in England, 1850-1914, Cambridge 1985, 123.

190 „Erst wenig in Angriff genommen sind die sich auf dem Gebiet der Religion erhebenden parapsychologischen Probleme", räumt Traugott Konstantin Oesterreich 1930 ein (Art. Okkultismus, 3. Wissenschaftliche Erforschung des O., in: RGG[2] Bd. 5 [1930], 678-683, hier 682).

191 Vgl. z.B. die Untersuchung des protestantischen Theologen Carl Friedrich Göschel: Der Mensch nach Leib, Seele und Geist diesseits und jenseits, Leipzig 1856.

192 Vgl. Albrecht Ritschl: Theologie und Metaphysik, Bonn 1887[2]; Thiede (Hg.): Glauben, a.a.O. (2004).

193 Franz Splittgerber: Schlaf und Tod oder die Nachtseite des Seelenlebens nach ihren häufigsten Erscheinungen im Diesseits und an der Schwelle des Jenseits. Eine psychologisch-apologetische Erörterung, Halle 1881[2], Teil 1, 83.

194 Alois Gatterer: Der wissenschaftliche Okkultismus und sein Verhältnis zur Philosophie, Innsbruck 1927, 3.

195 Philipp Bachmann: Spiritismus und Okkultismus im Lichte der Bibel, Nürnberg 1922, 54 (vgl. 13).

196 Paul Althaus: Die letzten Dinge. Entwurf einer christlichen Eschatologie, Gütersloh 1922, 79. Außersinnliche Wahrnehmung bekunde „seltene oder jedenfalls bei den meisten ruhende Fähigkeiten der menschlichen Seele, aber keineswegs Gottes Geist und Gegenwart" (ebd.).

197 Carl Gunther Schweitzer: Antwort des Glaubens. Handbuch der neuen Apologetik, Schwerin 1929[2], 146. Vgl. näherhin Matthias Pöhlmann: Kampf der Geister. Die Publizistik der „Apologetischen Centrale" (1921-1937), Stuttgart u.a. 1998, 140ff.

198 Karl Heim: Das Weltbild der Zukunft. Eine Auseinandersetzung zwischen Philosophie, Naturwissenschaft und Theologie (1904), Wuppertal 1980, 242.

199 Ernst Troeltsch: Glaubenslehre. Nach Heidelberger Vorlesungen aus den Jahren 1911 und 1912, München/Leipzig 1925, 280.

200 Paul Tillich: Dogmatik. Marburger Vorlesung von 1925, hg. von W. Schüßler, Düsseldorf 1986, 244.

201 So auch Walter von Loewenich: Luther und der Neuprotestantismus, Witten 1963, 436f.

202 Vgl. Joseph B. Rhine: New Frontiers of the Mind, 1937 (deutsch: Neuland der Seele, Stuttgart 1938); ders.: Die Reichweite des menschlichen Geistes, Stuttgart 1950; Joseph B. Rhine/J. G. Pratt: Parapsychologie. Grenzwissenschaft der Psyche, München 1962. Zu Rhine siehe Ulrich Timm: J. B. Rhine (1895-1980) – oder: Beschränkung als wissenschaftsmethodisches Prinzip, in: ZPGP 22, 1/1980, 71-83.

203 Vgl. Joseph Banks Rhine: Parapsychology and Religion, in: The Journal of Parapsychology 9 (1945), 1-4, bes. 2f. Dass sich in dieser Sicht „unschwer gewisse metaphysische Elemente ausmachen" lassen, ist deutlich.

204 „The objective of parapsychology is to discover the nature of human personality..." (Rhine: Parapsychology and Religion, a.a.O 1). Noch die von Rhine nach seiner Emeritierung 1965 in Durham gegründete „Foundation for Research on the Nature of Man" zeugt von diesem Ansinnen.

205 Vgl. Rhine/Pratt: Parapsychologie, a.a.O. 125.

206 Vgl. Werner Thiede: Der Mythos kehrt zurück. Zum 125. Geburtstag von Rudolf Bultmann, in: Rheinischer Merkur Nr. 33/2009, 24.

207 Rudolf Bultmann: Neues Testament und Mythologie. Das Problem der Entmythologisierung der neutestamentlichen Verkündigung (1941), in: Kerygma und Mythos, Bd. 1, Tübingen 1954, 15-48, Zitat 17. Zur Entwicklung der theologischen Diskussion seit Bultmann vgl. Werner Thiede: Heilungswunder in der Sicht neuerer Dogmatik, in: ZThK 100 (2003), 90-117.

208 Karl Heim: Ich gedenke der vorigen Zeiten, Hamburg 1960³, 303; vgl. 305f (nächstes Zitat 308). Vgl. Fiedrich Schiebe: Das paranormale Moment in der Religionsphilosophie Karl Heims, in: GdW 43 (1993), 229-240.

209 Zu den beiden Letztgenannten vgl. Walter J. Hollenweger: Geist und Materie. Interkulturelle Theologie, Bd. 3, München 1988, 87ff und 100ff.

210 Vgl. John J. Heaney: The Sacred and the Psychic: Parapsychology and Christian Theology, Ramsey/N.J. 1984; Laurence Tunstall Heron: ESP in the Bible, Garden City/New York 1974.

211 Ernst Benz: Parapsychologie und Religion. Erfahrungen mit übersinnlichen Kräften, Freiburg i.Br. 1983, 18. Der in diesem Taschenbuch abge-

druckte Vortrag „Christlicher Glaube und Parapsychologie“ wurde 1973 auf dem Evangelischen Kirchentag in Düsseldorf gehalten.

212 Vgl. Adolf Köberle: Das Weltbild der Parapsychologie, in: ders.: Universalismus der christlichen Botschaft, Darmstadt 1983², 134-144, hier 142; vgl. ders.: Das geheimnisvolle Reich der Seele. Erfahrungen der Psyche in den Grenzbereichen des Lebens, Freiburg i.Br. 1984. Ähnlich Kurt Hutten: „Die Ergebnisse der Parapsychologie nötigen zu der Folgerung, daß das überkommene wissenschaftliche Weltbild zwar nicht außer Kraft gesetzt wird, aber in seiner Gültigkeit begrenzt ist und nicht die ganze Wirklichkeit des Seins erfaßt“ (Seher, Grübler, Enthusiasten, Stuttgart 1982¹², 729).

213 Benz, a.a.O. 40.

214 Vgl. z.B. Hans-Jürgen Ruppert: Der christliche Glaube und das Paranormale, in: A. Resch (Hg.): Aspekte der Paranormologie, Innsbruck 1992, 589-619, bes. 594ff.

215 Vgl. Friedrich-Wilhelm Haack: Psi/Parapsychologie, München 1983⁴. Fundamentalistisch gefärbte Verteufelung der Parapsychologie findet sich bei Kurt E. Koch: Seelsorge und Okkultismus, Basel 1982²⁵.

216 Winfried Rorarius/Helmut Aichelin: Parapsychologie und Theologie. Information Nr. 67 der EZW, Stuttgart 1977, 10.

217 Vgl. z.B. Matthias Heesch: Art. Unsterblichkeit II. Dogmatisch, in: TRE 34 (2002), 386-392, hier 391.

218 Vgl. Karl Rahner: Visionen und Prophezeiungen. Zur Mystik und Transzendenzerfahrung (1952), hg. von J. Sudbrack, Freiburg i.Br. 1989, 125.

219 Vgl. Rahner, a.a.O. 89.

220 Vgl. a.a.O. 72 und 85.

221 Vgl. Andreas Resch: Paranormale Phänomene und Kirche, in: GdW 37 (1988), 247-256.

222 Andreas Resch, Vorwort zu: Ferdinand Zahlner: Paraphänomene und christlicher Glaube. Überlegungen und Beispiele zur vergleichenden Phänomenologie im Bereich des Paranormalen und Religiösen, Innsbruck 1988².

223 Vgl. Andreas Resch: Paranormologie, in: GdW 18 (1969), 181.

224 Vgl. Joseph Hilary Michael Whiteman: Quantentheorie und Parapsychologie (1973), in: ZPGP 16 (1974), 167-190.

225 Vgl. Walter von Lucadou: Art. Paraphysik, in: Kleines Lexikon der Parawissenschaften, München 1995, 117-123, hier 120 und 122. Die Diskussion über eine mögliche Beziehung zwischen Quantenphysik und Parapsychologie ist bereits älter und ging von ersterer aus (siehe bes. Pascual Jordan: Verdrängung und Komplementarität, Hamburg 1947).

226 Vgl. Walter von Lucadou: Psi-Phänomene. Neue Ergebnisse der Psychokinese-Forschung, Frankfurt/Leipzig (1995), Tb 1997, 126ff und 220ff.

227 Vgl. Walter von Lucadou: Makroskopische Nichtlokalität, in: K. W. Kratky (Hg.): Systemische Perspektiven. Interdisziplinäre Beiträge zu Theorie und Praxis, Heidelberg 1991, 45-63, bes. 54.

228 Walter von Lucadou: Wie hell sehen Hellseher?, in: ZPGP 33 (1991), 237-249, hier 244.

229 Von Lucadou: Psi-Phänomene, a.a.O. 143.

230 Zum Paradigma des spirituellen Monismus vgl. Werner Thiede: Jenseits von Gut und Böse? Spiritueller Monismus als theologische und weltanschauliche Herausforderung, in: R. Hempelmann (Hg.): Religionsdifferenzen und Religionsdialoge (EZW-Texte 210), Berlin 2010, 259-268.

231 Vgl. Hans Reichenbach: Die philosophische Bedeutung der Relativitätstheorie, in: P. A. Schilpp (Hg.): Albert Einstein als Philosoph und Naturforscher, Braunschweig/Wiesbaden 1979, 142-161, hier 147; ferner ders.: Philosophische Grundlagen der Quantenmechanik, Basel 1949.

232 Vgl. David Bohm: Quantum Theory, New York 1951; Klaus Michael Meyer-Abich: Der Holismus im 20. Jahrhundert, in: G. Böhme (Hg.): Klassiker der Naturphilosophie, München 1989, 313-329; K. Wilber (Hg.): Das holographische Weltbild, Bern u.a. 1988[2].

233 Wolfgang Pauli: Die Wissenschaft und das abendländische Denken, in: H.-P. Dürr (Hg.): Physik und Transzendenz, Bern u.a. 1986, 193-205, hier 204.

234 Vgl. Ulrich Warnke: Quantenphilosophie und Interwelt. Der Zugang zur verborgenen Essenz des menschlichen Wesens, München 2020.

235 Vgl. Ervin Laszlo: Kosmische Kreativität. Neue Grundlagen einer einheitlichen Wissenschaft von Materie, Geist und Leben, Frankfurt a.M./Leipzig 1995, 196; vgl. 273f.

236 Vgl. Alwin J. Hammers/Ulrich Rosin: Parapsychologie und Theologie. Ergebnisse einer Repräsentativbefragung der katholischen Theologen in der BRD – Vergleich zwischen den katholischen und evangelischen Theologen der BRD, Bern/Frankfurt a.M. 1975.

237 Das bestätigt Hollenweger, a.a.O. 13.

238 Vgl. David Ray Griffin: Religion and Scientific Naturalism. Overcoming the Conflicts, New York 2000, 230ff. Wie die liberale Theologie im Anschluss an die Philosophie Kants emporgewachsen ist, zeige ich in dem Aufsatz „Platz zum Glauben? Kants Wirkung auf die moderne Theologie", in: MUT Nr. 439, März 2004, 50-57.

239 Siehe dazu auch die Überlegungen in meinem Buch „Der gekreuzigte Sinn", a.a.O. 215ff.

240 Hans Bender: Probleme der Sterbeforschung. Zum Thema Thanatologie, in: ders.: Zukunftsvisionen, Kriegsprophezeiungen, Sterbeerlebnisse, München 1983, 123-150, bes. 123 und 126. Über die Entwicklung der Thanatologie informieren J. M. Holden u.a. (Hg.): The Handbook of Near-

Death Experiences. Thirty Years of Investigation, Santa Barbara 2009, sowie die Site https://de.wikipedia.org/wiki/Nahtod-Studien (Zugriff 1.5.2020).

241 Vgl. neben den Publikationen von Elisabeth Kübler-Ross im Kreuz-Verlag auch Eckart Wiesenhütter: Blick nach drüben. Selbsterfahrungen im Sterben, Gütersloh 1976[3]; Betty Malz, Ich sah ein Stück der Ewigkeit, Asslar 1985[8]. Das bereits 1964 in zwei Bänden publizierte Werk des Theologen Fritz Rienecker „Das Schönste kommt noch. Vom Leben nach dem Sterben" erschien im Vorfeld der „thanatologischen Welle" in einer einbändigen Sonderausgabe in Wuppertal (1974). Vgl. auch mein Buch „Die mit dem Tod spielen. Okkultismus – Reinkarnation – Sterbeforschung" (Gütersloh 1994).

242 Johann Christoph Hampe: Sterben ist doch ganz anders. Erfahrungen mit dem eigenen Tod, Stuttgart 1975.

243 Hampe, a.a.O. 132. Vgl. auch B. Nitsche u.a. (Hg.): Gott – Geist – Materie. Personsein im Spannungsfeld von Natur und Transzendenz, Regensburg 2020.

244 Wolfhart Pannenberg: Grundzüge der Christologie, Gütersloh 1976[5], 80.

245 Vgl. Hans Bender: Ist das Überleben des Todes wissenschaftlich beweisbar? Das Problem des Spiritismus, in: ders.: Umgang mit dem Okkulten, Freiburg 1984, 66ff; Hans Küng: Ewiges Leben? München 1982, 28f.

246 Vgl. Erlendur Haraldsson: Erscheinungen von und Berichte über Begegnungen mit Verstorbenen. Eine Analyse von 357 aktuellen Berichten, in: A. Resch (Hg.): Aspekte der Paranormologie, Innsbruck 1992, 469-484.

247 Hampe, a.a.O. 149.

248 Meyers Enzyklopädisches Lexikon, Bd. 23, Mannheim 1978[9], 386. Das dtv-Taschenlexikon definiert 1988 zurückhaltender, Thanatologie sei „die Lehre von den komplexen Zusammenhängen der zum Tod führenden physiologischen Abläufe sowie der psychischen und sozialen Wirkungen." Vgl. ferner Franco Rest: Art. Thantologie, in: A. Eser u.a. (Hg.): Lexikon Medizin – Ethik – Recht, Freiburg i.Br. 1989, 1155-1159.

249 https://en.wikipedia.org/wiki/Near-death_experience (Zugriff 1.4.2020).

250 Vgl. Eckart Wiesenhütter: Blick nach drüben. Selbsterfahrungen im Sterben, Gütersloh 1976[3]; Malz, a.a.O. 1985[8].

251 Hoimar von Ditfurth: Wir sind nicht nur von dieser Welt, Hamburg 1981.

252 Bender, a.a.O. 127.

253 Peter Beisheim: Wissenschaftlicher Bericht über Tendenzen in der modernen Thanatologie, in: Concilium 10 (1974), 301-305, hier 305.

254 Karl-Fritz Daiber: Über die Zukunft nach dem Tode. Vorstellungen in der Gesellschaft der Bundesrepublik, in: Lutherische Monatshefte 11/1985, 504-508, hier 507.

255 Dazu näherhin Splittgerber: Schlaf und Tod, a.a.O. Teil 2, 38f.

256 Vgl. z.B. Raymond A. Moody: Leben nach dem Tod, Reinbek 1977, 117; ders.: Nachgedanken über das Leben nach dem Tod, Reinbek 1978, 85; Hans Schwarz: Wir werden weiterleben, Freiburg i.Br. 1984, 35f.

257 Vgl. Melvin Morse/Paul Perry, Zum Licht. Was wir von Kindern lernen können, die dem Tod nahe waren, Frankfurt a.M. 1993[4].

258 Bender: Sterbeforschung, a.a.O. 144.

259 Reinhart Hummel: Reinkarnation, Stuttgart 1988, 15.

260 Kenneth Ring: Den Tod erfahren – das Leben gewinnen, München 1985, 17.

261 Stanislaf und C. Grof: Jenseits des Todes, München 1984, 9.

262 Albert Heim: Notizen über den Tod durch Absturz, in: Jahrbuch des Schweizer Alpenclubs 27 (1891), 327-337, bes. 328.

263 Vgl. a.a.O. 329 und 331.

264 A.a.O. 337.

265 Hans Martensen-Larsen: Vom Tode und von den Toten. 3 Bde., Berlin o.J., Zitat: Bd. I, 23.

266 Julius Bahle: Keine Angst vor dem Sterben. Zur Psychologie des angstfreien und schönen Sterbens, Hemmenhofen 1963, 78.

267 Einen breiten Überblick über die entsprechende Literatur von damals bietet L. Pearson: Selected Bibliography on Death and Dying, in: ders. (Hg.): Death and Dying. Current Issues in the Treatment of the Dying Person, Cleveland/Ohio 1969, 133-235.

268 Vgl. Derek Gill: Elisabeth Kübler-Ross. Wie sie wurde, wer sie ist. Mit einem Nachwort von Elisabeth Kübler-Ross, Stuttgart 1981.

269 Weiter: „Die *death-awareness*-Bewegung in Amerika geht eindeutig auf Kübler-Ross zurück..." (Thanato-Psychologie in den Vereinigten Staaten: Vergangenheit, Gegenwart und Zukunft, in: Tod – Sterben – Trauer, hg. von J. Howe und R. Ochsmann, Frankfurt a.M. 1984, 14-26, hier 22).

270 Elisabeth Kübler-Ross: Leben, Tod und Leben nach dem Tod (1980), in: dies.: Über den Tod und das Leben danach, Melsbach 1986[6], 46-89; folgendes Zitat 49f.

271 Eckart Wiesenhütter, ein deutscher Kollege von Kübler-Ross mit eigener Nahtoderfahrung, meint kritisch, das Erstlingswerk der Sterbeforscherin müsste eigentlich „Interviews mit Todgeweihten" heißen, denn wer „ein Sterbeerleben bereits einmal ganz konkret durchmachte, tritt diesem anders gegenüber als der ‚nur'Todgeweihte" (a.a.O. 26).

272 Vgl. Elisabeth Kübler-Ross: Es gibt keinen Tod (1977), in: dies.: Über den Tod, a.a.O. 23-45, bes. 38ff.

273 Kübler-Ross: Über den Tod, 9. Deutlich platonisch-gnostisierende Töne klingen an (z.B. 48, 63, 79f), auch wird pro Reinkarnation argumentiert (83). Kritisch urteilt mit Recht Rüdiger Sachau: Elisabeth Kübler-Ross:

Über die Grenze des Todes hinaus?, in: Materialdienst der EZW 50 (1987), 313-323.

274 Vgl. Moody: Leben, a.a.O. 27-29.

275 Moody: Nachgedanken, a.a.O. 47ff. Kübler-Ross war dagegen überzeugt: „Gott ist kein strafendes, verurteilendes Wesen" (Über den Tod, a.a.O. 44).

276 Vgl. Moody, a.a.O. 15 und 182; ders.: Nachgedanken, 164, 170 und 176.

277 Positiv äußern sich z.B. Stanislaf Grof/Joan Halifax: Die Begegnung mit dem Tod, Stuttgart 1980, 186, und Josef Mühlbauer: Jenseits des Sterbens. Die Forschung und die Ewigkeit, Bonn 1978, 15; kritisch dagegen z.B. Michael B. Sabom: Erinnerung an den Tod. Eine medizinische Untersuchung, München 1986[2], 17f.

278 Vgl. Moody: Leben, 149 und 181; ders.: Nachgedanken, 165.

279 Vgl. etwa R. A. Kalish: Experiences of Persons Reprieved from Death, in: A. H. Kutscher (Hg.): Death and Bereavement, Springfield (Illinois) 1969, 84-96; Russell Noyes: The Experience of Dying, in: Psychiatry 35 (1972), 174-184.

280 Vgl. Moody: Nachgedanken, 140.

281 Klaus Thomas: Warum Angst vor dem Sterben? Erfahrungen und Antworten eines Arztes und Seelsorgers, Freiburg i.Br. 1980, 47.

282 Raymond A. Moody: Das Licht von drüben. Neue Fragen und Antworten, Reinbek 1989, 115. Die Beweisbarkeit stellt theologisch z.B. Hans-Jürgen Ruppert in Frage: Okkultismus, Wuppertal 1990, 106 und 141.

283 In den USA haben sich ähnliche Organisationen gegründet, z.B. *LUMENA: The International Organization for the Study of Life After Life Experiences* (Greenwich) und *Second Attempt at Living (SAAL)*, die aber eher populär- und pseudowissenschaftlich arbeiten.

284 Siehe *Anabiosis. A regular Digest of News for the Membership of the Association for the scientific Study of Near-Death Phenomena* (East Peoria/Illinois) 1 (1979), bes. 9-11.

285 https://www.youtube.com/watch?v=Nps9pTD02Mw (Zugriff 4.4.2020).

286 Vgl. Werner Thiede: „New Age" in religionstheologischer Betrachtung, in: M. Moravčíková (Hg.): New Age, Bratislava 2005, 560-576; Kai Funkschmidt: New Age, in: MdEZW 2/2020, 144-151.

287 Vital Signs 5/1, 11.

288 Vgl. Wolfgang Behnk: Vom Mythos der „Leben-nach-dem-Tod"-Literatur. Tendenzen natürlicher Theologie und ihre ethischen Implikationen, in: ZEE 23 (1979), 221-232.

289 Siehe z.B. https://www.youtube.com/watch?v=L_sfTIItpSU (Zugriff 4.4.2020) und die Site https://www.near-death.com/science/iands.html.

290 „At the Hour of Death", deutsch: Der Tod – ein neuer Anfang, Freiburg i.Br. 1978.

291 Vgl. Ch. A. Garfield (Hg.): Psychosocial Care of the Dying Patient, New York 1978; ders.: More Grist for the Mill: Additional Near-Death Research Findings and Discussion, in: Anabiosis 1 (1979), 5-7.

292 Vgl. https://www.netzwerk-nahtoderfahrung.org/index.php/lokale-studiengruppen/iandsusa.html (Zugriff 3.4.2020).

293 So kam es bereits 1968 in New York zur Gründung der *Foundation of Thanatology*, deren Mitbegründer und erster Präsident A. Kutscher wurde; bald darauf entstanden einschlägige Zeitschriften wie *Omega. Journal of Death and Dying* und *Journal of Thanatology*.

294 Ring: Tod, a.a.O. 13.

295 Sabom, a.a.O. 199f.

296 Moody: Nachgedanken, 80.

297 Erschienen bei: Thomas Nelson Company, Nashville, New York. Rawlings ließ 1980 ein zweites Buch („Before Death Comes") zur Ergänzung und Weiterführung seiner Thesen folgen.

298 „I couldn't believe this! Their case reports were too pleasant, too euphoric to be true, I thought" (a.a.0. 65). Rawlings hält es für wichtig, die Berichte möglichst schnell im Anschluss an die Reanimation zu erheben und festzuhalten.

299 Philipp J. Swihart: The Edge of Death, Downers Grove, Illinois 1978 (deutsch 1979: Der Tod – wirklich anders? Bad Liebenzell, 1985^5).

300 Vgl. Malz: Ewigkeit (die Schilderungen erinnern auffällig an mormonische Eschatologie); Ralph Wilkerson: Ins Jenseits und zurück, Schorndorf 1979.

301 Tim LaHaye: Life in the Afterlife, Wheaton/Illinois 1981.

302 Stanislaf Grof stellt die Thanatologie in den Kontext des „neuen Paradigmas" (im Vorwort zu Arthur Young: Der kreative Kosmos, München 1987).

303 So Mattew Fox: Der große Segen, München 1991, 188.

304 Vgl. Susan Blackmore: Neurophysiologische Erklärungen der Nah-Todeserfahrung, in: H. Knoblauch/H.-G. Soeffner (Hg.): Todesnähe, a.a.O. 37-63; ferner dies.: Bewusstsein. Eine sehr kurze Einführung, Bern 2014. Siehe auch https://www.near-death.com/science/experts/susan-blackmore.html (Zugriff 29.3.2020).

305 Vgl. z.B. Küng: Ewiges Leben, a.a.O. 15ff; Schwarz, a.a.O. bes. 35ff.

306 So erschienen 1985 der genannte Titel von Betty Malz in 8., der kritische Beitrag von Philipp J. Swihart in 5. Auflage; auch Rawlings' Buch wurde übersetzt. Siehe zudem den aus dem Amerikanischen übersetzten Artikel „Thanatologie im Vormarsch" von A. Mark und A. Brooks, in: factum 1 (1979), 3-7.

307 Willem C. van Dam: Tote sterben nicht, Augsburg 1988^7, 124.

308 Wladimir Lindenberg: Über die Schwelle. Gedanken über die letzten Dinge, München 1972.

309 Vgl. etwa Paul Becker: Sterbebeistand – Lebenshilfe, in: E. Kübler-Ross: Leben bis wir Abschied nehmen, Stuttgart 1979, 157-172; Jörg Wunderli: Vernichtung oder Verwandlung? Der Tod als Verhängnis und Hoffnung, Stuttgart 1976, 128ff; Thomas, a.a.O. 46ff.

310 Ein ausführlicher Überblick findet sich bei Werner Thiede: Transparenz des Todes? Literaturbericht zur internationalen Nahtodforschung, in: ThR 85 (2020), 248-301. Unerwähnt blieben dort: Uwe Schroeter: An der Grenze des Jenseits. Nahtoderfahrungen und die Unsterblichkeit der Seele, Norderstedt 2010; Hedi Meierhans: Hinter den Kulissen der Welt, ewige Ruhe? Eine Analyse von Nahtoderfahrungen und Jenseitsberichten, Bielefeld 2014; Anke Evertz: Neun Tage Unendlichkeit, München 2019.

311 Vgl. Karl Popper/John C. Eccles: Das Ich und sein Gehirn, München 1982; Detlef B. Linke: Tod und Unsterblichkeit. Zwischen Seele und Gehirn, in: A. Resch (Hg.): Veränderte Bewusstseinszustände, Innsbruck 1990, 117-134; Theodor Mahlmann: Auferstehung der Toten und ewiges Leben, in: K. Stock (Hg.): Die Zukunft der Erlösung. Zur neueren Diskussion um die Eschatologie, Gütersloh 1994, 108-131, bes. 122ff; Thomas Zoglauer: Geist und Gehirn. Das Leib-Seele-Problem in der aktuellen Diskussion, Göttingen 1997; Godehard Brüntrup: Philosophie des Geistes. Eine Einführung in das Leib-Seele-Problem, Stuttgart 2018.

312 Popkes' diesbezügliche Reihe heißt „Platonisches Christentum"; Bd. 1 (Norderstedt 2019) trägt denselben Titel und erklärt die programmatisch auf eine Wiederbelebung nicht nur des Platonismus (inclusive Seelenwanderung!) , sondern – wie ich meine – auch eines im weiteren Sinn verstandenen Gnostizismus (Band 2 handelt vom gnostisierenden Thomasevangelium!) zielenden Grundlagen (beide Bände besprach ich in der ThR 2021, 120-122).

313 J. Nicolay (Hg.): Nahtoderfahrung – Religion und christlicher Glaube, Goch 2019. Der Band wurde in Zusammenarbeit mit dem seit 2004 bestehenden *Netzwerk Nahtod-Erfahrung e.V.* herausgebracht und ist bereits vergriffen. In derselben Reihe erschienen auch die Bände „Nahtod und Transzendenz" (hg. von A. Serwaty und J. Nicolay, Goch 2007) und „Schnittstelle Tod: Aufbruch oder Ende – Kontakte oder Hirngespinste?" (hg. von W. van Laack, Aachen 2020).

314 Dazu verweise ich nochmals auf mein Buch „Die Wahrheit ist exklusiv" (2022, bes. 41-125). Vgl. auch Hans-Jürgen Ruppert: Theosophie – unterwegs zum okkulten Übermenschen, Konstanz 1993.

315 Vgl. z.B. Jean-Baptist Delacour: Aus dem Jenseits zurück. Berichte von Totgeglaubten, Düsseldorf 1973; Ernst Häckel: Wir werden leben auch wenn wir sterben, Bietigheim 1978; Martin Ebon: Erfahrungen mit dem

Leben nach dem Tod. „Schon-einmal-tot-Gewesene" berichten über ihre Erfahrungen mit dem eigenen Sterben und Totsein, München 1979; Trutz Hardo: Hab keine Angst vor dem Tod, Güllesheim 2013.

316 So etwa bei Rudolf Passian: Abschied ohne Wiederkehr? Pforzheim 1973; I. Currie: Niemand stirbt für alle Zeit. Berichte aus dem Reich jenseits des Todes, München 1979 (Tb 1981); Tony Schwaegerl: Wunder werden Wirklichkeit. Erlebnisberichte aus der Welt des Unerklärlichen, München 1982, 119ff; Meierhans, a.a.O. 186ff.

317 Vgl. Stefan von Jankovich: Ich war klinisch tot. Der Tod: mein schönstes Erlebnis, München 1984 (189f sind die Fundorte der ihn betreffenden Zeitschriften- und Illustrierten-Artikel aufgeführt).

318 Daiber, a.a.O. 508. Werner Bonin hielt damals fest: „Der Bedarf nämlich an Literatur zum Tod, zu Todeserfahrungen und dergleichen scheint in den letzten Jahren stark zugenommen zu haben, er ist nicht nur von den Verlagen by pushing geweckt worden" (Reinkarnationserfahrung in der Transpersonalen Psychologie und unter Einfluß von Drogen, in: A. Resch [Hg.]: Fortleben nach dem Tode, Innsbruck 1980, 293-315, bes. 314).

319 H. Knoblauch/H.-G. Soeffner (Hg.): Todesnähe, Konstanz 1999, bes. 9ff.

320 Vgl. Michael Schröter-Kunhardt: Nah-Todeserfahrungen aus psychiatrisch-neurologischer Sicht, in: Soeffner/Knoblauch: Todesnähe, a.a.O. 65-99. Der Autor meint, dass die einschlägigen Erfahrungen im Umkreis des Todes auf genetischem Material, also einer biologisch angelegten Matrix beruhen. Dem schließt sich übrigens der Mathematiker Günter Ewald in mehreren Büchern an (z.B. „'Ich war tot'. Ein Naturwissenschaftler untersucht Nahtod-Erfahrungen", 1999).

321 Vgl. Hubert Knoblauch: Berichte aus dem Jenseits, Freiburg i.Br. u.a. 1999, bes. 23 und 155.

322 „Todesnäheerfahrungen geben weniger Auskunft über das Jenseits als vielmehr die Erfahrungsmöglichkeiten des Menschen und deren kulturelle Formen" (Einleitung des „Todesnähe"-Bandes, 29).

323 Vgl. Hubert Knoblauch/Ina Schmied: Berichte aus dem Jenseits – eine qualitative Studie zu Todesnäheerfahrungen im deutschsprachigen Raum, in: Knoblauch/Soeffner (Hg.): Todesnähe, a.a.O. 187-216, hier 207.

324 Vgl. Ina Schmied u.a.: Todesnäheerfahrungen in Ost- und Westdeutschland, in: Knoblauch/ Soeffner, a.a.O. 217-250. Außer dieser Studie liegt als weitere repräsentative zu Nahtoderfahrungen vor: George Gallup/William Proctor: Begegnungen mit der Unsterblichkeit. Erlebnisse im Grenzbereich zwischen Leben und Tod, Augsburg 1994.

325 Schmied u.a., a.a.O. 233f. Zum kulturgeschichtlichen Wandel von Himmelsvorstellungen vgl. Lang/McDannell: Himmel, a.a.O. 1990; Herbert Vorgrimler: Geschichte des Paradieses und des Himmels, München 2008.

326 Schmied u.a., a.a.O. 243. Bestätigt wird dies weithin durch Peter Dinzelbacher: An der Schwelle zum Jenseits. Sterbevisionen im interkulturellen Vergleich, Freiburg i.Br. 1989, sowie bereits durch Karlis Osis und Erlendur Haraldsson in ihrem Buch „Der Tod – ein neuer Anfang. Visionen und Erfahrungen an der Schwelle des Seins" (Freiburg i.Br. 1978, bes. 178, 182, 188 und 206ff).

327 Vgl. Carol Zaleski: Nahtodeserlebnisse und Jenseitsvisionen, Frankfurt a.M./Leipzig 1993, bes. 185ff; Stefan Högl: Leben nach dem Tod? Menschen berichten von ihren Nahtoderfahrungen, Rastatt 1998; Peter Dinzelbacher: An der Schwelle zum Jenseits. Sterbevisionen im interkulturellen Vergleich, Freiburg i.Br. 1989.

328 Vgl. bes. die parapsychologischen Ausführungen zur Nahtodforschung bei Wilhelm Heinrich Carl Tenhaeff: Kontakte mit dem Jenseits? Berlin 1973, 258ff; Milan Rýzl: Der Tod ist nicht das Ende. Von der Unsterblichkeit geistiger Energie, Augsburg 2002, 141ff; Ina Schmied-Knittel: Die Nahtoderfahrung, in: D. Vaitl (Hg.): An den Grenzen unseres Wissens. Von der Faszination des Paranormalen, Freiburg i.Br. 2020, 321-334.

329 Vgl. z.B. den Beitrag „Das Leben nach dem Leben" in den Nürnberger Nachrichten Nr. 168 vom 23.7.1977 (Rubrik *Das große Thema*).

330 Z.B. erschien in „Das Beste" (11/1976, 133ff) ihr Artikel „Wie soll man mit Sterbenden sprechen?", wo sie von Reanimierten berichtet: „Alle ließen ihre leibliche Gestalt hinter sich wie ein Schmetterling den Kokon. Sie sprachen von einem Gefühl des Friedens, ohne Schmerz, ohne Angst." Die „Bunte Illustrierte" Nr. 30 vom 14.7.1977 berichtete von Kübler-Ross' oben erwähntem Erscheinungserlebnis: „Auf dem Flur begegnete ich einer Frau, die seit elf Monaten tot war" (28ff).

331 Hermann Schreiber: „Ganz ruhig, in einem himmlischen Zustand", in: Der Spiegel Nr. 26 vom 20.6.1977, 84-101. Weitere Beiträge zur Nahtod-Forschung brachte „Der Spiegel" z.B. in Nr. 41 vom 9.10.1978, 269-272, sowie in Nr. 8 vom 16.2.1981, 198ff.

332 In: 7-Tage vom 27.12.1979, 35. Keineswegs sachlicher waren etwa die Reihen „Die geheimnisvolle Welt der Toten" in der Bunten Illustrierten (ab Nr. 22, 24. 5. 1978) und „Keine Angst mehr vor dem Tod" im Fernsehmagazin Funkuhr (ab Nr. 2, 9.1.1986).

333 Vgl. z.B. Daniel Goleman: Grenzerfahrung Tod, in: Psychologie heute 6/1977, oder Ronald K. Siegel: Der Blick ins Jenseits, ebd. 4/1981. Die einstige Zeitschrift „esotera" brachte Artikel wie „Die Erforschung des Sterbens" (12/1977, 1066-1072) oder „Todesnähe-Erfahrungen in der Bundesrepublik – Jeder erlebt das Sterben anders" (7/1998, 22-27).

334 https://www.nytimes.com/2020/02/13/opinion/near-death-experience.html (Zugriff 4.4.2020).

335 Vgl. meinen Artikel „Erfahrung“ in: Praktisches Lexikon der Spiritualität, hg. von Chr. Schütz, Freiburg i.Br. 1988, 308-314.

336 Vgl. etwa Michael Angrick: Endorphine, in: Pharmazie in unserer Zeit 12 (1983), 129-134.

337 Hildegard Steingießer: Was die Ärzte aller Zeiten vom Sterben wußten, Greifswald 1938, 10. Vgl. auch Paul Fritsche: Grenzbereich zwischen Leben und Tod. Klinische, juristische und ethische Probleme, Stuttgart 1979[2]. Man höre zwei Kardiologen: Pim van Lommel ist es „wissenschaftlich nicht möglich, den Moment zu bestimmen, in dem das Leben vollkommen aus dem Körper gewichen ist“ (Endloses Bewusstsein. Neue medizinische Fakten zur Nahtoderfahrung, München 2013, 407). Und Sam Parnia erklärt: „Richtig behandelt, dauert es Stunden, bis das Gehirn irreversibel geschädigt ist. Ohne Durchblutung allerdings kann sich der Schaden schon nach fünf Minuten bemerkbar machen. Wir leben noch mit falschen Vorstellungen aus der Vergangenheit. Das fängt schon an mit dem Begriff des Todes. … Seit über 50 Jahren kennen wir die Reanimation, vor allem die Herzdruckmassage und die Beatmung. Der Tod ist seither kein Augenblick mehr, sondern ein Prozess, der nach dem Herzstillstand einsetzt und sich in unterschiedlichem Tempo in den verschiedenen Geweben des Körpers ausbreitet“ (https://www.spiegel.de/spiegel/print/d-104058659.html - Zugriff 14.5.2020). Vgl. auch Sam Parnia/Josh Young: Der Tod muss nicht das Ende sein. Was wir wirklich über Sterben, Nahtoderlebnis und die Rückkehr ins Leben wissen, Berlin/München 2013.

338 Sam Parnia betont: „Alle medizinischen Tests, die zur Diagnose des Hirntods angewandt werden, prüfen ja nur, ob die Gehirnfunktion erloschen ist. Sie prüfen nicht, ob die Hirnzellen tatsächlich abgestorben sind“ (Spiegel-Interview, s. vorige Fußnote). Zur früheren Debatte vgl. z.B. Werner Schneider: „So tot wie nötig – so lebendig wie möglich!“ Diskussion um den Hirntod in Deutschland, Münster 2000; Michael Reuter: Abschied von Sterben und Tod? Ansprüche und Grenzen der Hirntodtheorie, Stuttgart 2001; Heribert Niederschlag: Wann ist der Mensch tot? Diskussion um Hirntod, Herztod und Ganztod, Mainz 2012[3]; Regina Breul/Wolfgang Waldstein: Hirntod – Organspende – und die Kirche schweigt dazu, Illertissen 2013.

339 Robert Kastenbaum: Thanato-Psychologie in den Vereinigten Staaten – Vergangenheit, Gegenwart und Zukunft, in: J. Howe/R. Ochsmann (Hg.): Tod – Sterben – Trauer, Frankfurt a.M. 1984, 14-26, hier 24.

340 Vgl. Pim van Lommel: Endloses Bewusstsein. Neue medizinische Fakten zur Nahtoderfahrung, München 2013, 54ff und 169f.

341 Siehe http://www.focus.de/wissen/mensch/tid-33203/streich-des-gehirns-oder-seelenbeweis-nahtoderfahrung-wie-sich-berichte-aus-dem-jenseits-erklaeren-koennten-die-aware-studie-sucht-nach-einem-beweis_aid_

1084268.html sowie https://waswirnichtwissen.wordpress.com/2015/05/17/vergleich-der-aware-studie-mit-der-studie-von-pim-van-lommel-beweise-fur-ein-unsterbliches-bewustsein/ (Zugriffe 2.4.2020).

342 Wie alt das Thema ist, zeigt das Buch „Vom Wiedersehen im Jenseits" von Valentin Karl Veillodter aus dem Jahr 1866, neu herausgebracht 2012.

343 Wie alt das Thema ist, zeigt das Buch „Vom Wiedersehen im Jenseits" von Valentin Karl Veillodter aus dem Jahr 1866, neu herausgebracht 2012, und William F. Barrett: Death-Bed Visions, London 1926, bes. 10-26. Zu paranormalen Elementen in Nahtodberichten vgl. Ernst Meckelburg: Wir alle sind unsterblich. Der Irrtum mit dem Tod, München 2001[4], 89ff.

344 Vgl. aber immerhin das eindrucksvolle Buch des Hospizarztes Christopher Kerr „Die Träume der Sterbenden. Warum wir den Tod nicht fürchten müssen" (München 2020).

345 Gemessen daran können Laborbefunde doch eher wenig erklären, denen zufolge im Prozess des klinischen Todes bei Ratten durchaus ein gesteigerter Grad an elektrisch erkennbarer Bewusstseinsaktivität beobachtbar war – für lediglich 15 Sekunden (vgl. Andreas Resch: Herzstillstand und Nahtoderfahrungen, in: GdW 3/2013, 271-274).

346 Vgl. Jeffrey Long/Paul Perry: Neue Beweise für ein Leben nach dem Tod, München 2017.

347 Vgl. Werner Thiede: Lust auf Gott, a.a.O. 50ff.

348 Long/Perry, a.a.O. 203. Vgl. auch van Lommel, a.a.O. 65ff.

349 Siehe zu dieser Thematik meine Studie „Fegfeuer – Endgericht – Allversöhnung. Der Gerichtsgedanke im Licht protestantischen Rechtfertigungsglaubens, in: ThLZ 136 (2011), 1129-1144.

350 Wenig überzeugend ist die in Variationen über mehrere Bücher hinweg von dem Physiker Markolf H. Niemz vorgetragene Argumentation, die transzendente, psychische und physikalische Größen wie etwa Lichtgeschwindigkeit und Nahtod-Erfahrungen auf einen Nenner bringen zu können meint (insbes.: „Bin ich, wenn ich nicht mehr bin? Ein Physiker entschlüsselt die Ewigkeit", Freiburg i.Br. 2011). Die philosophische Erkenntnis von Ernst Topitsch, dass völlige Zeitlosigkeit schlichtweg dem Tod, nämlich platter Leblosigkeit viel eher gleichkommen würde als „ewigem Leben" (Heil und Zeit, Tübingen 1990, 45f), ist Niemz offenbar fremd.

351 Alois Serwaty: Nahtoderfahrung. Anmerkungen zur Bedeutung einer spirituellen Erfahrungsdimension, in: R. Lachner/D. Schmelter (Hg.): Nahtoderfahrungen. Eine Herausforderung für Theologie und Naturwissenschaft, Berlin 2013, 153-175, hier 171. Als hilfreich und angemessen für eine mögliche Deutung der NTE empfindet Serwaty das Bild eines „Transitlandes", das dem letzten Mysterium des Todes nicht zu nahe trete und der theologischen Reflexion anzuempfehlen sei (170f).

352 Vgl. dazu bes. die bemerkenswerten Ansätze des in der vorigen Fußnote genanntes Bandes von R. Lachner/D. Schmelter über Nahtoderfahrungen.

353 Vgl. Werner Thiede: Wohnen in der himmlischen Stadt. Vorsorgen für die Heimat jenseits des Todes, in: CA III/IV 2021, 11-16.

354 Vgl. z.B. Carl Kiesewtter: Die Geheimwissenschaften: Eine Kulturgeschichte der Esoterik (1895), Wiesbaden 2005.

355 Werner Schiebeler: Wir überleben den Tod. Erfahrungsbeweise für ein Weiterleben, Freiburg i.Br. 1983, 119. Vgl. ders.: Der Tod, die Brücke zu neuem Leben. Beweise für ein persönliches Fortleben nach dem Tod, Melsbach/Neuwied 1988.

356 Ungesuchte „spiritistische" Phänomene beschreibt z.B. Evelyn Elsaesser: Nachtod-Kontakte. Spontane Begegnungen mit Verstorbenen. Mit einem Vorwort von Pim van Lommel, Amerang 2019.

357 Vgl. Werner Thiede: Tabuisierung des Todes im 21. Jahrhundert? Überlegungen zu einem spätmodernen Kulturphänomen, in: BThZ 21 (2004), 206-225, sowie oben Kap. I.

358 Hier ist Martin Fritz, dem theologischen Leiter der EZW, zu widersprechen, wenn er im Rahmen einer Buchbesprechung meint, das Rechnen mit der Existenz von Geistern (und Dämonen) sei „doch unter den Bedingungen der Moderne durchweg als ‚esoterisch' oder ‚okkultistisch' zu bezeichnen", und „der schlichte Umstand seiner mannigfachen Bezeugung in der Bibel kann ja kaum hinreichen, ihm theologische Plausibilität und Legitimität zu verleihen" (MdEZW 6/2020, 483). Hier wird liberaltheologisches bzw. „kulturprotestantisches" Besserwissertum in Fragen präsentiert, die man als Theologe lieber offen halten sollte – und zwar nicht zuletzt im Hinblick auf die letztlich ungeklärten Befunde auf dem Gebiet der internationalen Parapsychologie.

359 Vgl. Otfried Reinke: Ewigkeit, Stuttgart 2006; ders. (Hg.): Ewigkeit? Klärungsversuche aus Natur- und Geisteswissenschaft, Göttingen 2004.

360 Das gilt ungeachtet gegenteiliger Behauptungen selbst aus Professorenmund; so behauptete Walther Hinz unseriöserweise, das persönliche Überleben des Todes sei „durch Erfahrungsbeweise wissenschaftlich begründet" (Woher – Wohin, Zürich 1980, 5) – und Werner Schiebeler äußerte sich ebenso in dem Taschenbuch „Wir überleben den Tod. Erfahrungsbeweise für ein Weiterleben" (Freiburg i.Br. 1983). Vgl. auch Jeffrey Long/Paul Perry: Neue Beweise für ein Leben nach dem Tod, München 2017.

361 Vgl. auch M. Zürcher-Weilenmann (Hg.): Jenseitskontakte – Trost, Traum oder Täuschung? (EZW-Text 251), Berlin 2017.

362 Vgl. bes. Bernhard Lang/Colleen McDannell: Der Himmel. Eine Kulturgeschichte des ewigen Lebens, Frankfurt a.M. 1990.

363 Vgl. Martin Luther: Weimarer Ausgabe (=WA) 50, 205. Näheres in meiner Studie „Luthers individuelle Eschatologie", in: Lutherjahrbuch 49 (1982), 7-49. Und s.u. Kapitel VII.

364 WA 30 II, 385, 4ff.

365 Vgl. WA 10 III, 197f.

366 Vgl. Kurt Hutten: Seher, Grübler, Enthusiasten, Stuttgart 1982[12], 560ff und 617ff. Merkwürdigerweise waren für Hutten Offenbarungsspiritisten wie Swedenborg und Lorber (s.u.) bei allem Vorbehalt „zugleich vom Himmel Erleuchtete und erschlossen befreiende Horizonte" (619). Vgl. auch seine Fortsetzungsserie über „Spiritismus" in: MdEZW 1965 (ab 277) bis Anfang 1968!

367 Emanuel Swedenborg: Himmel und Hölle nach Gehörtem und Gesehenem, London 1758, c. 85. Hier und im Folgenden zitiert als: ders.: Über das Leben nach dem Tode – eine christliche Jenseitsschau, übersetzt und redigiert von F. Horn, Zürich 1991 (dort 41).

368 Swedenborg, a.a.O. 130. Nächstes Zitat: 131f.

369 Vgl. Walter Schmidt: Botschaften aus dem Jenseits? Geisterseher und Gottsucher, Stuttgart 1998, 29.

370 Swedenborg, a.a.O. 193; vgl. 195, 201 und 223f.

371 Swedenborg, a.a.O. 188. Nächstes Zitat 240.

372 Emanuel Swedenborg: Die wahre christliche Religion, Bd. 1, hg. von F. Horn, Zürich o.J., 22.

373 Vgl. ebd. 31.

374 A.a.O. 179 und 193.

375 Vgl. a.a.O. 247 und 232.

376 Swedenborg: Himmel, a.a.O. 32. Weiteres bei Lang/McDannell, a.a.O. 246ff.

377 Vgl. Matthias Pöhlmann: Lorber-Bewegung – durch Jenseitswissen zum Heil? Konstanz 1994, 39.

378 Jakob Lorber: Jenseits der Schwelle. Sterbeszenen, Bietigheim 1990[7], 80.

379 Vgl. Werner Thiede: Veralten die Neuoffenbarungen? Nach Uriellas Tod bleibt Gabriele Wittek die bekannteste lebende Neuoffenbarerin, in: MdEZW 5/2019, 171-174.

380 Vgl. bes. Hans Dienstknecht: Gott sprach und spricht durch sie über Das Leben nach dem Tod. Die Reise Deiner Seele, Würzburg 1987.

381 Vgl. Schmidt, a.a.O. 102; Werner Thiede: Art. Unsterblichkeit. III. Christentum, 3. Praktisch-theologisch, in: RGG[4], Bd. 8 (2005), 800f.

382 Vgl. den Band „Ich, Ich, Ich – Die Spinne im Netz. Das Entsprechungsgesetz und das Gesetz der Projektion" (Marktheidenfeld 1995, bes. 60).

383 Vgl. Philipp Bachmann: Tod oder Leben? Stuttgart 1920, 77.

384 Sie ist von der älteren, christlich durchdrungenen Theosophie streng zu unterscheiden. Zur Jenseitsvorstellung der modernen Theosophie vgl. bes.

Hans-Jürg Braun: Das Leben nach dem Tod. Jenseitsvorstellungen der Menschheit, Düsseldorf/Zürich 1996, 411ff.

385 Vgl. Sylvia Cranston: H. P. B. Leben und Werk der Helena Blavatsky, Begründerin der Modernen Theosophie, Satteldorf 1995.

386 Vgl. Helena Petrovna Blavatsky: Die entschleierte Isis. Ein Meisterschlüssel zu den alten und neuen Mysterien, Bd. 1, Leipzig 1922[2], 12 und 374f.

387 Helena Petrovna Blavatsky: Der Schlüssel zur Theosophie. Eine Darstellung der ethischen, wissenschaftlichen und philosophischen Lehren der Theosophie, für deren Studium die Theosophische Gesellschaft gegründet wurde (1889), Satteldorf 1995[3], 185 und 256.

388 Braun, a.a.O. 419.

389 Annie Besant: Uralte Weisheit (1897), München 1981, 12.

390 Vgl. Besant, a.a.O. 173ff.

391 A.a.O. 124. In der weiteren Menschheitsentwicklung werde aber eine Zeit kommen, in der Reinkarnation der Vergangenheit angehören werde (ebd).

392 A.a.O. 214.

393 Vgl. Gerhard Wehr: Rudolf Steiner. Leben, Erkenntnis, Kulturimpuls, München 1987; Christoph Lindenberg: Rudolf Steiner. Eine Biographie. Bd. 1: 1861-1914, Bd. 2: 1915-1925, Stuttgart 1997.

394 Vgl. meinen Aufsatz „Anthroposophie in protestantischer Perspektive“ in: A. Fincke (Hg.): Anthroposophie, Waldorfpädagogik, Christengemeinschaft (EZW-Texte 190), Berlin 2007, 78-95, meinen Artikel „Anthroposophie“ im Taschenlexikon Religion und Theologie (TRT[5]), Göttingen 2008, 57-60, sowie Helmut Zander: Anthroposophie in Deutschland. Theosophische Weltanschauung und gesellschaftliche Praxis 1884-1945, 2 Bde., Göttingen 2007.

395 Vgl. U. Buermann (Hg.): Die Anschauung des Karmas bei Rudolf Steiner. 2 Bde., Stuttgart 2010. Zur Genese der Steinerschen Überlegungen insgesamt vgl. Werner Thiede: Wer ist der kosmische Christus? Karriere und Bedeutungswandel einer modernen Metapher, Göttingen 2001, 155ff; Helmut Zander: Die Anthroposophie. Rudolf Steiners Ideen zwischen Esoterik, Weleda, Demeter und Waldorfpädagogik, Paderborn 2019.

396 Vgl. Rudolf Steiner: Das Leben nach dem Tod, ausgewählt und hg. von F. Teichmann, Stuttgart 1987, 258 u.ö.

397 Vgl. Steiner, Leben nach dem Tod, a.a.O.145f.

398 A.a.O. 112f. Steiner erläutert kraft seines okkulten Wissens: „Der wirkliche Luzifer ist ein Wesen, das auf der Mondentwickelung zurückgeblieben ist“ (162).

399 Vgl. Rudolf Steiner: GA 215, 152ff.

400 Braun, a.a.O. 427.

401 Vgl. Steiner: Leben nach dem Tod, a.a.O. 83 und 266.

402 Ebd. 273.

403 Steiner: Kosmogonie (1906), Dornach 1979 (GA 94), 116. Zu Steiners esoterischer Christus-Vorstellung vgl. Thiede: Wer ist der kosmische Christus, a.a.O. 158ff.

404 Rudolf Steiner: Ursprungsimpulse der Geisteswissenschaft (1906/07), Dornach 1974 (GA 96), 306.

405 Dazu meine Artikel „Christengemeinschaft" (TRT[5], Göttingen 2008, 223) und „Die Christengemeinschaft und die Ökumene. Konfessionskundliche Überlegungen anläßlich ihres 80jährigen Bestehens" (Materialdienst des Konfessionskundlichen Instituts Bensheim 53 [2002], 84-88).

406 Rudolf Steiner: Vorträge und Kurse über christlich-religiöses Wirken (1921), Bd. 2, Dornach 1993 (GA 343), 401. Nächstes Zitat: 640.

407 Helmut Obst: Apostel und Propheten der Neuzeit. Gründer christlicher Religionsgemeinschaften des 19./20. Jahrhunderts, Berlin 1980, 262. Nächstes Teilzitat: 265.

408 Vgl. Friedrich-Wilhelm Haack: Rendezvous mit dem Jenseits, Hamburg 1973; Wilhelm Horkel: Spiritismus. Geheimnisse des Jenseits, Stuttgart 1987; Joachim Müller u.a.: Kontakte mit dem Jenseits? Spiritismus – aus christlicher Sicht, CH-Freiburg/Zürich 1989; Wolfgang Hund: Falsche Geister – echte Schwindler? Esoterik und Okkultismus kritisch hinterfragt, Würzburg 2000; Werner Thiede: Art. Spiritismus, in: TRT[5] (Göttingen 2008), 1109-1111.

409 Vgl. Werner Thiede: Art. Feuerbach, Ludwig Andreas, in: Evangelisches Lexikon für Theologie und Gemeinde (ELThG[2]) II, Holzgerlingen 2019, 65-67.

410 Kurt Hutten: Überweltpropheten gegen Diesseitigkeitsapostel, in: E. Bauer (Hg.): Psi und Psyche, Stuttgart 1974, 75-93, hier 80.

411 Arthur Schopenhauer: Versuch über das Geistersehn und was damit zusammenhängt (1851), in: Parerga und Paralipomena Bd. 1, Sämtliche Werke Bd. 4, hg. von W. Freiherr von Löhneysen, Frankfurt a.M. 1986, 273-372. „Wer heutzutage die Tatsachen des animalischen Magnetismus und seines Hellsehns bezweifelt, ist nicht ungläubig, sondern unwissend zu nennen" (278).

412 Vgl. Oppenheim, a.a.O. 123.

413 Allan Kardec: Das Buch der Geister (1857), Leipzig 1903[2], 65ff und 393. Die gesetzliche Auffassung Kardecs geht aus seinem Schlusswort deutlich hervor: „Jesus kam, um den Menschen den Weg des wahren Guten zu zeigen; warum sollte Gott, der ihn gesandt hatte, um sein verkanntes Gesetz wieder zur Geltung zu bringen, heutzutage nicht die Geister senden...?" (411).

414 Kardec, a.a.O. 43 und 65. Das Dogma von der „Auferstehung des Fleisches" wird hier grobschlächtig als „Bestätigung der durch die Geister gelehrten Wiedereinverleibung" umgedeutet (391).

415 Wilhelm Otto Roesermueller: Geister warnen vor Geistern, Nürnberg 1965[2], 30. Vgl. auch Gerhard Ritter: Und die Toten leben doch, Steinebach o.J., 175ff, sowie Joe Fisher: The Siren Call of Hungry Ghosts. A Riveting Investigation into Channeling and Spirit Guides, New York 2001.

416 Schon 200 Jahre vor dem Exemplum Roesermuellers notierte Immanuel Kant, man werde sich „beim Widerspruche ihrer Visionen gedulden, bis diese Herren ausgeträumt haben" (Träume eines Geistersehers, erläutert durch Träume der Metaphysik" [1766], 33). Siehe auch Hans Martensen-Larsen: Ein Schimmer durch den Vorhang, Berlin 1925, 181.

417 Vgl. z.B. Hans Bender: Mediumistische Psychosen. Ein Beitrag zur Pathologie spiritistischer Praktiken, in: ZPGP 2 (1958), 173-201.

418 Arthur Ford: Bericht vom Leben nach dem Tode, Bern-München 1972[2], 105. Die nächsten Angaben und Zitate stammen aus den folgenden Seiten.

419 Paul Althaus: Die letzten Dinge, Gütersloh 1933[4], 71.

420 Jörg Wichmann: Renaissance der Esoterik, Stuttgart 1990, 95.

421 Bernhard Grom: Spiritismus – Lebenshilfe oder Selbsttäuschung? in: H. M. Baumgartner (Hg.): Verführung statt Erleuchtung, Düsseldorf 1993, 35-66, hier 49.

422 Vgl. Hans Bender: Zur Psychologie der UFO-Phänomene, in: ders.: Verborgene Wirklichkeit, Neuausgabe München/Zürich 1985, 185-211. Ferner: Hutten: Seher, a.a.O. 761-795; Jon Klimo: Channeling, Freiburg i.Br. 1988; Helmut Höfling: Ufos, Urwelt, Ungeheuer, Köln 1990; Berlin 2000; Matthias Pöhlmann: Kommunikation mit dem Göttlichen? Zum Phänomen „Channeling", in: MdEZW 63 (2000), 339-354.

423 Herbert Engel: Der Sphärenwanderer, Interlaken 1995, 59. Nächstes Zitat 197.

424 Hildegard Schäfer: Brücke zwischen Diesseits und Jenseits, Freiburg i.Br. 1989, 193ff und 165ff.

425 Nach K.-W. Reinhardt: Schöne Grüße aus dem Jenseits – per Video, in: Funkuhr Nr. 5/1986, 30. Vgl. auch Schäfer, a.a.O. 203ff.

426 Vgl. Schäfer, a.a.O. 239.

427 Karl Barth: Unterricht in der christlichen Religion Bd. 2 (1924/25), Zürich 1990, 326. Vgl. insgesamt W. Thiede (Hg.): Karl Barths Theologie der Krise heute. Transfer-Versuche zum 50. Todestag, Leipzig 2018.

428 Milan Ryzl: Der Tod und was danach kommt, München 1983, 97; ferner Lyall Watson: Geheimes Wissen, Frankfurt a.M. 1976, 312.

429 Herbert Engel: Der Sphärenwanderer, Interlaken 1995, 214-217.

430 Vgl. Stephen Cave: Unsterblich. Die Sehnsucht nach dem ewigen Leben als Triebkraft unserer Zivilisation, Frankfurt a.M. 2012.

431 Vgl. z.B. Braun, a.a.O.; Harold Coward: Das Leben nach dem Tod in den Weltreligionen, Freiburg i. Br. 1998; Pierre-Antoine Bernheim/Guy Stavrides: Das Paradies. Verheißungen vom glücklichen Jenseits, Düsseldorf

2004; Uwe Bork: Paradies und Himmel. Eine Reise an die Schwellen des Jenseits, Stuttgart 2004; Philip C. Almond: Jenseits. Eine Geschichte des Lebens nach dem Tode, Darmstadt 2017.

432 Vgl. Werner Thiede: Esoterik – die postreligiöse Dauerwelle, Neukirchen-Vluyn 1995; Hugo Stamm: Achtung Esoterik. Zwischen Spiritualität und Verführung, München/Zürich 2000; Antoine Faivre: Esoterik im Überblick. Geheime Geschichte des abendländischen Denkens, Freiburg i.Br. 2001; Bernhard Grom: Hoffnungsträger Esoterik? Regensburg 2002; M. Bergunder/D. Cyranka (Hg.): Esoterik und Christentum. Religionsgeschichtliche und theologische Perspektiven, Leipzig 2005; Werner Thiede: Theologie und Esoterik, Leipzig 2007.

433 Ronald Zürrer: Reinkarnation. Die umfassende Wissenschaft der Seelenwanderung, Wien 1989, 1.

434 Siehe die Dokumentation „Wiedergeburts-Lebensversicherung" in MdEZW 7/1991, 223f; Axel Wolfsgruber: Wer's glaubt, zahlt. Die Stiftung Prometh bietet einen speziellen Service, in: Focus 41/1996, 122; Helmut Zander: Geschichte der Seelenwanderung in Europa, Darmstadt 1999, 596.

435 Vgl. die Abbildung der Anzeige bei Zander: Geschichte, a.a.O. 597.

436 Vgl. Thiede: Auferstehung der Toten, 278.

437 Von einer 1982 abgeschlossenen Umfrage der European Value Systems Study Group (EVSSG) berichtet Richard Friedli: Zwischen Himmel und Hölle – Die Reinkarnation, Freiburg/Schweiz 1986, 20ff. Vgl. ferner Karl-Fritz Daiber: Über die Zukunft nach dem Tode. Vorstellungen in der Gesellschaft der Bundesrepublik, in: Lutherische Monatshefte 24 (1985), 504-508; Zander: Geschichte, a.a.O. 598ff.

438 Vgl. z.B. Fremde Heimat Kirche. Die dritte EKD-Erhebung über Kirchenmitgliedschaft, hg. von K. Engelhardt u.a., Gütersloh 1997, 413f; Rüdiger Sachau: Weiterleben nach dem Tod? Warum immer mehr Menschen an Reinkarnation glauben, Gütersloh 1998.

439 Im wiedervereinigten Deutschland liegt die Zahl einer repräsentativen Umfrage des Institutes für Demoskopie Allensbach von 1992 zufolge bei 37 Prozent. Dagegen wies die Emnid-Umfrage „Was glauben die Deutschen" (München 1968, 81) eine Parität von je 48 % Bejahungen und Verneinungen eines Lebens nach dem Tod auf. Heutige Umfragen bewegen sich weiter in der Nähe dieser Zahlen (z.B. glaubten in Deutschland 2019 40 Prozent an ein Leben nach dem Tod – laut Dietmar Pieper: „Der Himmel ist leer", in: Der Spiegel Nr. 17, 40-48).

440 Vgl. Karl Hoheisel: Glaube an die Seelenwanderung im frühen Christentum? in: MdEZW 49 (1986), 188-196; Leo Scheffczyk: Der Reinkarnationsgedanke in der altchristlichen Literatur, München 1985; Herbert

Frohnhofen: Reinkarnation und frühe Kirche, in: Stimmen der Zeit 207 (1989), 236-244; Zander, a.a.O. 119ff; Berger, a.a.O. 196ff.

441 Unsäglich ist z.B. das sektierische Buch von Hermann Bauer: Wiedergeburt. Du warst schon öfters auf dieser Erde, Würzburg 1983. Der Philosophieprofessor Geddes MacGregor ist zwar anglikanischer Priester, erweist sich aber nicht gerade als Fachtheologe mit seinem Buch „Reinkarnation und Karma im Christentum" (München 1980). Was an dem Opus von Till Arend Mohr (Kehret zurück, ihr Menschenkinder! Die Grundlegung der christlichen Reinkarnationslehre, Grafing 2004) zu kritisieren wäre, habe ich dargelegt in der ThLZ 131 (2006), 203f.

442 Michael von Brück: Neue Spiritualität und christliche Frömmigkeit, in: J. Mehlhausen (Hg.): Pluralismus und Identität, Gütersloh 1995, 169-179, hier 176.

443 Berthold W. Köber macht es sich zu leicht, wenn er bemerkt: „Es gibt keine einheitliche Lehre von der Reinkarnation, sondern eine Vielzahl von verschiedenen Erscheinungsformen, Ausprägungen und Vorstellungen, die auch individuell variieren und deshalb auf keinen gemeinsamen Nenner gebracht werden können" („In meinem früheren Leben war ich eine Nonne". Zur Auseinandersetzung mit der Reinkarnationsvorstellung, in: KuD 45 [1999], 270-283, hier 271f).

444 Vgl. evangelischerseits Rüdiger Sachau: Westliche Reinkarnationsvorstellungen, Gütersloh 1996; katholischerseits Norbert Bischofberger: Werden wir wiederkommen? Der Reinkarnationsgedanke im Westen und die Sicht der christlichen Eschatologie, Mainz/Kampen 1996.

445 Siehe z.B. Gisbert Greshake: Tod – und dann? Ende – Reinkarnation – Auferstehung, Freiburg i.Br. 1988; Jan Badewien: Reinkarnation – Treppe zum Göttlichen? Neukirchen-Vluyn 1994; Reinhart Hummel: Reinkarnation. Weltbilder des Reinkarnationsglaubens und das Christentum, Mainz/Freiburg i.Br. 2000^3.

446 Der Mensch trägt laut Kants „Kritik der reinen Vernunft" (1787^2) von Natur aus den Impuls in sich, über sich selbst und den Horizont der sichtbaren Welt hinauszufragen. Der Philosoph unterstreicht, dass derlei Fragen als solche legitim seien: „Die menschliche Vernunft geht unaufhaltsam, ohne das bloße Eitelkeit des Vielwissens sie dazu bewegt, durch eigenes Bedürfnis getrieben bis zu solchen Fragen fort, die durch keinen Erfahrungsgebrauch der Vernunft … beantwortet werden können."

447 Vgl. insgesamt W. Thiede (Hg.): Glauben aus eigener Vernunft? Kants Religionsphilosophie und die Theologie, Göttingen 2004; darin bes. ders.: Gnade als Ergänzung? Zur Aporetik der Kantschen Rekonstruktion von Soteriologie und Christologie, 67-112.

448 In einigen gnostischen Sekten der Spätantike tauchte er auf, namentlich bei den Karpokratianern und den Basilidianern. Interessanterweise erblick-

ten aber diese Gruppen in dem mit der Reinkarnation verbundenen Karmadenken den Ausdruck einer auf niedere Wirklichkeitsebenen beschränkten Gerechtigkeit, die mit dem Konzept des unbedingt guten Gottes der Liebe nicht auf eine Stufe zu stellen sei. Insofern wurde die Vergeltungspädagogik des Karmadenkens im Gnostizismus ähnlich kritisch betrachtet wie die „Gesetzlichkeit" des Alten Testaments.

449 Auf „urzeitliche" primitive Seelenwanderungsmythologien ist hier nicht einzugehen, dazu z.B. Michael Bergunder: Wiedergeburt der Ahnen, Münster 1994.

450 Sachau, a.a.O. 74.

451 Vgl. näherhin Zander: Geschichte, a.a.O. 257ff. „Erstmals wird in der nachantiken europäischen Ideengeschichte eine Wiederverkörperungslehre propagiert..." (260).

452 Zander, a.a.O. 263. Was sich van Helmont noch in Gestalt spiritualistisch abgestufter Welten vorstellte, dachte man sich alsbald als unterschiedliche Planetenwelten innerhalb desselben Universums.

453 Zander: Geschichte, a.a.O. 273.

454 Dass diese bekannte Unterscheidung auf beiden Seiten Ausnahmen kennt, betont Friedrich Huber: Die Reinkarnationsvorstellungen in den asiatischen Religionen und im Europa des 20. Jahrhunderts, in: ZRGG 44 (1992), 15-32, bes. 17-22.

455 Das lässt sich insbesondere an der Gestalt Swedenborgs zeigen (vgl. Christoph Bochinger: „New Age" und moderne Religion, Gütersloh 1994, 262ff), der allerdings die Reinkarnationsidee noch ablehnte (vgl. Emanuel Swedenborg: Arcana coelestia, Nr. 2477). Im Jahre 1758 erschien Swedenborgs „Himmel und Hölle", wo in Abschnitt Nr. 256 eine Alternativerklärung zu vermeintlich reinkarnatorischen Erinnerungen gegeben wurde.

456 Dazu kritisch Werner Thiede: Problematischer Glaube an unendlichen Fortschritt. Warum technokratischer Optimismus theologisch zu hinterfragen ist, in: DtPfrBl 9/2019, 507-515; ders.: Beunruhigende 5G-Strategie. Wie Fortschritt auf Abwege führt. Teil 1, in: Umwelt – Medizin – Gesellschaft 1/2020, 32-36, bes. 32-34.

457 Vgl. Zander, a.a.O. 337; zum Folgenden 343ff. Mit Recht weist Zander darauf hin, dass Lessing „kein einsamer Denker", sondern ein „einfühlsamer Popularisator" des dem Zeitgeist Gemäßen war (366). Wichtig in diesem Zusammenhang ist auch die Dissertation von Daniel Cyranka: Lessing im Reinkarnationsdiskurs. Eine Untersuchung zu Kontext und Wirkung von G. E. Lessings Texten zur Seelenwanderung, Göttingen 2005.

458 Lessings Schrift ist „das klassische Dokument für die Reinkarnationslehre, geschaffen aus neuzeitlichem Bewußtsein, das nur eigene Erfahrung und Vernunft als Grundlage für die Erfassung von Welt, Erde und Mensch anerkennt" (Johannes Hemleben: Jenseits, Reinbek 1975, 130).

459 Vgl. Zander, a.a.O. 271.

460 Helmut Thielicke: Vernunft und Offenbarung. Eine Studie über die Religionsphilosophie Lessings, Gütersloh 1936, 54.

461 Siehe § 92 der „Erziehung des Menschengeschlechts".

462 Er bestimmte den traditionellen „Spiritualismus"-Begriff als unzureichend, weil der damit ausgedrückte Vorzug des Geistes vor der Materie noch nicht notwendig die Existenz von Geistern und die Möglichkeit einer gegenseitigen Kontaktaufnahme zwischen Diesseits und Jenseit besagte. Der Spiritismus-Begriff, von dem englischen Wort „spirit" her gedacht, sollte fortan eben diese okkulte Überzeugung signalisieren.

463 Allan Kardec: Das Buch der Geister (1857), Leipzig 1903[2], 65ff und 393. Die gesetzliche Auffassung Kardecs geht aus seinem Schlusswort deutlich hervor: „Jesus kam, um den Menschen den Weg des wahren Guten zu zeigen; warum sollte Gott, der ihn gesandt hatte, um sein verkanntes Gesetz wieder zur Geltung zu bringen, heutzutage nicht die Geister senden...?" (411).

464 Kardec, a.a.O. 43 und 65. Das Dogma von der „Auferstehung des Fleisches" wurde grobschlächtig als „Bestätigung der durch die Geister gelehrten Wiedereinverleibung" umgedeutet (391).

465 Exemplarisch für den bis heute anhaltenden Streit ist das Büchlein „Geister warnen vor Geistern!" aus der Feder des Spiritisten Wilhelm Otto Roesermueller, der rund 100 Jahre nach Kardec für eine vehemente Ablehnung der „Reinkarnation" kämpfte, nachdem ihm höhere Geister offenbart hatten: „Wir wandern auf dem Pfade des ewigen Fortschritts, wir können nie wieder in den Kindergarten irgendeines Erdenlebens zurückkehren..." (Nürnberg 1965[2], 30).

466 Vgl. Helena Petrovna Blavatsky: Die entschleierte Isis. Ein Meisterschlüssel zu den alten und neuen Mysterien, Bd. 1, Leipzig 1922[2], 12 und 374f.

467 Blavatsky: Geheimlehre, Bd. I, a.a.O. 288, vgl. auch 45.

468 Das Stichwort „Selbsterlösung" bezieht sich auf jenes „spirituelle Ego", das „in jeder Welt und jeder Inkarnation sein eigener Erlöser wird" (Schlüssel, 202). Aus höchster „Meister"-Quelle ist der Begriff der „Selbsterlösung" autorisiert, den später auch Rudolf Steiner positiv aufgreift (vgl. Werner Thiede: Selbsterlösung oder Gnade? Zum Streit mit der Anthroposophie um den Weg zum Heil, in: Evangelisches Gemeindeblatt für Württemberg 39/1998, 4).

469 Vgl. Zander: Geschichte, a.a.O. 482.

470 Vgl. Blavatsky: Geheimlehre I, 288f; Schlüssel, 276. Auch Gnade ist dabei Karma; und die Gerechtigkeit des Karma wird zugleich als eine barmherzige aufgefasst (Schlüssel, 182 und 184). Blavatsky siedelt solche Barmherzigkeit vor allem auf höheren Ebenen jenseits des Todes an.

471 Blavatsky: Schlüssel, 202.

472 Blavatsky, Geheimlehre I, 301.
473 Vgl. Thiede: Wer ist der kosmische Christus?, a.a.O. 155ff.
474 Siehe Werner Thiede: Erlösung plus Selbsterlösung. Wie Rudolf Steiner Gnade und Karma verband, in: MdEZW 68 (2005), 135-139.
475 Ein Anthroposoph formulierte: Auch wenn die Steinersche „Geistesforschung nicht fortwährend von Gnade redet, kennt sie diese als letzte Instanz“ (Arnold Suckau: Anthroposophie und häretische Strömungen, in: ders. u.a.: Christentum, Anthroposophie, Waldorfschule, Stuttgart 1987[3], 33-41, hier 37). Als „letzte Instanz“ – allerdings innerhalb eines synergistischen Geflechts!
476 Vgl. insgesamt Helmut Zander: Reinkarnation und Christentum. Rudolf Steiners Theorie der Wiederverkörperung im Dialog mit der Theologie, Paderborn 1995; Sachau, Reinkarnationsvorstellungen, a.a.O. 137ff.
477 Klaus von Stieglitz: Einladung zur Freiheit. Gespräch mit der Anthroposophie, Stuttgart 1996, 222. Siehe auch Fridolin Marxer/Andreas Traber: Wiedergeburt. Hoffnung oder Illusion? Freiburg/Schweiz 1995 (Ostfildern 2016).
478 Vgl. Rudolf Steiner: GA 25, 61. Des Menschen Prä- und Postexistenz stehen „geisteswissenschaftlich“ ebenso fest (GA 343, 446) wie der ontologische Satz: „Aus Gott bin ich geboren“ (GA 214, 171).
479 Steiner: GA 139, 195. Vgl. auch Georg Merz: Der Einbruch des Mysterienglaubens in die Kirche der Gegenwart (1931), in: ders.: Um Glauben und Leben nach Luthers Lehre, hg. von F. W. Kantzenbach, München 1961, 277-295, bes. 286f.
480 Dass es bei Steiner „auf der ganzen Linie um ein Zusammenwirken von Gott und Mensch im Werk der Erlösung“ geht, wird auch eingeräumt von Hellmut Haug: Die Legende von der Selbsterlösung, in: A. Suckau u.a. (Hg.): Christentum, Anthroposophie, Waldorfschule, Stuttgart 1987[3], 42-50, hier 47.
481 GA 220, 142.
482 Vgl. Werner Thiede: Scientology – Religion oder Geistesmagie? Neukirchen-Vluyn 1995[2]. Hubbards „dianetische“ Technik benutzte hypnoseähnliche Elemente, um traumatische Erinnerungsspuren zwecks kathartischer Abarbeitung aufzuspüren. Da Hubbard solche geistigen Eindrücke, die er „Engramme“ nannte, schon im Mutterleib entstehen sah, bemühten er und seine Anhängerscharen sich intensiv um das Aufspüren auch vorgeburtlicher Engramme. Dabei stießen sie überraschend auf spontan geäußerte Erinnerungen an „frühere Leben“, also auf das Phänomen der Reinkarnation. So erklärt Hubbard in seinem Buch „Haben Sie vor diesem Leben gelebt?“: „Als die Techniken der Dianetik angewendet wurden, öffneten sie die Tür zu früheren Leben“ (1960, Kopenhagen 1978, 354).
483 „Die Zeiten müssen sich ändern“ (1990), 21.

484 Vgl. Reinhart Hummel: Indische Mission und neue Frömmigkeit im Westen, Stuttgart 1980.

485 Siehe z.B. meinen Beitrag zu einer rund dreistündigen (!) TV-Sendung zur besten Abendzeit: „ZDF und Reinkarnationsglaube" in: Korrespondenzblatt des bayerischen Pfarrervereins 101 (1986), 69-70.

486 Nach A. da Silva Mello: Die Frage nach dem Jenseits, Frankfurt a.M. 1963, 253f. Vgl. auch Harald Wiesendanger: Zeitsprünge in die eigene Zukunft? in: ders. (Hg.): Wiedergeburt. Herausforderungen für das westliche Denken, Frankfurt a.M. 1991, 114-141.

487 Wiesendanger, a.a.O. 141. Nächstes Zitat ebd.

488 Vgl. Werner Thiede: Scientology – Religion oder Geistesmagie? Konstanz 1995[2], 63ff.

489 Reinhart Hummel: „Der Tod ist eine technische Angelegenheit". L. Ron Hubbards scientologische Reinkarnationsvorstellung, in: MdEZW 54 (1991), 322-330; Werner Thiede: Unterwegs zur OT-Zivilisation? Geistesmagische Utopien der Scientologen, in: MdEZW 57 (1994), 282-294.

490 Wiesendanger, a.a.O. 141.

491 Thorwald Dethlefsen: Das Erlebnis der Wiedergeburt. Heilung durch Reinkarnation, München 1981[4]. Ein neueres Beispiel für Reinkarnationstherapie wäre das Buch des Arztes Brian L. Weiss: Die zahlreichen Leben der Seele, München 2009; im Vorwort betont sein Freund Raymond A. Moody: „Es ist nach wie vor meine persönliche Überzeugung, dass die wissenschaftliche Methode nicht dazu geeignet ist, die Möglichkeit eines Lebens nach dem Tode zu beweisen oder zu verwerfen."

492 Peter Berner/Ruth Naske: Art. Konfabulation, in: Lexikon der Psychiatrie, hg. von C. Müller, Berlin 1973, 108.

493 Interview in: Ursula Fassbender: Reinkarnation. Berichte aus einem früheren Leben, München 1988, 174.

494 Hansjörg Hemminger: Reinkarnationstherapie – Psychologie statt Esoterik, in: MdEZW 50 (1987), 294ff, hier 296. Der Erklärungsversuch wird oft übersehen, z.B. bei Ralf Dahmen: Menschen sterben – Seelen nie. Die Existenz und Unsterblichkeit der Seele, Berlin 2014.

495 Vgl. bereits Werner Thiede: Der Mensch stirbt nur einmal, in: Evangelische Kommentare 19 (1986), 585-588, bes. 587.

496 Nach Eckart Wiesenhütter: Blick nach drüben. Selbsterfahrungen im Sterben, Gütersloh 1974, 35.

497 Vgl. neben dem Dargelegten z.B. Helen Wambach: Leben vor dem Leben. Verblüffende Testergebnisse beweisen: Es gibt ein Leben von der Geburt, München 1980.

498 Vgl. Walter Sparn: Die Reinkarnationslehre: eine religiöse und kulturelle Herausforderung an das Christentum, in: Arbeitshilfe für den christlichen

Religionsunterricht an Gymnasien, Folge I/1997, Erlangen 1997, 3-30, bes. 20.

499 Vgl. Werner Thiede: Indizien für Reinkarnation? Kritik esoterischer Argumente, in: MdEZW 52 (1989), 161-174; ders.: Reinkarnation und Seelenwanderung. Warum ich nicht daran glaube, in: S.-H. Lee-Linke (Hg.): Auferstehung oder Reinkarnation? Die Frage nach Gnade und Karma im christlich-buddhistischen Dialog, Frankfurt a.M. 2006, 23-44.

500 Vgl. Trutz Hardo: Reinkarnation aktuell. Kinder beweisen ihre Wiedergeburt, Güllesheim 2000; Erlendur Haraldsson: Kinder und Erinnerungen an frühere Leben, in: St. Grof u.a.: Wir wissen mehr als unser Gehirn. Die Grenzen des Bewusstseins überschreiten, Freiburg i.Br. 2003, 91-112; Werner Thiede: Sektierertum – Unkraut unter dem Weizen? Gesammelte Aufsätze zur praktisch- und systematisch-theologischen Apologetik, Neukirchen-Vluyn 1999, 161ff. Friedrich Huber bemerkt: „Der Zusammenhang zwischen spiritueller Reife und der Erkenntnis früherer Geburten ist in den Geschichten spontaner Rückerinnerung völlig verloren gegangen" (a.a.O. 24).

501 Raymond A. Moody: Leben vor dem Leben, Reinbek 1990, 260. Vgl. auch die kritischen Bemerkungen des Theosophen John Algeo: Reinkarnation. Evolution der Seele, Satteldorf 1991, 77ff.

502 Mischo, a.a.O. 148.

503 Thorwald Dethlefsen: „Den Schatten angliedern" – Die theoretischen Grundlagen der Reinkarnationstherapie, in: H. Wiesendanger (Hg.): Wiedergeburt. Herausforderung für das westliche Denken, Frankfurt a.M. 1991, 71-96, hier 89 und 93.

504 Dethlefsen, a.a.O. 96.

505 Von „Vulgär-Esoterik" spricht in diesem Zusammenhang zurecht Jörg Wichmann: Zur Veränderung des Reinkarnationsglaubens in der westlichen Kultur und Esoterik, in: H. Kochanek (Hg.): Reinkarnation oder Auferstehung, Freiburg i.Br. u.a. 1992, 181-193, bes. 184f.

506 Westöstliche Gesinnung verrät selbst der Begründer der Altbuddhistischen Gemeinde in Deutschland, Georg Grimm: Buddhistische Weisheit, Satteldorf 1996[6]. Er meint, jenseits des Weltlichen sei sehr wohl unser wahres Selbst als das Göttliche präsent. Somit sei das wahre Ich jenseits aller Erkenntnis und damit jenseits der Welt als der Zusammenfassung alles Erkennbaren. Das Nirwana bedeute keineswegs absolute Vernichtung, sondern den Gegensatz zur Welt, eben das wahre, zeitlose Ich.

507 Die theologische Anthropologie ist herausgefordert, aus der Perspektive der Lehre von der Gottebenbildlichkeit des Menschen bejahend wie verneinend Stellung zu beziehen. Das radikale, verheißungsvolle Ja zum Menschen ist in der Menschwerdung Gottes in Jesus Christus verankert. Die Rechtfertigungsbotschaft impliziert auch eine mangelhafte Integrität

des Menschen. Neuzeitlich gewachsene Meinungen, im evolutiven Fortschritt könne dank Reinkarnation irgendwann eine Reifestufe der Sündlosigkeit erreicht werden, setzen wahrhaft göttliche Fähigkeiten des Menschen voraus und widersprechen der christlichen Menschenbild zutiefst. Ihm widerstreiten außerdem die dualistischen oder sogar bis zu siebengliedrigen Menschenbilder esoterischer Reinkarnationssysteme.

508 „Selbsterlösungstendenzen sind allen Karmakonzepten inhärent", bemerkt Zander: Geschichte, a.a.O. 620.

509 Vgl. Karl Rahner: Das christlich Verständnis der Erlösung, in: A. Besteh (Hg.): Erlösung in Christentum und Buddhismus, Möding 1982, 112-127. Rahners Argumentation hängt indirekt damit zusammen, dass der Begriff der Verdienstlichkeit im römisch-katholischen Denken einen dogmatischen Ort hat.

510 Perry Schmidt-Leukel: Der Reinkarnationsgedanke – eine Herausforderung an die christliche Theologie, in: ders. (Hg.): Die Idee der Reinkarnation in Ost und West, München 1996, 177-204, hier 194f.

511 Solche „Regression des Christentums auf eine Religion der selbst geleisteten, ‚göttlich' unterstützten Selbstvergöttlichung" kann theologisch nicht ernsthaft gewollt werden, wie Sparn (a.a.O. 29) verdeutlicht.

512 Hans Waldenfels: Auferstehung, Reinkarnation, Nichts? in: H. Kochanek (Hg.): Reinkarnation oder Auferstehung, Freiburg i.Br. 1992, 248-262, hier 259.

513 Zander: Geschichte, a.a.O. 152.

514 Vgl. Werner Thiede: Art. Wiedergeburt. III. Christentum, 3. Praktisch-theologisch, in: RGG[4] Bd. 8 (2005), 1531f; ders. und Walter Sparn: Wiedergeburt, in: Enzyklopädie der Neuzeit, Bd. 14, Stuttgart/Weimar 2011, 1073-1076.

515 „Renatus" übersetzen einige lateinische (!) Handschriften ausdrücklich – woraus Hermann Bauer vom „Universellen Leben" den Fehlschluss ableitet, hiermit würde Reinkarnation als urchristlich (!) erweisen (a.a.O. 60f).

516 Vgl. Thiede: Lust auf Gott, a.a.O. 56ff.

517 Vgl. Oscar Cullmann: Unsterblichkeit der Seele oder Auferstehung der Toten? Antwort des Neuen Testaments (1962), Neuausgabe: Stuttgart 1986; Jörg Baur: Unsterblichkeit der Seele und Auferstehung der Toten, in: ders.: Einsicht und Glaube. Aufsätze, Göttingen 1978, 25-49.

518 Klaus-Peter Jörns resümiert: „Die klassische Eschatologie … ist offenbar kurz vor dem Verschwinden – auch bei den Theologengruppen. Klar aber ist, dass zwischen denen, die diese Vorstellungen noch teilen, und der großen Mehrheit, die das nicht tut, Welten klaffen – bzw. Weltbildunterschiede, die sich auf die eschatologischen Vorstellungen auswirken" (Die neuen Gesichter Gottes, München 1999[2], 208).

519 Vgl. Klaus Berger: Ist mit dem Tod alles aus? Stuttgart 1997, 140ff.

520 Friedrich Hubers Erwägung, eine Renaissance des Unsterblichkeitsgedankens könne „einen möglichen Anknüpfungspunkt für eine christlich interpretierte Reinkarnationsvorstellung" bieten (a.a.O. 30f), führt demgegenüber theologisch auf Abwege.

521 Vgl. bes. Röm 8,21ff. Das heilsgeschichtlich-progessive Denken der christlichen Religion sollte das ihm entsprechende Hoffnungsmodell betonen. Dieses muss kritisch dem monistisch-regressiven Denken verbreiteter Postreligiosität gegenübergestellt werden. Das Leitsymbol „Reich Gottes" weist in eine andere Richtung als das okkult-esoterisch oft gebrauchte Symbol „Rückkehr", ebenso wie das biblische Symbol „Auferstehung der Toten" einen anderen religiösen Kontext verlangt als das nichtchristliche Modell „Reinkarnation".

522 Vgl. z.B. U. Lüke/G. Souvignier (Hg.): Wie objektiv ist Wissenschaft? Darmstadt 2017; Rupert Sheldrake: Der Wissenschaftswahn. Warum der Materialismus ausgedient hat, München 2012; Sven Grosse: Theologie und Wissenschaftstheorie, Frankfurt a.M. 2019.

523 Ein Beispiel hierfür ist die Mobilfunk-Diskussion: Obwohl auf dem naturwissenschaftlich zu erschließenden Gebiet eigentlich Klarheit herrschen sollte, gehen die Positionen von Wissenschaftlern hinsichtlich der biologischen Effekte der Strahlung weit auseinander – wobei unter anderem finanzielle Interessen von Industrie und Wirtschaft eine Rolle spielen (vgl. Thiede: Mythos Mobilfunk, a.a.O. 70ff).

524 Von daher ist es ein typisch protestantisches (Fehl-)Urteil, wenn Matthias Heesch meint: „Die Konzeption der Unsterblichkeit gehört nicht zum Kernbestand dogmatischer Lehraussagen…" (TRE-Artikel Unsterblichkeit II., a.a.O. 386).

525 Vgl. Friedrich Beißer: Hoffnung und Vollendung, Gütersloh 1993, 64f.

526 Paul Althaus: Die Theologie Martin Luthers, Gütersloh 1980^5, 339.

527 Vgl. Peter Meinhold: Die Genesisvorlesung Luthers und ihre Herausgeber, Stuttgart 1936, bes. 396-398; Carl Stange: Luthers Gedanken über die Todesfurcht, Berlin 1932; Werner Elert: Der christliche Glaube. Grundlinien der lutherischen Dogmatik, Berlin 1940, 631. Richtig dagegen später Gerhard Ebeling: Disputatio de homine. Teil 2: Die philosophische Definition des Menschen. Kommentar zu These 1-19, Tübingen 1982 (bes. zu These 3); Friedrich Heidler: Luthers Lehre von der Unsterblichkeit der Seele, Erlangen 1983.

528 So meint z.B. Heesch, Luther habe „an der Frage der Unsterblichkeit kein eigenständiges Interesse" gehabt, und die „Vorstellung einer substantiellen Unsterblichkeit" sei für seine Prämissen irrelevant gewesen (TRE-Artikel Unsterblichkeit II., a.a.O. 389).

529 Heinz Zahrnt: Gotteswende. Christsein zwischen Atheismus und Neuer Religiosität, München 1989, 224f.

530 Evangelisches Gesangbuch Nr. 24: Strophe 1, und Nr. 25, Strophe 4.

531 Nochmals sei hier exemplarisch auf das Büchlein von Wilhelm O. Roesermüller verwiesen: Geister warnen vor Geistern, Nürnberg 1965².

532 Die meisten der folgenden Luther-Zitate sind orthographisch exakt (und über die Seitenangaben hinaus mit Zeilenangaben) zu finden in meiner Untersuchung „Luthers individuelle Eschatologie“ (Lutherjahrbuch 1982, 7-49).

533 Vgl. Werner Ritter: Theologie und Erfahrung, in: Luther 53 (1982), 23-37.

534 Vgl. WA 17/I:169, ferner WA 44:812.

535 Hier zitiert nach Walther von Loewenich: Martin Luther. Der Mann und das Werk, München 1983, 81.

536 WA 40/I:283. Zu Luthers Mystik vgl. Thiede: Lust auf Gott, a.a.O. 139ff.

537 Vgl. Thiede: Evangelische Kirche, a.a.O. 68ff.

538 Vgl. Michael Basse: Certitudo spei. Thomas von Aquins Begründung der Hoffnungsgewißheit und ihre Rezeption bis zum Konzil von Trient. Ein Beitrag zur Verhältnisbestimmung von Eschatologie und Rechtfertigungslehre, Göttingen 1993.

539 Albrecht Peters: Glaube und Werk, Berlin 1962, 50.

540 Luther: WA 36:548 und 581 (textlich hier zusammengefügt und ohne Sinnänderung leicht umformuliert).

541 Vgl. WA 5:620-622, und Hans-Martin Barth: Der Teufel und Jesus Christus in der Theologie Martin Luthers, Göttingen 1967, 143.

542 Mittelalterlich-traditionelle Formulierung (s. Evangelisches Kirchengesangbuch Nr. 309, Strophe 1). Luthers Umkehrung belegt WA 12:609, auch WA 40/III:496.

543 Vgl. z.B. WA 43:359 (verweist auf Mat 22,32). Vgl. auch WA 37:149, sowie 39/II:401: Gott schafft die Seele unsterblich und ewig.

544 WA 43:481 (der erste Satz gehört im Original hinter die beiden folgenden).

545 Vgl. Werner Thiede: Fundamentalistischer Bibelglaube im Licht reformatorischen Schriftverständnisses, in: H. Hemminger (Hg.): Fundamentalismus in der verweltlichten Kultur, Stuttgart 1991, 131-162.

546 Heidler: Unsterblichkeit, a.a.O. 51.

547 WA 35:478. Siehe auch WA 31/I,154f; 36:547; 34/II:277.

548 1. Kor 15,20. Vgl. Otto Michel: Zur Lehre vom Todesschlaf, in: Zeitschrift für neutestamentliche Wissenschaft 1936, 285ff; Paul Hoffmann: Die Toten in Christus. Eine religionsgeschichtliche und exegetische Untersuchung zur paulinischen Eschatologie, Münster 1978³, 186ff; Axel Wiemer: „Mein Trost, Kampf und Sieg ist Christus“. Martin Luthers eschatologische Theologie nach seinen Reihenpredigten über 1. Kor. 15 (1532/33), Berlin/New York 2003.

549 WA Briefe II: 422. Den Zustand des Nichtwissens der schlafenden Seele vergleicht Luther mit dem leeren Bewusstsein eines Kindes vor der Geburt (WA 44:812).

550 Vgl. WA Briefe II:422. Unsicherheit zeigt er in 43:362.

551 Mit Bezug auf Mark 9,1-10 vgl. WA 43:360; auch WA Briefe II:422.

552 Vgl. WA 10/III:193 zu Luk 16,19-31. Dazu Thiede: Luthers individuelle Eschatologie, a.a.O. 28.

553 WA Tischreden 5:219 (vgl. auch WA 36:631, wo Luther die Auffassung ablehnt, dass nicht der Leib, sondern allein die Seele auferstehe). Zur Himmelsvorstellung insgesamt: Lang/McDannell: Der Himmel, a.a.O. (1990).

554 WA Tischreden 2: Nr. 2741; 47:613.

555 WA 10/III:194, und 12:596; vgl. 36:349.

556 Vgl. Thiede: Auferstehung der Toten, a.a.O. 193ff; ders.: Der gekreuzigte Sinn, a.a.O. 251ff.

557 Vgl. WA 40/II:154; 37:150; 6:617. Von daher muss auch WA 14:71 verstanden werden: „Wenn wir tot sind, wird jeder seinen Jüngsten Tag haben." Ein doppeltes Gericht, also nach dem Tod und am Jüngsten Tag, lehnte Luther ab (2:154f).

558 Vgl. Jürgen Moltmann: Liebe – Tod – Ewiges Leben, in: H. Becker u.a. (Hg.): Im Angesicht des Todes, Bd. II, St. Ottilien 1987, 837-854, bes. 848.

559 Vgl. WA 36:566; 40/III:499.

560 Wolfgang Trillhaas: Dogmatik, Berlin 1972^3, 456.

561 WA 36:566. Vgl. zu dieser Frage Friedrich Daniel Ernst Schleiermacher: Der christliche Glaube 1821-1822, Bd. 2, Studienausgabe 1984, 326, wo trotz differenzierten Denkens eine Luther gemäße Lösung nicht in den Blick kommt und somit keine Lösung gefunden wird.

562 Vgl. WA Briefe 10:227; WA 54:489.

563 Vgl. dazu bes. Karl Barth: Die kirchliche Dogmatik, Band II/2, Zollikon-Zürich 1942, 1ff.

564 Erich Vogelsang: Die Anfänge von Luthers Christologie nach der ersten Psalmenvorlesung, Berlin 1929, 154.

565 WA 26:509. Luther lehrt nicht den ewigen Tod der Bösen, sondern deren ewiges, qualvolles Sterben.

566 Zu Luthers „De servo arbitrio" (1525) vgl. Wolfgang Behnk: Contra Liberum Arbitrium – Pro Gratia Dei. Willenslehre und Christuszeugnis bei Luther und ihre Interpretation durch die neuere Lutherforschung, Frankfurt/Bern 1982.

567 Vgl. Ulrich Gäbler: Huldrych Zwingli. Leben und Werk, Zürich 2004; Peter Opitz: Ulrich Zwingli. Prophet, Ketzer, Pionier des Protestantismus, Zürich 2015.

568 Karl Barth konnte in einer Vorlesung respektlos witzeln: „Kommen wir zu Hölle, Tod und Teufel. Sollen sie Inhalt der Verkündigung sein? Nein. Aber es gibt sie. Nur: Wir haben sie hinter uns. Wir können ihnen das Hinterteil zeigen" (zit. nach http://www.publicationes.de/wissen/christliche-oekumene/96-karsamstag.html). Er konnte freilich auch ernsthaft klarstellen: „Ich glaube nicht an die Allversöhnung, aber ich glaube an Jesus Christus, den Allversöhner" (zit. nach Eberhard Busch: Karl Barths Lebenslauf, Berlin 1979, 409). Ferner s. Gerhard Gloege: Zur Prädestinationslehre Karl Barths, in: KuD 2 (1956), 210-217; Thiede: Fegfeuer, a.a.O. 1135f und 1141f.

569 Vgl. Thomas Kaufmann: Erlöste und Verdammte. Eine Geschichte der Reformation, München 2016.

570 Vgl. Ole Modalsli: Das Gericht nach den Werken. Ein Beitrag zu Luthers Lehre vom Gesetz, Göttingen 1963, 94.

571 Vgl. 1. Petr 3,19f und 4,6. Zu Luthers Stellungnahme: Thiede, Eschatologie, a.a.O. 41-46.

572 Vgl. WA 10/II,325. Siehe auch 42:322f.

573 Siehe Luthers Schrift „Ein Trost den Weibern, welchen es ungerade gegangen ist mit Kindergebären": WA 53:202-208.

574 Vgl. bereits Ansgar Ahlbrecht: Tod und Unsterblichkeit in der evangelischen Theologie der Gegenwart, Paderborn 1964.

575 Emil Brunner: Das Ewige als Zukunft und Gegenwart, München 1965, II.

576 Vgl. Thiede: Evangelische Kirche, a.a.O. 23ff; ferner Jörg Zink: Auferstehung. Und am Ende ein Gehen ins Licht, Stuttgart 1999.

577 Vgl. Gustav Wohlenberg: Die Pastoralbriefe, Leipzig 1923^3, 215f. Diese Bibelstelle nimmt also für Gott explizit und doxologisch das „Freibleiben vom biologischen Tod" (Art. Unsterblichkeit, in: Brockhaus-Taschenlexikon Bd. 22, Gütersloh 2010, 7996) in Anspruch, das Menschen in keinem Fall zu eigen ist.

578 Vgl. z.B. Otto Plöger: Tod und Jenseits im Alten Testament, in: H.-J. Klimkeit (Hg.): Tod und Jenseits im Glauben der Völker, Wiesbaden 1978, 77-85.

579 Sören Kierkegaard: Die Krankheit zum Tode (1849), Gütersloh 1978, 26ff.

580 Z.B. Eberhard Jüngel: Tod, Stuttgart 1971, 148ff; Christian Link: Auferstehung der Toten. Gibt es ein Leben nach dem Tode? in: Evangelische Kommentare 22 (1989), 28-31; hier kann Link sogar formulieren, der Tod sei „ein anderer Name für Gott selbst"!

581 Vgl. Thiede: Auferstehung der Toten, a.a.O. 168ff.

582 Helmut Groos: Christlicher Glaube und intellektuelles Gewissen. Christentumskritik am Ende des zweiten Jahrtausends, Tübingen 1987, 203 und 209; vgl. auch 195.

583 „Naturwissenschaftliche Theoriebildungen haben einen so hohen Grad an Allgemeinverbindlichkeit gewonnen, daß den Naturwissenschaften im öffentlichen Bewußtsein die zumindest vorrangige, wenn nicht alleinige Kompetenz für verbindliche Aussagen über die Weltwirklichkeit zugeschrieben wird", bemerkt Wolfhart Pannenberg: Schöpfungstheologie und moderne Naturwissenschaft, in: Gottes Zukunft – Zukunft der Welt, hg. von H. Deuser u.a., München 1986, 276-291, hier 279.

584 Vgl. Helmut Thielicke: Die Frage der Entmythologisierung des Neuen Testaments, in: Kerygma und Mythos I, 159-189, bes. 185. Insofern weiß moderne Wissenschaft in der Regel um den „mythologischen" Charakter ihrer Aussagen (so Wolfgang Philipp: Die Absolutheit des Christentums und die Summe der Anthropologie, Heidelberg 1959, 81).

585 Vgl. etwa Hoimar von Ditfurth: Innenansichten eines Artgenossen. Meine Bilanz, Düsseldorf 1989, 385; ders.: Wir sind nicht nur von dieser Welt. Naturwissenschaft, Religion und die Zukunft des Menschen, Hamburg 1981.

586 Hansjörg Hemminger: Die Suche nach Realität in der Naturwissenschaft und im Glauben, in: KuD 33 (1987), 246-278, 276. Gegen einen Wissenschaftsglauben mit seinen unübersehbaren mythischen Wurzeln wendet sich auch Sheldrake: Wissenschaftswahn (a.a.O. 2012).

587 Dorothee Sölle: Atheistisch an Gott glauben. Beiträge zur Theologie, Olten 1968, 124.

588 Siehe den Aufsatz „Aufstand und Auferstehung" in: Dorothee Sölle: Sympathie. Theologisch-politische Traktate, Stuttgart 1978, 108-113. Vgl. dies.: Wählt das Leben, Stuttgart 1980, 111-136, bes. 112, 119, 124.

589 Dorothee Sölle: Das Fenster der Verwundbarkeit. Theologisch-politische Texte, Stuttgart 1987, 148.

590 Ebd. und 326. So wie Sölle es meint, ist es kritisierbar: „Weder die Auferstehung der Toten noch das Reich Gottes als Begründung einer Gemeinschaft wahrhafter Gerechtigkeit und endgültigen Friedens sind in dieser Welt durch menschliches Handeln realisierbar" (Wolfhart Pannenberg: Christentum in einer säkularisierten Welt, Freiburg i. Br. 1988, 74).

591 Im Folgenden beziehe ich mich auf seine Beiträge in: Fritz Buri/Jan M. Lochmann/Heinrich Ott: Dogmatik im Dialog. Band I: Die Kirche und die Letzten Dinge, Gütersloh 1973. Obiges Teilzitat: 294, nächstes Zitat 264.

592 Buri, a.a.O. 263. Folgende Zitate: 268.

593 In logischer Hinsicht kontert Heinrich Ott: „Der im Glauben angeeignete Sinn wird nichtig, wenn der Sinn-Träger, nämlich der Mensch, im Tode definitiv ausfällt" (ebd. 272). Vgl. auch Carl Heinz Ratschow: Erwarten wir noch etwas jenseits des Todes?, in: NZSThRph 14 (1972), 112-129.

594 Günter Kegel: Und ich sah einen neuen Himmel und eine neue Erde. Das Neue Testament und die Heilung der Welt, Gütersloh 1988, 222 und 224.

595 Vgl. Kegel, a.a.O. 259 und 77.

596 Ein neueres Beispiel wäre Hans Jürgen Baden: Die Farbe Gottes. Eine kosmische Theologie, Freiburg i.Br. 1985, 164f, 169. Baden verbindet seine Abwehr eschatologischer Spekulationen mit der These: „Der heile Kosmos ist noch in der Tiefe vorhanden“ (171).

597 Rudolf Bultmann: Der Mensch und seine Welt nach dem Urteil der Bibel (1957), in: ders.: Glauben und Verstehen, Bd. III, Tübingen 1965^3, 151-165, hier 165. Vgl. Michael Dorhs: Über den Tod hinaus. Grundzüge einer Individualeschatologie in der Theologie Rudolf Bultmanns, Frankfurt a.M. u.a. 1999.

598 Vgl. Wolfhart Pannenberg: Was ist der Mensch? Die Anthropologie der Gegenwart im Lichte der Theologie, Göttingen 1981^6, 34 und 38.

599 Hans-Georg Geyer: Tod und Endlichkeit, in: Evangelische Theologie 41 (1981), 84-88, bes. 88.

600 Vgl. Antonio Lamúa: Das Buch der Unendlichkeit, 2014.

601 Vgl. Wolfhart Pannenberg: Metaphysik und Gottesgedanke, Göttingen 1988, 21f und 29.

602 Günther Keil: Glaubenslehre. Grundzüge christlicher Dogmatik, Stuttgart 1986, 191ff, 204f.

603 Vgl. Keil, a.a.O. 199f und 203 (nächstes Zitat ebd.).

604 Ebd. 198. Nächstes Zitat ebd. 199.

605 A.a.O. 191 und 194.

606 Vgl. a.a.O. 196, auch 191f, wo wiederholt Psalm 73 zitiert und so ungeschichtlich die neutestamentliche universale Verheißung in einen präsentischen „Spiritualismus“ zurückgenommen wird, der die Auferstehungsverheißung noch gar nicht kannte, allenfalls auf dem Weg zu ihr war.

607 Selbst wenn man im Anschluss an Hebr 3f bildhaft fürs futurische Gottesreichs auf den Begriff der (Sabbat-)Ruhe zurückgreifen will, muss man sich vergegenwärtigen, dass damit Fülle des Lebens und die Freude Gottes sowie der Kreatur an ihrem beziehungsreichen Leben gemeint ist.

608 Paul Tillich: Systematische Theologie Bd. I, Stuttgart 1958, 275.

609 Vgl. Paul Tillich: Systematische Theologie Bd. II, Stuttgart 1979^6, 51f; dazu kritisch Theodor Mahlmann: Eschatologie und Utopie im geschichtsphilosophischen Denken Paul Tillichs, in: NZSThRph 7 (1965), 339-370, bes. 348f.

610 Paul Tillich: Systematische Theologie Bd. III, Stuttgart 1966, 474.

611 Vgl. Tillich: Systematische Theologie I, 296; III, 450. Folgendes Zitat: III, 476.

612 Vgl. z.B. Jürgen Moltmann: Gott in der Schöpfung. Ökologische Schöpfungslehre, München 1985, 97; Gunther Wenz: Subjekt und Sein. Die Entwicklung der Theologie Paul Tillichs, München 1979, 314.

613 Tillich: Systematische Theologie III, 424. „Gott treibt sozusagen auf Aktualisierung und Essentifikation alles dessen zu, was Sein hat“ (476).

614 „Die Erfüllung der Geschichte liegt in dem immer gegenwärtigen Ende und Ziel der Geschichte, das heißt in der transzendenten Seite des Reiches Gottes: dem ewigen Leben“ (III, 448). Vgl. Eberhard Rolinck: Geschichte und Reich Gottes. Philosophie und Theologie der Geschichte bei Paul Tillich, München 1976, 236ff, 260ff.; ferner Wenz, a.a.O. 273f.

615 Rolinck, a.a.O. 293f.

616 Vgl. Tillich: Systematische Theologie III, 446f; ders.: Dogmatik. Marburger Vorlesung von 1925, hg. von W. Schüßler, Düsseldorf 1986, 82.

617 Tillich betont, dass „das seiner selbst bewußte Selbst im Ewigen Leben nicht das gleiche ist wie im zeitlichen Leben“ (III, 468). „Unsere Endlichkeit hört nicht auf, Endlichkeit zu sein, aber sie ist in die Unendlichkeit, das Ewige, aufgenommen“ (464).

618 Tillich: Systematische Theologie Bd. III, 468. „Das Ewige ist nicht ein zukünftiger Stand der Dinge. Es ist immer gegenwärtig... ‚Auferstehung‘ bedeutet in erster Linie, daß das Reich Gottes alle Dimensionen umfaßt“ (452 und 466).

619 Vgl. näherhin meinen ausführlichen Beitrag „Karl Barths individuelle Eschatologie und die Krise der Ganztod-Theologie“, in: W. Thiede (Hg.): Karl Barths Theologie der Krise. Transfer-Versuche zum 50. Todestag, Leipzig 2018, 253-278.

620 Yo Fukushima: Aus dem Tode das Leben. Eine Untersuchung zu Karl Barths Todes- und Lebensverständnis, Zürich 2009, 150. Der Mensch kann „nur durch die Aufhebung des eigenen Lebens kraft der Offenbarung Gottes Anteil am ewigen Leben Gottes haben“ (ebd.).

621 Karl Barth: Die Auferstehung der Toten. Eine akademische Vorlesung über I. Kor. 15, Zollikon-Zürich 1924, 117. Barth behauptet, Paulus habe die Unsterblichkeit der Seele in Abrede gestellt (118).

622 Barth: Auferstehung, 119; vgl. auch 128.

623 Vgl. Karl Barth: Der Römerbrief (Zweite Fassung), München 1922, 500.

624 Karl Barth: Unterricht in der christlichen Religion, Bd. II (1924/25), hg. von H. Stoevesandt, Zürich 1990, 354f.

625 Erstaunlich dualistisch konnte Barth sagen, dass „die Seele Anteil hat an jeder Zeitlosigkeit des geschaffenen Himmels, des geschaffenen Geistes gegenüber der Erde, gegenüber der Natur, der der Leib angehört“ (Karl Barth: Unterricht in der christlichen Religion, Bd. III, hg. von H. Stoevesandt, Zürich 2003, 476). Erst die Auferstehung der Toten werde die „Einheit von Leib und Seele jenseits des verheerenden Gegensatzes von Sterblichkeit und Unsterblichkeit“ wiederherstellen – ohne dass damit dann die Kreaturgrenze ‚aufgehoben‘ werde (ebd. und 478).

626 Karl Barth: Unterricht, Bd. II, a.a.O. 326.

627 A.a.O. 344 und 350; nächstes Zitat ebd.

628 Vgl. ebd. und 478. „Insofern begreift Barth die menschliche Seele als das Ebenbild des Geistes, der durch die Vergänglichkeit des ganzen Geschöpfes nicht betroffen wird und so unbewegt bleiben und darum über den Tod siegen kann“ (Fukushima, a.a.O. 139).

629 Karl Barth: Kirchliche Dogmatik (= KD) III/2 (1948), 715. Dann kehre Gottes Geist zu Gott zurück, von dem er kam (437), während die Seele des Verstorbenen „zum Schatten ihrer selbst“ werde (431; vgl. 444).

630 KD III/2, 770f, vgl. 768.

631 KD III/2, 760. Wenn Barth daneben sagen kann, die „Auferstehung des Fleisches“ bedeute Gottes „in die Kreaturwelt hereinbrechende Herrlichkeit“ und die Offenbarung „der *ganzen* Kreatur, ihres Lebens als neue Schöpfung auf einer neuen Erde unter einem neuen Himmel“ (KD IV/3 [1955], 1061 und 1063), so sind das offenbar für ihn eher bildliche Formulierungen.

632 KD III/2, 770f. und 749, sowie KD IV/1 (1953), 127f. Das in Christus „schon verwirklichte vollkommene Sein des Menschen und aller Kreaturen“ (vgl. ebd. 132; auch KD II/1, 711; III/2, 588f und 759; IV/1, 820f) bedürfe nur noch der Aufdeckung.

633 Karl Barth: KD IV/3, 416.

634 Vgl. Gisbert Greshake: Auferstehung der Toten. Ein Beitrag zur gegenwärtigen theologischen Diskussion über die Zukunft der Geschichte, Essen 1969, 411.

635 Gotthard Oblau: Gotteszeit und Menschenzeit. Eschatologie in der Kirchlichen Dogmatik von Karl Barth, Neukirchen-Vluyn 1988, 135. Allerdings meint Oblau später, dass nach Barth den Toten bei ihrer Auferweckung Gottes Geist wiedergegeben werde „und sie so in den Stand eigenen Subjektseins zurückversetzt werden“ (146) – eine doch wohl zu weit gehende Interpretation.

636 Vgl. Christoph Jochem: Todesdeutung als Lebensdeutung? Beobachtungen zu einer Theologie des Todes bei Karl Barth und in seiner Gefolgschaft, in: DtPfrBl 97 (1997), 498-501, bes. 499. Demgemäß liegt der Unsterblichkeitsfrage legitim daran, dass der Mensch dauerhaft als Partner des von Gott gewährten Bundes, also „als möglicher Empfänger der Gnade erhalten bleibt“ (Adolf Hampel: Tod und Unsterblichkeit in der Lehre Karl Barths, in: Königsteiner Blätter XI [1965], 49-77, hier 73).

637 Das vermerkt kritisch Jochem, a.a.O. 499.

638 Vgl. Günter Thomas: Neue Schöpfung. Systematisch-theologische Untersuchungen zur Hoffnung auf das „Leben in der zukünftigen Welt“, Göttingen 2009.

639 Wolfhart Pannenberg: Vom Nutzen der Eschatologie für die christliche Theologie, in: KuD 25 (1979), 88-105, hier 104f.

640 Vgl. bereits Wolfhart Pannenberg: Was ist der Mensch? Göttingen 1962, 37, sowie ders.: Systematische Theologie, Bd. 3, Göttingen 1993, 606.

641 Wolfhart Pannenberg: Tod und Auferstehung in der Sicht christlicher Dogmatik (1974), in: ders.: Grundfragen systematischer Theologie Bd. II, Göttingen 1980, 146-159, hier 158. Vgl. auch ders.: Systematische Theologie III, 59ff.

642 Pannenberg: Systematische Theologie, Bd. I, Göttingen 1988, 442 (nächstes Zitat ebd.). Vgl. auch ders.: Metaphysik, a.a.O. 70 und 79.

643 Die Ewigkeit bildet nach Pannenberg „keinen andern Inhalt als die Zeit. Aber die Ewigkeit ist die Wahrheit der Zeit, die im Fluß der Zeit verborgen bleibt. Ewigkeit ist die Einheit aller Zeit, ... ist die Zeit Gottes. Das heißt aber: Gott ist aller Zeit gegenwärtig“ (Was ist der Mensch?, a.a.O. 53; vgl. 52).

644 Vgl. W. Pannenberg (Hg.): Offenbarung als Geschichte, Göttingen 1965[3]. Siehe Sebastian Greiner: Die Theologie Wolfhart Pannenbergs, Würzburg 1988, bes. 307ff.

645 Pannenberg: Systematische Theologie I, 250f.

646 Pannenberg: Systematische Theologie I, 251; ders.: Der Gott der Geschichte. Der trinitarische Gott und die Wahrheit der Geschichte, in: KuD 23 (1977), 76-92, hier 80. Die auf der Basis konsequenter Zeit-Ewigkeits-Dialektik gewagte Behauptung, jedes Ereignis sei zugleich eine Tat Gottes, wird nicht dadurch erträglicher, dass mit Recht betont wird, der trinitarische Gott nehme das Kreuz der Geschichte auf sich selber (ebd. 92); denn zwischen Tun und Erleiden des Schlechten besteht ein grundsätzlicher Unterschied.

647 Pannenberg: Systematische Theologie I, 270. Von der eschatologischen Koinzidenz von Zeit und Ewigkeit spricht Pannenberg ebd. 472f sowie bereits in seinem Aufsatz „ Zeit und Ewigkeit in der religiösen Erfahrung Israels und des Christentums“ (1975), in: ders.: Grundfragen systematischer Theologie, Bd. II, Göttingen 1980, 188-206, bes. 200.

648 Wolfhart Pannenberg: Anthropologie in theologischer Perspektive, Göttingen 1983, 509.

649 Pannenberg: Was ist der Mensch, a.a.O. 57.

650 Pannenberg: Tod und Auferstehung, a.a.O. 158.

651 Pannenberg: Systematische Theologie I, 452; ders.: Christliche Spiritualität. Theologische Aspekte, Göttingen 1986, 96. Ausdrücklich wendet sich Pannenberg gegen den „Verzicht auf den Realismus ... der christlichen Auferstehungshoffnung“ (Christentum, 66).

652 Vgl. Pannenberg: Spiritualität, 96. Jede an Hegels Philosophie geschulte Zeit-Ewigkeits-Dialektik wahrt den Gedanken der Individualität und Unterschiedenheit der Kreatur von Gott insofern, als sie nicht nur die Einheit der Gegensätze, sondern die Einheit dieser Einheit und ihrer Differenz

denkt. Bedeutet das aber nicht, dass an eine alle Unterscheidung bejahende und sie doch auch transzendierende letzte Einheit oder Identität alles Wirklichen zu denken ist?

653 So gibt Pannenberg gelegentlich doch zu erkennen, dass er die Auferstehungshoffnung nur als „Gleichnis", als freilich möglichst angemessenes Bild versteht (Was ist der Mensch, a.a.O. 38f, 57). Diese Relativierung ist jedenfalls erkenntnistheoretisch am Platze, kann aber auch zur Rechtfertigung einer Interpretation dienen, die den ursprünglichen Sinn kaum mehr deutlich genug abdeckt.

654 Vgl. Wolfhart Pannenberg: Tod und Auferstehung in der Sicht christlicher Dogmatik, in: ders.: Grundfragen systematischer Theologie, Bd. II, Göttingen 1980, 146-159, bes. 156.

655 Vgl. Jürgen Moltmann: Schöpfung, Bund und Herrlichkeit. Zur Diskussion über Karl Barths Schöpfungslehre, in: Evangelische Theologie 48 (1988), 108-127, bes. 111 und 122f.

656 Moltmann: Gott in der Schöpfung, a.a.O. 111 und 278. Bereits in seiner berühmten „Theologie der Hoffnung" (München 1964) hatte Moltmann für eine „kosmische Eschatologie", ja für eine „eschatologische Kosmologie" plädiert.

657 Vgl. Moltmann: Schöpfung, 140; Herrlichkeit, 113.

658 Moltmann: Schöpfung, 273; vgl. auch ders.: Umkehr zur Zukunft, Hamburg 1970, 91f. Gerhard Sellin hat nachgewiesen, dass diese Art von Ganztod-Auffassung nahezu identisch mit der Eschatologie der Gegner des Paulus in Korinth (vgl. 1. Kor 15) sein dürfte (Der Streit um die Auferstehung der Toten. Eine religionsgeschichtliche und exegetische Untersuchung von 1 Korinther 15, Göttingen 1986, bes. 290) – was ihn zu der lakonischen Bemerkung veranlasste, das alexandrinisch-jüdische Erbe habe die abendländische Geistesgeschichte stärker geprägt als Paulus selbst (294).

659 Vgl. Moltmann: Schöpfung, Bund und Herrlichkeit, a.a.O. 113.

660 Jürgen Moltmann: Der „eschatologische Augenblick", in: J. Rohls/G. Wenz (Hg.): Vernunft des Glaubens, Göttingen 1988, 578-589, hier 589.

661 Vgl. Jürgen Moltmann: Liebe – Tod – Ewiges Leben. Entwurf einer personalen Eschatologie, in: Hj. Becker u.a. (Hg.): Im Angesicht des Todes. Ein interdisziplinäres Kompendium, Bd. II, St. Ottilien 1987, 837-854; ders.: Das Kommen Gottes. Christliche Eschatologie, Gütersloh 1995.

662 Moltmann: Augenblick, 584; vgl. ders.: Liebe, a.a.O. 851f: „Darum haben auch die Toten Zeit, gewiß nicht unsere Lebenszeit, die zum Tode führt, wohl aber die Zeit Christi, und sie ist die Zeit der Liebe, der annehmenden, der verklärenden und zurechtbringenden Liebe."

663 Moltmann: Liebe, 852. Der Tod bedeute daher nur einen „Umzug" auf die andere Seite derselben Gemeinschaft Christi.

664 Moltmann: Schöpfung, 278.

665 Jürgen Moltmann: Auferstanden in das ewige Leben. Über das Sterben und Erwachen einer lebendigen Seele, Gütersloh 2020, 11 und 8.

666 Den Sachverhalt erläutert näher mein Aufsatz „Barths individuelle Eschatologie", a.a.O. (2018).

667 A.a.O. 9. Dagegen fragt Günter Ewald als Naturwissenschaftler: „Haben Theologen vielleicht voreilig die unsterbliche Seele abgeschafft und müssen sich nun von denen korrigieren lassen, denen sie damit besonders entgegenkommen wollten?" (Nahtoderfahrungen. Hinweise auf ein Leben nach dem Tod? Kevelaer 2006, 9; vgl. ders.: Auf den Spuren der Nahtoderfahrungen. Gibt es eine unsterbliche Seele? Kevelaer 2012[4]).

668 Moltmann, a.a.O. 87. Vgl. auch ders.: Im Ende – der Anfang. Eine kleine Hoffnungslehre, Gütersloh 2003 (Kevelaer 2018).

669 A.a.O. 42.

670 A.a.O. 89. Nächstes Zitat 74.

671 A.a.O. 42. Abgelehnt wird ausdrücklich die Vorstellung unserer Auferweckung aus dem Grab (41).

672 Vgl. Zahrnt: Gotteswende, a.a.O. 223ff; Mahlmann: Eschatologie, a.a.O. 117ff. Vgl. auch Ulrich H. J. Körtner: Wie lange noch, wie lange? Über das Böse, Leid und Tod, Neukirchen-Vluyn 1998, 114.

673 Trillhaas: Dogmatik, a.a.O. 498.

674 Schwarz: Wir werden weiterleben, a.a.O. 35-50.

675 Vgl. Wilfried Härle: Dogmatik, Berlin/New York 1995, 630.

676 Härle, a.a.O. 635.

677 Das unterstreicht Joseph Ratzinger: Eschatologie – Tod und ewiges Leben. Kleine Katholische Dogmatik, hg. von J. Auer und J. Ratzinger, Bd. IX, Regensburg 1977, 127. Der spätere Papst lehrt selbst eine relationale Unsterblichkeit (130) und polemisiert gegen eine autonom gedachte Unsterblichkeit, wie sie der natürliche Mensch wolle (131). Vgl. auch Joseph Ratzinger: Einführung in das Christentum, 2007[9], 332ff.

678 Horst Pöhlmann zufolge „ist die Auferstehung nicht eine creatio ex nihilo, sondern eine *creatio ex creatione*" (Abriß der Dogmatik, Gütersloh 1975[2], 291).

679 Vgl. beispielsweise die Beiträge katholischer Systematiker wie Hans Urs von Balthasar, Joseph Ratzinger, Gisbert Greshake, Karl Rahner und Karl Lehmann in: Theologisches Jahrbuch, Leipzig 1985, 220-329.

680 Vgl. Patrick J. Sherry: A Neglected Argument for Immortality, in: Religious Studies 19 (1983), 13-24.

681 Hier tun sich Fragen um ein Fegfeuer, ums Gericht und um eine Allversöhnung auf, auf die einzugehen allerdings den Rahmen dieser Studie sprengen würde. Hingewiesen sei nur auf A. Biesinger/M. Kessler (Hg.): Himmel – Hölle – Fegefeuer, Tübingen 1996; J. Christine Janowski: All-

erlösung. Annäherungen an eine entdualisierte Eschatologie, 2 Bde., Neukirchen-Vluyn 2000.

682 „Der Begriff der Seele, wie ihn Liturgie und Theologie bis zum 2. Vaticanum verwendet haben, hat mit der Antike so wenig zu tun wie der Auferstehungsgedanke", betont Ratzinger (a.a.O. 126). Vgl. auch Wolfhart Pannenberg: Systematische Theologie Bd. 3, a.a.O. 615; Gerhard Ebeling: Dogmatik des christlichen Glaubens Bd. III, Tübingen 1982[2], 88 (hier wird zudem betont, dass die christlich umgedeutete Unsterblichkeit der Seele nicht per se Heilsein bedeute).

683 Vgl. Thomas von Aquin: Summa theologica I, Quaestio 75, 1+4. Thomas definiert die Seele sowohl ihren Funktionen als auch ihrem Wesen nach als Form des Leibes und begreift den Menschen damit entschieden als Einheit.

684 Vgl. insgesamt Hans Graß: Art. Unsterblichkeit, in: RGG[3] Bd. 6, 1175ff; Gerhard Nachtwei: Dialogische Unsterblichkeit. Eine Untersuchung zu Joseph Ratzingers Eschatologie und Theologie, Leipzig 1986.

685 Nach Werner Elert (Der christliche Glaube, Hamburg 1956[3], 527) besteht die Identität des am Jüngsten Tage Auferstandenen allein im „Urteil Gottes" über ihn. Mahlmann unterstreicht hingegen: Das ‚Überleben' im Gedächtnis Gottes wäre lediglich „das Überleben im Erinnern eines anderen" (Eschatologie, a.a.O. 118). In der verheißenen Gottes- und Christus-Relation aber hätten beide Beziehungsgrößen ihren „Sinn" (119).

686 Das habe ich auch selbst bereits wiederholt deutlich zu machen versucht (z.B. Auferstehung der Toten, bes. 190ff; Evangelische Kirche, 22ff).

687 Helmut Thielicke: Leben mit dem Tod, Tübingen 1980, 267.

688 Dieser Aspekt wird nicht zuletzt in evangelikaler Theologie gern herausgearbeitet (z.B. bei Hans-Jörg Ronsdorf: Und die Toten leben doch. Die Unsterblichkeit der Seele, Bielefeld 1992).

689 Vgl. z.B. Eberhard Jüngel: Thesen zur Ewigkeit des ewigen Lebens, in: ZThK 97 (2000), 80-87. Jüngels Thesen erweisen sich allerdings als zu „neuplatonisch" ausgerichtet (bes. 84), so dass sie nicht zufällig in die altbekannte These der „Ganztod"-Theologen münden, das verheißene ewige Leben bedeute die „Verewigung des menschlichen Lebens" (86f).

690 Mahlmann betont: Ohne die Hoffnung auf die Auferstehung der Toten verliert auch „die Rechtfertigungslehre ... ihren Sinn" (a.a.O. 115). Insgesamt ist es zu wenig, wenn beispielsweise Rainer Lachmann sagt, es bedeute „Auferstehung zum ewigen Leben eigentlich nichts anderes, als auch im Tod in der Liebe Gottes geborgen zu sein" (Rainer Lachmann u.a.: Theologische Schlüsselbegriffe, Göttingen 1999, 28).

691 Vgl. Mahlmann, a.a.O. 111 u.ö. Auch katholischerseits wird betont: „Die Auferstehungshoffnung ist als dialogische auch kosmologisch zu verkünden. Der materielle Kosmos steht schon von Anfang an als Schöpfung im

Dialog und darf aus dem Vollendungsdialog nicht ausgeschlossen werden“ (Nachtwei, a.a.O. 328).

692 Vgl. Trillhaas, a.a.O. 497.

693 Aleksander Radler: Unsterblichkeitsgedanke und Auferstehungsglaube, in: Eschatologie in der Dogmatik der Gegenwart, Erlangen 1988, 25-39, hier 37. Vgl. auch Katharina Schneider: Studien zur Entfaltung der kirchlichen Theologie der Auferstehung, Bonn 1999.

694 Hampe, a.a.O. 132.

695 Kirsten Huxel votiert in diesem Sinn für die Beibehaltung der Rede von der „Unsterblichkeit der Seele“ – „eingedenk dessen, dass mit ihr eine spezifische Modifikation im christlichen Sprachgebrauch gegenüber dem platonischen verbunden ist, und eingedenk, dass diese Modifikation im Terminus selbst nicht prägnant zum Ausdruck gelangt“ (Unsterblichkeit der Seele versus Ganztodthese? Ein Grundproblem christlicher Eschatologie in ökumenischer Perspektive, in: NZSThRph 48 [2006], 341-366, hier 365). Vgl. auch Christian Henning: Wirklich ganz tot? Neue Gedanken zur Unsterblichkeit der Seele vor dem Hintergrund der Ganztodtheorie, in: NZSThRph 43 (2001), 236–252.

696 Siehe z.B. Johann Auer: „Siehe, ich mache alles neu“. Der Glaube an die Vollendung der Welt, Regensburg 1984, 115; ferner Hermann Wohlgschaft: Erfülltes Leben: Aber was bleibt nach dem Tod? Würzburg 2011.

697 Vgl. Hans Grass: Das eschatologische Problem in der Gegenwart (1958), in: ders.: Theologie und Kritik. Gesammelte Aufsätze und Vorträge, Göttingen 1969, 195-229, bes. 223 und 228.

698 Hans Grass: Christliche Glaubenslehre, Bd. II, Stuttgart 1974, 179f.

699 Grass: Glaubenslehre II, 9.

700 Grass, a.a.O. 185; die folgenden Zitate: 185f.

701 Grass: Problem, a.a.O. 222. Man bedenke, dass auch ein theosophischer Spiritualist wie Emanuel Swedenborg in sehr verwandtem Sinne von einer „Auferstehung“ im bzw. unmittelbar nach dem Tode sprechen konnte.

702 Grass: Problem, a.a.O. 224.

703 Ebd. 227.

704 Der Neutestamentler Rudolf Bultmann gehört unter systematisch-theologischem Aspekt mit hierher. Obgleich er eine „Auferstehung der Toten“ als Objektivierung der christlichen Hoffnung verwirft, ist er doch überzeugt: „Auch im Tode ist der Mensch nicht aus der Hand Gottes entlassen, und er hat dem Tode entgegenzugehen als der Begegnung mit Gott“ (Der Mensch und seine Welt nach dem Urteil der Bibel, in: ders.: Glauben und Verstehen, Bd. III, Tübingen 1965^3, 151-165, hier 165). Zur Kritik siehe z.B. Walter Kreck: Die Zukunft des Gekommenen. Grundprobleme der Eschatologie, München 1966^2, 50ff; Pannenberg: Christentum, 66.

705 Vgl. Grass: Problem, 228. Groos bemerkt mit Recht dazu kritisch: „Merkwürdig ist nur, daß der Autor meint, auf diese Weise den Rest halten zu können“ (a.a.O. 231).

706 Vgl. Trillhaas: Dogmatik, a.a.O. 475ff.

707 W. Trillhaas, a.a.O. 480, 489 und 491. Nächstes Zitat ebd. 497.

708 Ebd. 499. Zurecht erklärt Trillhas ebd., es sei „die Versetzung der Auferweckten ins göttliche Licht schwerlich denkbar, ohne daß dieses Licht auch die Menschen mit unvollendeter Erkenntnis Gottes und mit unvollkommener Heiligung erfüllt und wandelt.“

709 Hans-Georg Fritzsche: Lehrbuch der Dogmatik. Teil IV: Ekklesiologie – Ethik – Eschatologie, Göttingen 1988, 513f; vgl. auch 405.

710 Fritzsche, a.a.O. 517. Vgl. ders.: Hauptstücke des christlichen Glaubens. Grundriß der christlichen Glaubenslehre, Ost-Berlin 1976, 93. Hier betont Fritzsche auch das „Gewißmachen einer *Unverlierbarkeit* eines schon zuteil gewordenen erfüllten Lebens“ neben der im Tode stattfindenden „Abberufung zu einer *neuen Welt*“, womit freilich ein „über aller Natur“ Stehendes, absolut Neues gemeint ist (96).

711 Fritzsche: Dogmatik IV, 521f (übrigens wird Grass ebd. zustimmend zitiert), sowie ders.: Hauptstücke, 152. Wenn sich Fritzsche für seine exklusive Individualeschatologie auf die „Beschränkung auf das bei intellektueller Redlichkeit Verantwortbare“ beruft, so unterstellt er – zu Unrecht – allen, die eine reflektierte Universaleschatologie vertreten, arroganterweise intellektuelle Unredlichkeit.

712 Vgl. z.B. Stephen W. Hawking: Eine kurze Geschichte der Zeit. Die Suche nach der Urkraft des Universums, Reinbek 1988, 164.

713 Walter Künneth untertreicht, dass die Betonung des Auferstehungsgedankens und die gleichzeitige Ablehnung einer platonischen Unsterblichkeitsidee keineswegs die christliche Annahme eines Zwischenzustands verbieten (Theologie der Auferstehung [1933], Gießen 1982[6], 38). Vgl. auch Berger: Tod, a.a.O. 142ff.

714 Vgl. z.B. Friedrich Schleiermacher: Der christliche Glaube nach den Grundsäzen der evangelischen Kirche im Zusammenhange dargestellt, Berlin 1835[3], §§ 119 und 158f; Thomas Kliefoth: Christliche Eschatologie, Leipzig 1886, 66f.

715 Vgl. Pannenberg: Systematische Theologie III, a.a.O. 621.

716 S.o. Kap. VII sowie Werner Thiede: Nur ein ewiger Augenblick. Luthers Lehre vom Seelenschlaf zwischen Tod und Auferweckung, in: Luther 64 (1993), 112-125.

717 Vgl. Cullmann: Unsterblichkeit, a.a.O. 1986, 52ff.

718 Luther: WA 10/III:194, und 12:596; vgl. 36:349.

719 Schlink, a.a.O. 139; vgl. 435.

720 Vgl. Paul Althaus: Die letzten Dinge. Entwurf einer christlichen Eschatologie, Gütersloh 1922 (1. Aufl.), bes. 26f.

721 Vgl. Folke Holmström: Das eschatologische Denken der Gegenwart. Drei Etappen der theologischen Entwicklung des zwanzigsten Jahrhunderts, Gütersloh 1936, 410. Siehe näherhin Walter Wimmer: Eschatologie der Rechtfertigung. Paul Althaus' Vermittlungsversuch zwischen uneschatologischer und nureschatologischer Theologie, München 1979.

722 Althaus: Die letzten Dinge, 1933^4, 135.

723 Ebd. 152. Nächste Zitate: 241f.

724 Vgl. Paul Althaus: Art. Auferstehung (VI. Dogmatisch), in: RGG^3 I (1957), 696-698, hier 697.

725 Paul Althaus: Die letzten Dinge, 4. veränderte Aufl. 1933, 335.

726 Vgl. Thiede: Der gekreuzigte Sinn, a.a.O. 253f.

727 Emil Brunner: Das Ewige als Zukunft und Gegenwart, München/Hamburg 1965,120ff, bes. 124.

728 Brunner, a.a.O. 211. Wie anders urteilte da Grass (s.o.), der sich auch tatsächlich gegen Brunners Modell wandte (Problem, 225).

729 Brunner, a.a.O. 167, 169.

730 Wilfried Joest: Dogmatik, Bd. 2: Der Weg Gottes mit dem Menschen, Göttingen 1986, 645, 648, 653. Diese Art der unmittelbaren Verknüpfung von Todestag und Jüngstem Tag darf nicht verwechselt werden mit der, die sich bei einer „synthetischen" Zeit-Ewigkeits-Dialektik nahelegt, wie sie im folgenden (unter 4.3) zur Sprache kommen wird und z.B. bei Gerhard Ebeling: Dogmatik des christlichen Glaubens. Bd. III, Tübingen 1982^2, 420 und 461, begegnet.

731 Joest, a.a.O. 649.

732 Ulrich H. J. Körtner: Dogmatik, Leizig 2020, 641.

733 Körtner: Die letzten Dinge, a.a.O. 167 und 169. Einen Ganztod im Sinne eines womöglich „natürlichen" Todes sieht Körtner in der Tradition des neuzeitlichen Materialismus stehen – der verendgültige nur die Unvollkommenheit des menschlichen Lebens (176-179).

734 Vgl. Körtner, a.a.O. 184f.

735 Körtner, a.a.O. 191.

736 A.a.O. 190. Körtners Behauptung, ewiges Leben sei nach biblischer Tradition nicht als Eigenschaft der Natur und des Kosmos, sondern als Gottesattribut zu verstehen, macht eine falsche Alternative auf.

737 So betont aus naturwissenschaftlich geschulter Perspektive Wilfried Kühing, Gottes künftiges Reich werde „sich in einem anderen, vom heutigen irdischen Sein entkoppelten Zustand befinden" (a.a.O. 139).

738 Körtner, a.a.O. 183.

739 Vgl. z.B. Hans-Peter Dürr: Es gibt keine Materie, Amerang 2012; ders./ Marianne Oesterreicher: Wir erleben mehr als wir begreifen. Quantenphy-

sik und Lebensfragen, Freiburg i.Br. 2001; Anselm und Michael Grün: Gott und die Quantenphysik, Freiburg i.Br. 2018; Warnke: Quantenphilosophie, a.a.O. 2020; Hedi Meierhans: Bitte aufwachen. Es geht alles um Liebe und Wissen, Hamburg 2020. Der Hirnbiologe und Arzt Stuart Hameroff hält aufgrund der Nichtlokalität in der Quantenphysik eine Loslösung des Bewusstseins vom Körper für möglich und kommt damit der Vorstellung einer „unsterblichen Seele“ aus naturwissenschaftlicher Sicht nahe – unterstützt von dem Physiker Dürr (siehe https://de.wikipedia.org/wiki/Stuart_Hameroff - Zugriff 1.9.2020).

740 Moltmann: Auferstanden, a.a.O. 86.

741 Schwarz: Wir werden weiterleben, a.a.O. 122. Vgl. ders.: Jenseits von Utopie und Resignation. Einführung in die christliche Eschatologie, Wuppertal 1990.

742 Paul Althaus: Retraktationen zur Eschatologie, in: ThLZ 75 (1950), 253-260, bes. 257. Auch mündlich sind vom späten Althaus einschlägige Äußerungen bezeugt (vgl. Wilhelm Horkel: Parapsychologie und das Leben nach dem Tod, in: G. Hildmann [Hg.]: Jenseits des Todes, Stuttgart 1970, 49-73, bes. 55).

743 Ratzinger, a.a.O. 127ff; Gisbert Greshake: Theologiegeschichtliche und systematische Untersuchungen zum Verständnis der Auferstehung, in: ders./J. Kremer: Resurrectio, a.a.O. 163-368, bes. 304.

744 Vgl. z.B. Herbert Vorgrimler: Hoffnung auf Vollendung. Aufriß der Eschatologie, Freiburg i.Br. 1980, 151ff; ders.: Und das ewige Leben. Amen. Christliche Hoffnung über den Tod hinaus, Münster 2006, 25ff; ferner mit orthodox-katholischer Färbung Felix Gietenbruch: Höllenfahrt Christi und Auferstehung der Toten. Ein verdrängter Zusammenhang, Wien u.a. 2010.

745 Vgl. Gisbert Greshake: Auferstehung der Toten. Ein Beitrag zur gegenwärtigen theologischen Diskussion über die Zukunft der Geschichte, Essen 1969; ferner ders.: Art. Auferstehung, in: Praktisches Lexikon der Spiritualität, hg. von Chr. Schütz, Freiburg i.Br. 1988, 78-85.

746 Greshake, Untersuchungen, a.a.O. 265. Ähnlich erklärt z.B. der katholische Theologe Ernst Hofmann, im Tode werde der Mensch dessen inne, was er eigentlich sei, ja werde der endgültige, fertige Mensch geboren in einem organischen Hinüberwechseln aus dem irdischen Leib in die jenseitige Leiblichkeit (Unser jenseitiger Leib. Zuversicht aus dem Apostolischen Glaubensbekenntnis, Leutesdorf 1987, bes. 18, 41, 57f, 61f).

747 Es entspricht gnostisierender Mythologie, dass ein Ende von Welt und Geschichte nicht interessiert bzw. „nicht postuliert zu werden“ braucht (vgl. Greshake: Auferstehung, 410; hierzu kritisch Nachtwei, a.a.O. 330).

748 Vgl. Greshake: Auferstehung der Toten, 394f.

749 Greshake: Untersuchungen, 266; ders./Lohfink: Naherwartung – Auferstehung – Unsterblichkeit, Freiburg 1982[4], 191f.

750 Siehe Greshake: Art. Auferstehung, a.a.O. 82; ders.: Art. Vollendung, ebd. 1386.

751 Zur Präzisierung seiner Auffassung vom Verhältnis Geist-Materie siehe ders./Lohfink: Naherwartung, a.a.O. 168ff.

752 Gerhard Lohfink: Der Tod hat nicht das letzte Wort, Freiburg i. Br. 1978[6], 144f.

753 Bertram Stubenrauch: Was kommt danach? Himmel, Hölle, Nirwana oder gar nichts, Augsburg 2007: Was hier als „Auferstehung des Fleisches" bezeichnet wird, hat keine kosmische Weite, sondern der Verstorbene findet sich verwandelt und verklärt „in seinem ‚Ich' für immer aufgehoben und bei Gott" (222f). Vgl. auch Franz-Josef Nocke: Eschatologie, Düsseldorf 1982, 122f; Küng: Ewiges Leben, a.a.O. 147ff, 165, 178, 268; Ambroos R. van de Walle: Bis zum Anbruch der Morgenröte. Grundriß einer christlichen Eschatologie, Düsseldorf 1983, 218ff; Gottfried Bachl: Die Zukunft nach dem Tod, Freiburg i.Br. 1985, bes. 94 und 103. Auch der katholische Philosoph Georg Scherer hat sich den Thesen von Greshake und Lohfink weitgehend angeschlossen, wie sein Buch „Sinnerfahrung und Unsterblichkeit" (Darmstadt 1985, bes. 217ff) zeigt.

754 Kritisch äußerten sich beispielsweise Pierre Benoit: Auferstehung am Ende der Zeiten oder gleich nach dem Tod? In: Concilium 6/1970, 719-724; Anton Ziegenaus: Auferstehung im Tod. Das geeignete Denkmodell? In: Münchener Theologische Zeitschrift 2/1977, 107ff; Wilhelm Schamoni (Hg.): Die Seele und ihr Weiterleben nach dem Tode, Abensberg 1981, Vorwort.

755 Vgl. W. Thiede (Hg.): Der Papst aus Bayern. Protestantische Wahrnehmungen, Leipzig 2010.

756 Ratzinger a.a.O. 134, 140. Zu Ratzingers Lehre von der Auferstehung der Toten vgl. Nachtwei, a.a.O. (1986).

757 Nachtwei a.a.O. 329.

758 Vgl. Greshake/Lohfink: Naherwartung, a.a.O. 72f.

759 Gegenüber Greshake (Untersuchungen, 175f) siehe etwa die Kritik bei Benoit (a.a.O. 720) und Ratzinger (Eschatologie, 143f). Der sogenannte Dualismus in der Gnosis ist gegenüber dem Monismus vielleicht (zumindest intentional) sekundär: Was z.B. der Philosoph Edmund Runggaldier (Philosophie der Esoterik, Stuttgart u.a. 1996) begriffen hat, sollte sich in der Theologie endlich herumsprechen (vgl. Thiede: Wahrheit, 41ff).

760 Nachtwei, a.a.O. 124.

761 Moltmann: Liebe, a.a.O. 850; ders.: Augenblick, a.a.O. 583.

762 Dass Moltmann diese Frage verneint, zeigt sein neues Büchlein „Auferstanden in das ewige Leben" (2020) deutlich.

763 Ladislaus Boros: Mysterium Mortis. Der Mensch in der letzten Entscheidung, Olten/Freiburg i. Br. 1959, 206; ders.: Erlöstes Dasein, Mainz 1965[4], 45f. Dazu vgl. Gisbert Greshake: Bemerkungen zur Entscheidungshypothese, in: ders./Lohfink: Naherwartung, a.a.O. 121-130; Peter C. Düren: Der Tod als Ende des irdischen Pilgerstandes. Reflexion über eine katholische Glaubenslehre, Buttenwiesen 2002[4], 269-343.

764 Vgl. Erich Fleischhack: Fegfeuer. Die christlichen Vorstellungen vom Geschick der Verstorbenen geschichtlich dargestellt, Tübingen 1969.

765 Ladislaus Boros: Der Geist eschatologischer Neubestimmung, in: Concilium 4 (1968), 107-112, hier 109.

766 Boros: Mysterium Mortis, a.a.O. 145; vgl. auch 148.

767 A.a.O. 170f. Vgl. auch Alois Winklhofer: Um die These der Endentscheidung, in: Theologie der Gegenwart 11 (1968), 20-26; Alexander Lahl: Hoffnung auf ewiges Leben. Entscheidung und Auferstehung im Tod, Freiburg i.Br. 2009. Ähnliche Gedanken finden sich bereits im 19. Jahrhundert bei dem protestantischen Pastor Franz Splittgerber: Wenn der Schleier der Sinnenwelt zerreiße, der bis dahin den Ernst des Lebens verdeckte, würden sich die reinen Wesenheiten und der beschrittene Entscheidungsweg im Leben zeigen (a.a.O., Teil 2, 170 und 173ff).

768 Vgl. a.a.O. 206 – und bereits Göschel, a.a.O. (1856!), 66ff.

769 Vgl. Karl Rahner: Zur Theologie des Todes, Freiburg i.Br. 1958[2].

770 So fasst der Tod auch alle Christus-Begegnungen aus dem Leben zusammen, indem er die geistige Geschichte des Menschen verdichtet und noch einmal zur Entscheidung stellt.

771 Schließt nicht aber die Universalität des Endgerichts die Erkenntnis Jesu Christi als König der vollendeten Schöpfung ein? Hierzu bemerkt Boros, die Auferstehung im Tod sei noch keine vollendete; der auferstandene Leib bedürfe in der Tat des umgewandelten, verklärten Kosmos als seines Wesensraumes. Der aber werde durch „unsere personale Entscheidung im Tode aufgerichtet" (Wir sind Zukunft, Mainz 1969, 156). Biblischer Verheißung zufolge kommt uns jedoch die künftige Gotteswelt aus dem Himmel entgegen (Offb 21,1-2); nicht wir werden sie im Tod, sondern sie wird uns im Zuge der Vollendung neu konstituieren.

772 Boros: Erlöstes Dasein, a.a.O. 119.

773 Vgl. z.B. Paul Platzbecker: Radikale Autonomie vor Gott denken, Regensburg 2003.

774 Vgl. Elke Jüngling: Die Hölle – veralteter Glaubensartikel oder unverzichtbares Element im Gottesbild? Frankfurt a.M. u.a. 1997; D. Hilborn (Hg.): Die Wirklichkeit der Hölle. Biblische Leitlinien zu einem verdrängten Thema, Gießen 2004; Hans-Werner Deppe: Wie wird es in der Hölle sein? Oerlinghausen 2016[6]; Werner Thiede: Ewige Hölle? Warum die Frohe Botschaft auch eine Drohbotschaft enthält, in: idea Spektrum 47/2020,

20-22. In „beruhigendere" Richtung tendieren z.B. Thomas und Gertrude Sartory: Nach dem Tod – die Hölle? München 1968; Hans Urs von Balthasar: Kleiner Diskurs über die Hölle, Ostfildern 1987²; Herbert Vorgrimler: Geschichte der Hölle, München 1994²; Florian Kleeberg: Bleibend unversöhnt – universal erlöst? Münster 2016.

775 Vgl. Ralf Miggelbrink: Der zornige Gott. Die Bedeutung einer anstößigen biblischen Tradition, Darmstadt 2015; Frére John: Der Zorn des liebenden Gottes. Einem Geheimnis der Bibel auf der Spur, Freiburg i.Br. 2020.

776 Friedrich Daniel Ernst Schleiermacher: Der christliche Glaube (1821-1822), Bd. 2, Berlin/New York 1984, 338.

777 Bekanntlich griff Schleiermacher Kants religions- und kulturphilosophisch umgedeutete Rede vom „Reich Gottes" auf. In der Glaubenslehre wird das Christentum dementsprechend als eine moralisch bestimmte Glaubensweise mit dem Annäherungsziel „Reich Gottes" verstanden. Die Stiftung dieses Reiches meinte Schleiermacher in der Kirchengründung durch Jesus erblicken zu können. Vgl. insgesamt S. Grosse (Hg.): Schleiermacher kontrovers, Leipzig 2019.

778 Friedrich Schleiermacher: Der christliche Glaube nach dem Grundsäzen der evangelischen Kirche in Zusammenhange dargestellt, Berlin 1835³, 474.

779 Daniel von Wachter: Friedrich Schleiermachers Theologie ist nicht rational, in: Grosse (Hg.), a.a.O. 159-181, hier 175.

780 Schleiermacher: Der christliche Glaube, 3. Aufl. 1835/36, Bd. II, 493.

781 Schleiermacher: Glaube (1821/22), a.a.O. 329.

782 Schleiermacher: Glaube (1835/36³) II, a.a.O. 495.

783 Hier sei noch einmal daran erinnert, wie unproblematisch und zugleich eindrucksvoll Bilder des Jenseitigen in spontanen Nahtod-Visionen aufzutauchen pflegen (vgl. dazu neben der in Kapitel IV genannten Literatur Volker Gäckle: Einblicke ins Jenseits? Überlegungen zur biblisch-theologischen Bewertung von Nahtoderfahrungen, in: Akzente für Theologie und Dienst 114 [2019], 60-67).

784 Vgl. Schleiermacher: Glaube (1836³) II, a.a.O. 499-502.

785 Vgl. Andreas Rössler: „Gott wird sein alles in allem sein". Albert Schweitzer zur Frage des Lebens nach dem Tod, in: DtPfrBl 11/2020, 672-677.

786 Dietz Lange: Glaubenslehre, Bd. II, Tübingen 2001, 423. Vgl. auch John Ortberg: Die Ewigkeit ist jetzt. Warum wir nicht erst sterben müssen, um den Himmel zu erleben, Gießen 2019; Medard Kehl: Art. Gericht Gottes. III. Theologiegeschichtlich, in: LThK³ 4 (1993), 517-519, hier 518.

787 Rudolf Bultmann: Geschichte und Eschatologie, Tübingen 1964², 183.

788 Rudolf Bultmann: Jesus Christus und die Mythologie, Hamburg 1964, 26 und 32.

789 Ernst Troeltsch: Glaubenslehre, München/Leipzig 1925, 36 und 382.

790 Folkart Wittekind: Theologie religiöser Rede. Ein systematischer Grundriss, Tübingen 2018, 311 und 319.

791 Vgl. Schleiermacher: Glaube (1836), a.a.O. 503.

792 Vgl. z.B. Andreas Symank: Werden alle Menschen gerettet? Überlegungen zur Lehre der Allversöhnung, Riehen 1997[3].

793 Vgl. Emil Brunner: Dogmatik Bd. III, Zürich 1960, 464ff. Es gilt zu akzeptieren: „Die Spannung der biblischen Aussagen ist nicht wirklich aufzulösen" (Frank Lüdke: Art. Allversöhnung, in: Evangelisches Lexikon für Theologie und Gemeinde [ELThG[2]] I, Holzgerlingen 2017, 130-132, 132).

794 Vgl. z.B. Körtner: Dogmatik, a.a.O. 645f.

795 S.o. die Schlussabschnitte von Kapitel VII – sowie Hartmut Rosenau: Allversöhnung. Ein transzendentaltheologischer Grundlegungsversuch, Berlin/New York 1993; Thiede: Fegfeuer, a.a.O. 1129-1144.

796 Vgl. Werner Thiede: Die Hölle ist ausgelöscht. Warum die Hoffnung auf Allversöhnung theologisch legitim ist, in: zeitzeichen 11/2010, 15-17.

797 Vgl. z.B. Walter Künneth: Theologie der Auferstehung, Gießen 1982[6], 287ff; Gregor Etzelmüller: … zu richten die Lebendigen und die Toten. Zur Rede vom Jüngsten Gericht im Anschluß an Karl Barth, Neukirchen-Vluyn 2001; Matthias Zeindler: Gott der Richter. Zu einem unverzichtbaren Aspekt christlichen Glaubens, Zürich 2004; H. Bedford-Strohm (Hg.): „…und das Leben der zukünftigen Welt". Von Auferstehung und Jüngstem Gericht, Neukirchen-Vluyn 2007; Reinhard Slenczka: Ziel und Ende, Neuendettelsau 2008; Ottmar Fuchs: Das Jüngste Gericht. Hoffnung über den Tod hinaus, Regensburg 2019; Wohlgschaft: Schuld (a.a.O. 2019).

798 Vgl. Werner Thiede: Die Predigt aus evangelischer Sicht. Theologische Grundlagen, Wesen und Auftrag, in: Auftrag und Wahrheit 1, 1/2021, 27-39 (und insgesamt: www.werner-thiede.de).

799 Vgl. Peter Brunner: Die Vergebung Gottes und das Gericht Gottes, in: ders.: PRO ECCLESIA. Gesammelte Aufsätze zur dogmatischen Theologie Bd. 2, Fürth 1990[2], 113-121.

800 So zurecht Markus Sigloch: „Tod und Ewigkeit", in: Informationsbrief der Bekenntnisbewegung „Kein anderes Evangelium" Nr. 324 (2020), 16-20, bes. 20. „Ob es zuletzt auch für sie eine Versöhnung und damit einen Eingang ins Himmelreich gibt, wird uns nicht geoffenbart. Hierüber schweigt das letzte Buch der Bibel" (ebd.).

801 Küng: Ewiges Leben, a.a.O. 37.

802 So die Schlussworte der 8. Strophe des Liedes „Ich hab in Gottes Herz und Sinn…", das Paul Gerhardt 1648 schrieb und das im aktuellen Gesangbuch fehlt.

803 Werner Thiede: Überm Chaos heiliger Glanz. Glaubensgedichte, Neuendettelsau 2019[2], 106.

Theologische Orientierungen
Theological Orientations

Wolfgang Vögele
Gott zwischen Reim und Raum
Fallstudien zu einer Theologie der Kultur
Bd. 44, 2021, ca. 288 S., ca. 34,90 €, br., ISBN 978-3-643-14858-2

Manfred Richter
Der unbekannte Comenius
Ein Bischof fordert – Ökumene radikal
Bd. 43, 2021, ca. 360 S., ca. 34,90 €, br., ISBN 978-3-643-14800-1

Klaus P. Fischer
Schöpfung – Licht und Dunkel einer Botschaft
Bd. 42, 2020, 142 S., 24,90 €, br., ISBN 978-3-643-14796-7

Hans-Gerd Krabbe
Handbuch zur Seelsorge
Aus der Praxis für die Praxis
Bd. 41, 2020, 226 S., 24,90 €, br., ISBN 978-3-643-14740-0

Engelbert Groß
Der Laudato si-Pakt für Erziehung und Bildung
Mit einem Geleitwort von Prof. Dr. Klaus Töpfer
Bd. 40, 2020, 266 S., 24,90 €, br., ISBN 978-3-643-14706-6

Hans-Jürgen Benedict
Beschädigte Versöhnung
Die Folgen des Versagens der Kirchen in der Nazizeit
Bd. 39, 2020, 186 S., 19,90 €, br., ISBN 978-3-643-14616-8

Jochen Kunath
Dem Leben Raum geben
Ein Werkbuch diakonische Theologie
Bd. 38, 2020, 112 S., 19,90 €, br., ISBN 978-3-643-14608-3

Armin Sierszyn
Mit Freude Theologie studieren und Pfarrer sein
Eine Hinführung zum evangelischen Theologiestudium
Bd. 37, 2020, 224 S., 19,90 €, br., ISBN 978-3-643-80314-6

Arno Wittekind
Entfesselte Gemeinschaft
Exoduserzählung und 10 Gebote als Wegweiser für Gottesdienst und kirchlichen Aufbruch. Ein Handbuch für die Arbeit in Gemeinde und Kirchenleitung
Bd. 36, 2019, 520 S., 39,90 €, br., ISBN 978-3-643-14405-8

Reinhard Glöckner
Glauben in Europa – denken und bekennen
Zugänge zum Glaubensbekenntnis und zum Mensch-Person-Verständnis
Bd. 35, 2019, 70 S., 16,90 €, br., ISBN 978-3-643-14236-8

LIT Verlag Berlin – Münster – Wien – Zürich – London
Auslieferung Deutschland / Österreich / Schweiz: siehe Impressumsseite

Einführungen: Theologie

Roland Mierzwa
Ethik
Grundlagen – Systematisches – Anwendungsfelder
Bd. 12, 2021, ca. 368 S., ca. 39,90 €, br., ISBN 978-3-643-14829-2

Werner Thiede
Lust auf Gott
Einführung in die christliche Mystik
In einer immer mehr verunsicherten Welt greift die Sehnsucht nach mystischer Erfahrung um sich. Wer sich allerdings als Christenmensch nicht blind auf dieses Terrain einlassen, sondern die Geister unterscheiden möchte, der sollte sich genauer informieren. Die vorliegende Einführung aus der Feder des Systematikers und Weltanschauungsexperten Werner Thiede orientiert in zwei Hauptteilen: Ein Theorieteil beleuchtet theologisch verschiedene Aspekte und Dimensionen christlicher Mystik, und ein breiter Anschauungsteil liefert differenzierend über 30 Beispiele aus 2000 Jahren Christentumsgeschichte.
Bd. 11, 2019, 234 S., 19,90 €, br., ISBN 978-3-643-14263-4

Adrian Marinescu
Die Aktualität der Kirchenväter
Eine orthodoxe Betrachtung
Bd. 9, 2021, ca. 528 S., ca. 29,90 €, br., ISBN 978-3-643-12410-4

Kaarlo Arffman
Was war das Luthertum?
Einleitung in eine verschwundene Auslegung des Christentums
Bd. 8, 2016, 274 S., 39,90 €, br., ISBN 978-3-643-90669-4

Manfred Niehoff
Lerne Latein mit der Bibel!
Einführung ins "Bibellatein“bzw. Kirchenlatein. 25 Lektionen mit integrierter Grammatik, Tests und Lernwortschatz. Mit einem Anhang: Übersetzungen und Lösungen
Bd. 7, 2.Aufl. 2020, 298 S., 29,90 €, br., ISBN 978-3-643-14591-8

Frans Wijsen
Christianity and Other Cultures
Introduction to Mission Studies
Bd. 6, 2015, 266 S., 29,90 €, br., ISBN 978-3-643-90579-6

Nikolaos Vakonakis
Einführung in das neutestamentliche Griechisch
Bd. 5, 2. Aufl. 2014, 224 S., 19,90 €, br., ISBN 978-3-643-12228-5

Gert J.C. Jordaan
Ancient Greek Inside Out
The semantics of grammatical constructions. Guide for exegetes and students in Classical and New Testament Greek
Bd. 4, 2013, 224 S., 29,90 €, br., ISBN 978-3-643-90353-2

Rebekka Brouwer
Repetitorium Altes Testament
Bd. 3, 2014, 232 S., 19,90 €, br., ISBN 978-3-643-12017-5

Einführungen: Philosophie

Pierre-André Stucki
Exercices de philosophie
Aux origines de la modernité, de Luther à Leibniz
Bd. 28, 2019, 274 S., 29,90 €, br., ISBN 978-3-643-80312-2

Edgar Morscher
Logik I: Junktorenlogik
Ein Lehr- und Lernbuch
Bd. 27, 2021, 400 S., 39,90 €, br., ISBN-AT 978-3-643-50883-6

Marie-Laure Wieacker-Wolff
Der glückliche Sisyphus – Albert Camus
Camus Ethik in neuem Kontext von Bild und Wort
Bd. 26, 2020, 134 S., 19,90 €, br., ISBN 978-3-643-14151-4

Lukas Ohler
Eine kleine Einführung in die Formale Logik
Bd. 25, 2018, 142 S., 19,90 €, br., ISBN 978-3-643-14019-7

Boris Röhrl
Marxist Philosophy and Art History
Introduction, Development, Terminology
Bd. 24, 2018, 142 S., 29,90 €, br., ISBN 978-3-643-91003-5

Boris Röhrl
Marxistische Philosophie und Kunstgeschichte
Einführung, Entwicklung, Terminologie
Bd. 23, 2018, 148 S., 19,90 €, br., ISBN 978-3-643-13993-1

Hermann Baum
Schlüsselfragen großer Philosophen – Band 2
In 25 neuen Geschichten entschlüsselt
Bd. 22, 2018, 152 S., 19,90 €, br., ISBN 978-3-643-13999-3

Hermann Baum
Schlüsselfragen großer Philosophen
In 25 kleinen Geschichten neu entschlüsselt
Bd. 21, 2017, 150 S., 24,90 €, br., ISBN 978-3-643-13894-1

Edgar Morscher
Die wissenschaftliche Definition
Bd. 20, 2017, 424 S., 39,90 €, br., ISBN 978-3-643-50806-5

Maria Nühlen
Kultur – also sind wir!
Eine Einführung in die Kulturphilosophie
Bd. 19, 2016, 316 S., 29,90 €, br., ISBN 978-3-643-13511-7

Reinhard Hesse
What is Philosophy About?
Fundamental philosophical questions between truth and power
vol. 18, 2016, 100 pp., 29,90 €, gb., ISBN-CH 978-3-643-80221-7

LIT Verlag Berlin – Münster – Wien – Zürich – London
Auslieferung Deutschland / Österreich / Schweiz: siehe Impressumsseite

Zeitdiagnosen

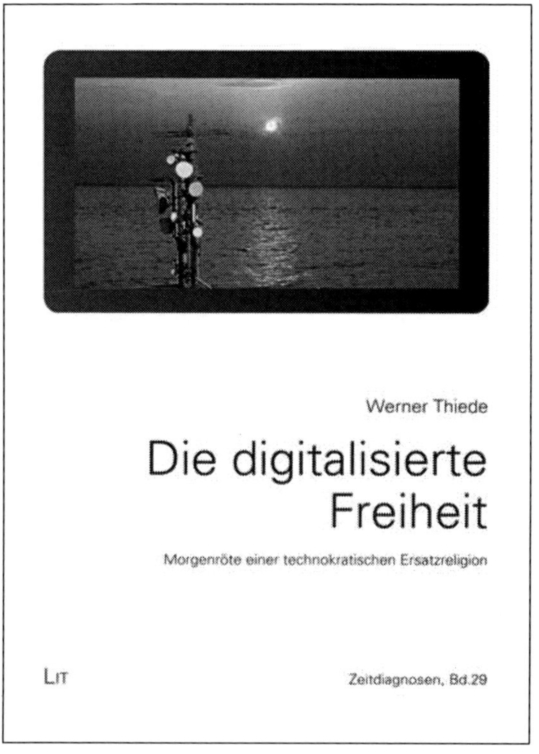

Werner Thiede
Die digitalisierte Freiheit
Morgenröte einer technokratischen Ersatzreligion
Die *digitale Revolution* schreitet voran – mit all ihren Vorteilen, aber auch Schattenseiten. Was macht sie auf die Dauer mit unserer bürgerlichen und mentalen Freiheit? Entspricht dem technischen Fortschritt eine zunehmende Bequemlichkeits- und Sicherheitskultur, die gewohntes Freiheitsbewusstsein immer mehr einlullt und aushöhlt? Wird deshalb drohender Freiheitsschwund im privaten und öffentlichen Leben kaum mehr als bedrohlich empfunden? Der Autor warnt in seiner informativen Streitschrift vor selbstverschuldeter Unmündigkeit im Horizont einer derzeit emporwachsenden technokratischen Ersatzreligion. Sein Buch blickt nach vorne und beschreibt vier Freiheitsfallen; es lässt sich in der These zusammenfassen: Die digitale Revolution frisst ihre Kinder.
Bd. 29, 2. Aufl. 2014, 264 S., 24,90 €, br., ISBN 978-3-643-12401-2

LIT Verlag Berlin – Münster – Wien – Zürich – London
Auslieferung Deutschland / Österreich / Schweiz: siehe Impressumsseite